毒性药材
扫描电镜鉴别图谱

主　编

陈随清　袁　媛

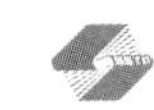

上海科学技术出版社

图书在版编目（CIP）数据

毒性药材扫描电镜鉴别图谱 / 陈随清，袁媛主编. -- 上海 : 上海科学技术出版社，2024.1
ISBN 978-7-5478-6416-6

Ⅰ. ①毒… Ⅱ. ①陈… ②袁… Ⅲ. ①毒性－中草药－电镜扫描－图谱 Ⅳ. ①R28-64

中国国家版本馆CIP数据核字(2023)第223561号

毒性药材扫描电镜鉴别图谱

主　编　陈随清　袁　媛

上海世纪出版(集团)有限公司
上海科学技术出版社 出版、发行
(上海市闵行区号景路159弄A座9F-10F)
邮政编码201101　www.sstp.cn
上海颛辉印刷厂有限公司印刷
开本 787×1092　1/16　印张 10.25
字数 150千字
2024年1月第1版　2024年1月第1次印刷
ISBN 978-7-5478-6416-6 / R·2891
定价：128.00元

内容提要

扫描电镜技术是一种利用高分辨率显微镜观察细胞、分子等微观结构的技术，与传统显微镜相比，扫描电镜技术具有更高的分辨率和放大倍数，可以观察到更加微小的结构，在生物学、医学、材料科学等领域都有着广泛的应用。本书展示了扫描电镜鉴别技术在有毒中药研究领域的应用，收集了100种常见有毒中药的超显微鉴别特征，并加以简明扼要的描述，提炼出鉴别要点，为常见有毒中药的临床使用和鉴定研究提供参考资料。每个药材项下内容包括药材名、来源、功能、超显微特征，并附有多幅扫描电镜特征图。

本书内容翔实，图文并茂，注重可读性和实用性，为有毒中药鉴定提供新的技术参考，可供从事中药鉴定、有毒中药研究的相关人员参考阅读。

编委会

主　编

陈随清　袁　媛

副主编

（按姓氏笔画排序）

王利丽　刘孟奇　杨晶凡　金　艳

编　委

（按姓氏笔画排序）

王海春　布晨希　刘　哲　刘天睿

吴给给　狄瑞毅　汪济舟　宋晓宇

张珊珊　张瑞英　陈　培　陈加人

赵玉洋　南铁贵　徐　璐　蒋　超

前　言

毒性药材是中药的重要组成部分，中药毒性理论是临床安全用药的重要指导。微观结构特征是鉴定毒性药材的重要依据之一，目前文献和中药标准均收载了药材显微特征，包括横切面特征和粉末特征，其中横切面显微切片的制作时间较长，操作技术要求较为精细，难度较高，而粉末显微鉴别操作简单，但其鉴别特征专属性较差。

扫描电镜技术较传统显微技术更为直观、快捷，但目前有关毒性药材超微结构特征的资料较少。本书在科技基础资源调查专项“中草药毒性药材的基原调查及中草药公共安全鉴定数据库”（2018FY100800）的资助下，根据2020年版《中华人民共和国药典》（一部）、《全国中草药汇编》《中药大辞典》等收载的“大毒”“有毒”“小毒”药材名录，选择100种常用有毒药材，包括植物药93种、动物药3种和矿物药4种，对毒性药材在扫描电镜下的结构特征进行观察和描述，为补充、完善毒性药材的真伪鉴别方法，保障临床用药的安全性与有效性奠定基础。

本书注重可读性和实用性，总结和提炼出100种有毒药材基本鉴别要点。每种药材内容包括中文名、汉语拼音名、基原、药用部位、功效、扫描电镜特征照片及鉴别要点等。涉及药用部位包括根及根茎、叶、花、果实、种子及分泌物等，对其表面、横断面、纵断面或粉末等的主要特征进行扫描电镜观察、拍照及描述，填补了国内毒性药材电子扫描显微镜鉴别的空白。

本书可为中药相关专业的师生、研究人员，以及中药材检验、生产及销售等人员，提供中药鉴定参考，亦可为植物相关专业的教师及科研人员提供植物薄壁细胞、导管、气孔、腺毛、非腺毛及细胞后含物等的电子扫描显微镜鉴别资料，为其科研及教学提供参考。

编写人员来自河南中医药大学、中国中医科学院中药资源中心等研究团队，所有样品均为团队成员实地采集。特别感谢中国科学院华南植物园及广西药用植物园等兄弟单位在样品采集过程中的大力协助。由于毒性药材扫描电镜内容可借鉴经验较少，文中可能存在不足及错误，请读者在使用过程中提出宝贵意见，不胜感激！

编者

2023年8月

目　录

A

1. 艾叶 Aiye

本品为菊科植物艾*Artemisia argyi* Lévl. et Van.的叶。温经止血，散寒止痛；外用祛湿止痒。有小毒。

叶　上表面分布有腺毛和非腺毛(图1-1)；腺毛顶面观为椭圆形，充满分泌物时体积达到最大，长度可达50 μm以上，表面光滑(图1-2)；非腺毛为T形，柄由2～5个细胞构成，顶细胞表面较为光滑，顶细胞长度多为600～1 000 μm(图1-3)。下表面密被非腺毛，有些地方可见腺毛(图1-4)；非腺毛也为T形，柄也由2～5个细胞构成(图1-5)，顶细胞扁平且扭曲，相互盘错交结，长度达3 000 μm以上，表面可见微纤丝状条纹(图1-6)。

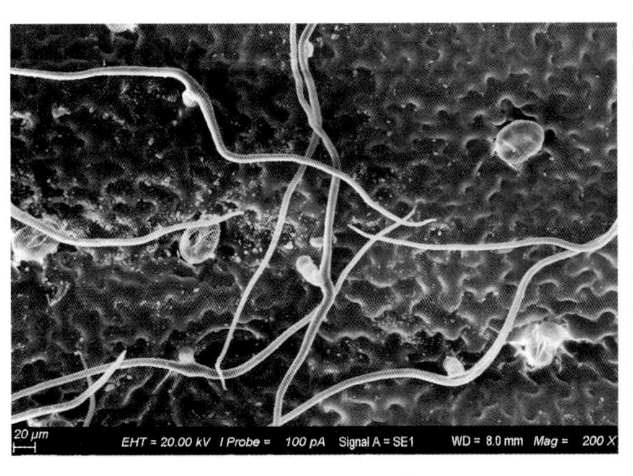

图1-1　叶上表面腺毛和T形非腺毛(×200)

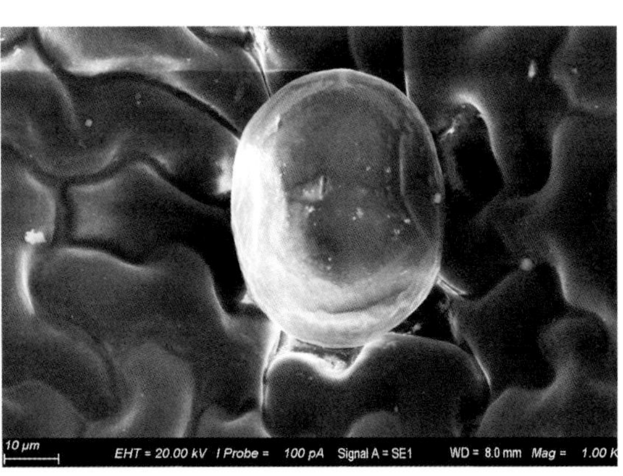

图1-2　叶上表面腺毛(×1 000)

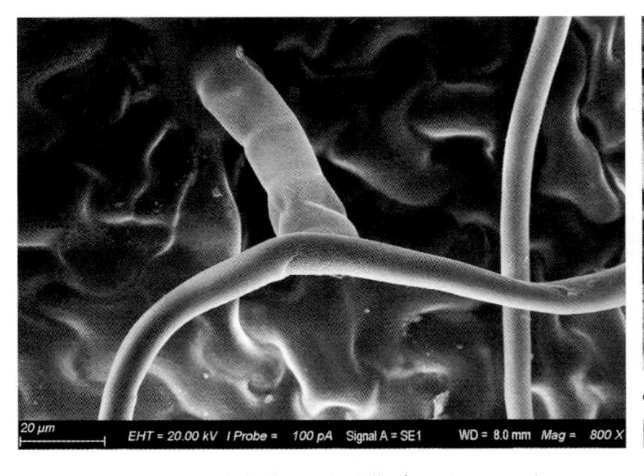

图1-3　叶上表面T形非腺毛(×800)

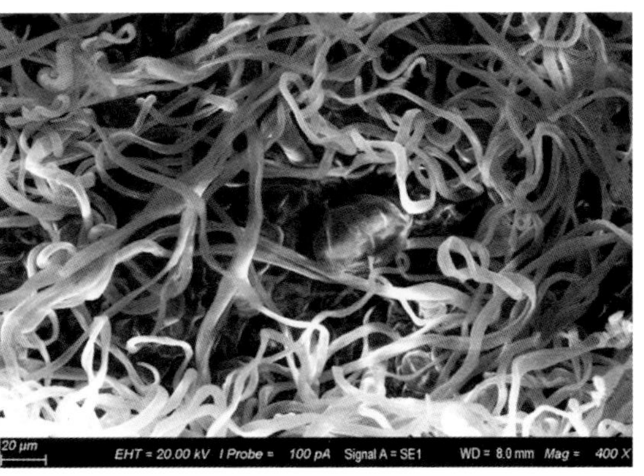

图1-4　叶下表面非腺毛和腺毛(×400)

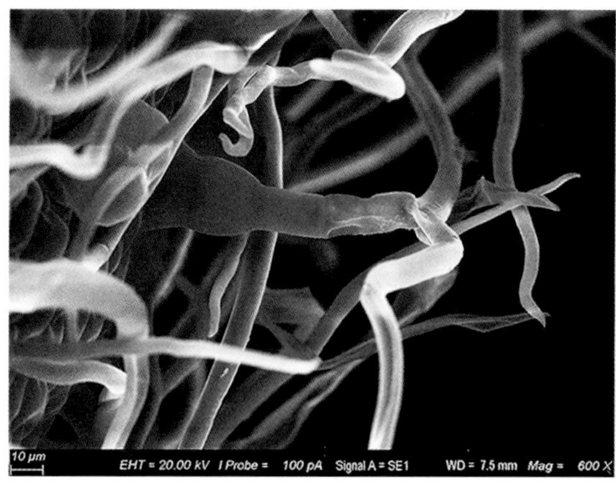

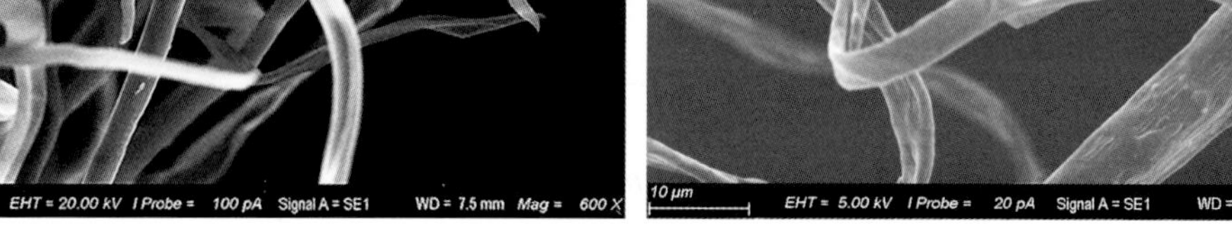

图1-5　叶下表面T形非腺毛（×600）

图1-6　叶下表面T形非腺毛的顶细胞（×1 500）

B

2. 八角枫 Bajiaofeng

本品为八角枫科植物八角枫*Alangium chinense*(Lour.)Harms的侧根及须根。祛风除湿,舒筋活络,散瘀止痛。有小毒。

侧根 横切面木栓层由多层细胞组成。皮层狭窄(图2-1),皮层薄壁细胞中含草酸钙簇晶,呈纵行排列,簇晶直径12～65 μm(图2-2);石细胞单个散在或成群,呈类圆形、类方形或多角形。形成层成环。木质部宽广,导管辐射状排列,由外向内逐渐变小(图2-3),木纤维成束,胞腔较大,壁不甚厚,直径10～45 μm;木射线细胞常与木纤维相连,细胞壁增厚,纹孔椭圆形,细胞中常含有淀粉粒,直径3～8 μm(图2-4),亦含草酸钙簇晶或方晶。

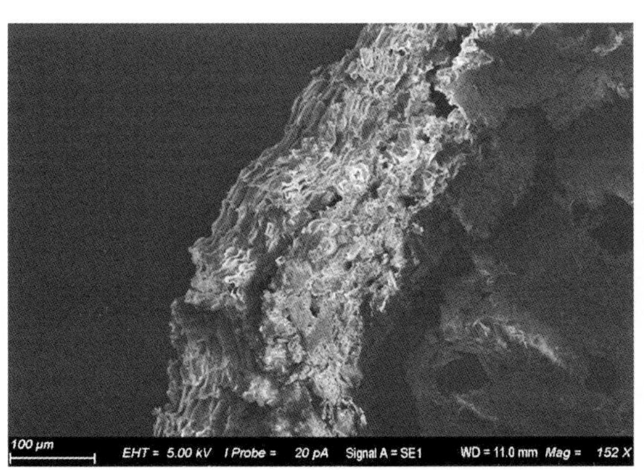

图2-1 侧根横切面(×152)

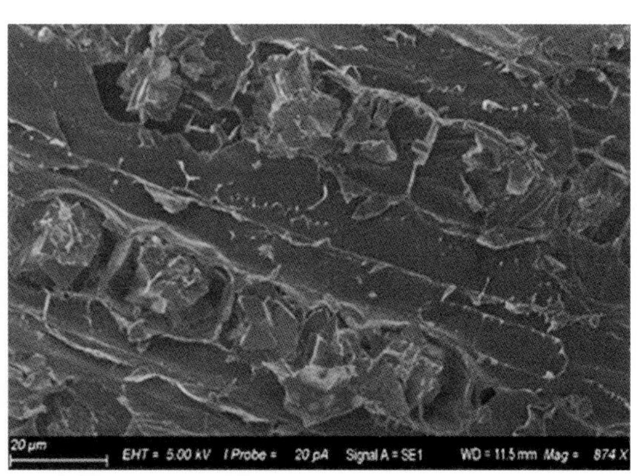

图2-2 皮层薄壁细胞中草酸钙簇晶(×874)

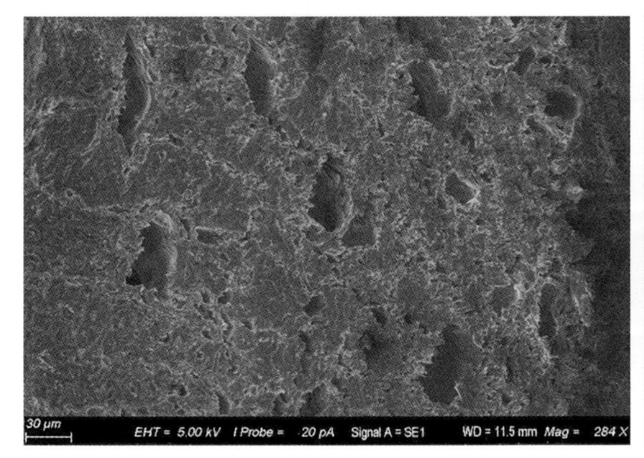

图2-3 木质部导管(×284)

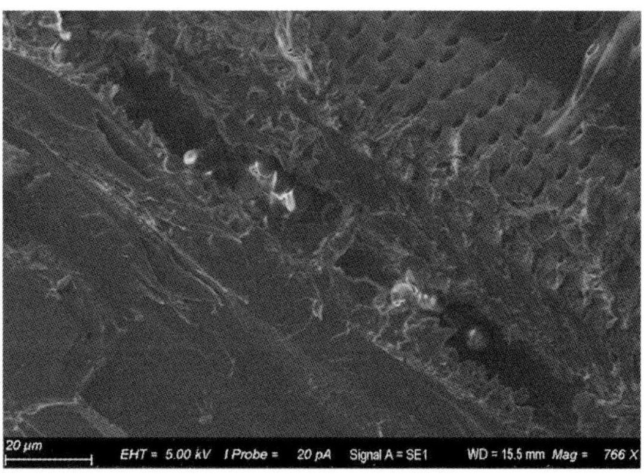

图2-4 导管及射线细胞(×766)

3. 巴豆 Badou

本品为大戟科植物巴豆*Croton tiglium* L.的干燥成熟果实。外用蚀疮。有大毒。

果实 果皮表皮细胞表面观呈多角形、类长方形或类三角形，直径16～29 μm，表面被角质层，呈条状纹理；表皮上可见气孔，为平轴式，亦有直轴式，直径约21 μm，外被有多细胞星状毛。种皮表皮细胞呈多角形或类方形，直径16～29 μm，壁薄，垂周壁弯曲，细胞中央凹陷，周围隆起呈脊状（图3-1）。种皮栅状组织的单个栅状细胞呈细长柱状，直径8～14 μm，长约280 μm，壁微厚（图3-2）。胚乳细胞呈卵圆形、类圆形或多角状卵圆形，直径26～47 μm，壁薄，细胞中含多数油滴，有的细胞中尚含草酸钙簇晶（图3-3）。

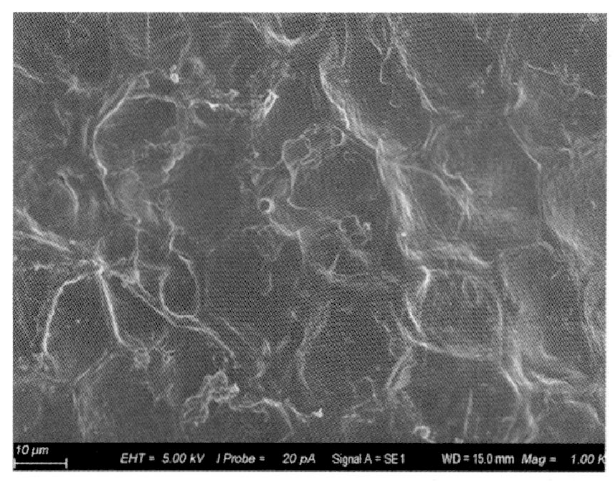

图3-1 种皮表皮细胞（×1 000）

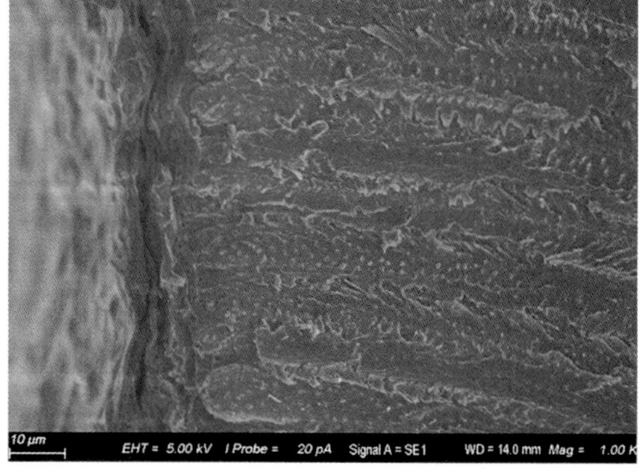

图3-2 种皮栅状细胞（×1 000）

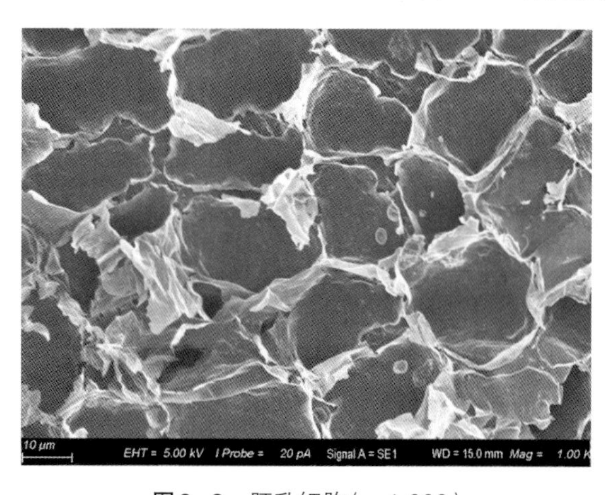

图3-3 胚乳细胞（×1 000）

4. 白附子 Baifuzi

本品为天南星科植物独角莲*Typhonium giganteum* Engl.的块茎。祛风痰，定惊搐，解毒散结，止痛。有毒。

块茎 横切面内皮层不明显。薄壁组织中散有大型黏液腔，外侧较大，呈环状排列，向中心渐小而少（图4-1、图4-2）；黏液细胞随处可见，内含草酸钙针晶束（图4-3、图4-4）；导管为网纹导管或螺纹导管；薄壁细胞中含众多淀粉粒（图4-5）。

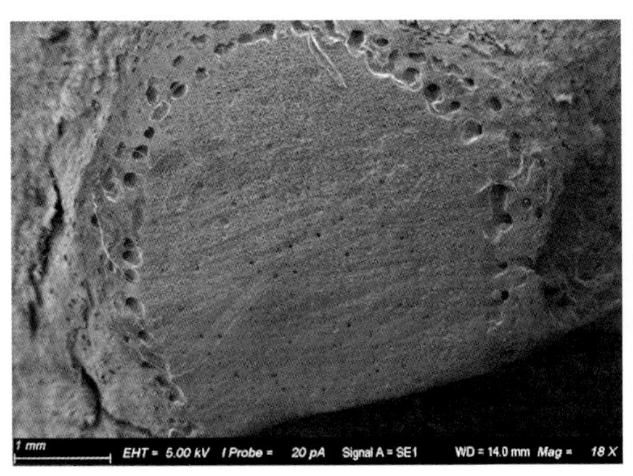

图4-1 块茎横切面（×18）

图4-2 黏液腔（×300）

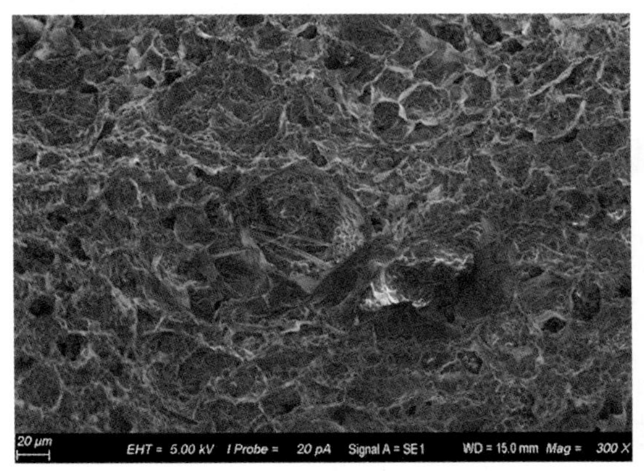

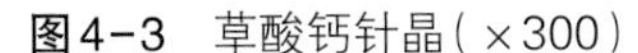

图4-3 草酸钙针晶（×300）

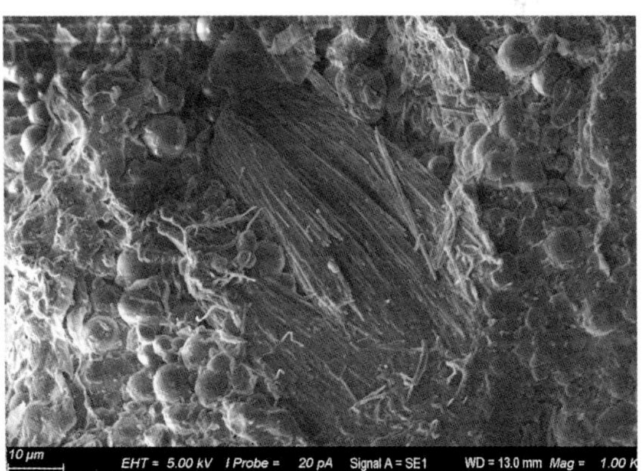

图4-4 淀粉粒及草酸钙针晶束（×1 000）

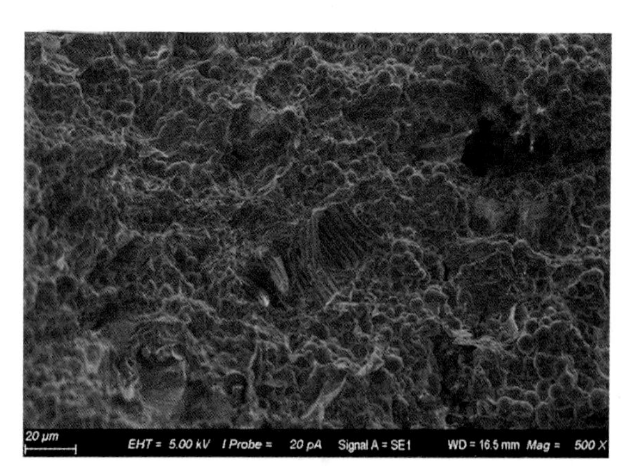

图4-5　导管及薄壁细胞中淀粉粒（×500）

5. 白屈菜 Baiqucai

本品为罂粟科植物白屈菜 *Chelidonium majus* L.的全草。解痉止痛，止咳平喘。有毒。

叶　上表皮细胞垂周壁波状弯曲，靠近叶脉处垂周壁稍微平直，大小为10～50 μm，平周壁表面光滑圆润，细胞边界呈沟壑状。气孔不定式，多出现在叶脉附近，副卫细胞4个左右，略大于上表皮正常细胞。叶脉细胞类长条形，平周壁表面光滑，镶嵌状排列（图5-1）。下表皮细胞垂周壁波状弯曲，大小与上表皮细胞相近，平周壁表面光滑，较上表皮略显粗糙，部分表面聚集有分泌物。气孔数量多，为不定式（图5-2）。下表面附有少量棒状腺毛，由3～4个细胞构成，长40～60 μm，头部为单细胞，毛基膨大塌瘪（图5-3）。大量多细胞非腺毛，长200～600 μm，头部和中段部分空心易瘪，基部实心，膨大有浅纹（图5-4）。

花　花粉粒发育初期为三瓣状扁球形，后期为近球形结构，具3个萌发孔沟，中心对称，外壁具刺状纹饰（图5-5、图5-6）。

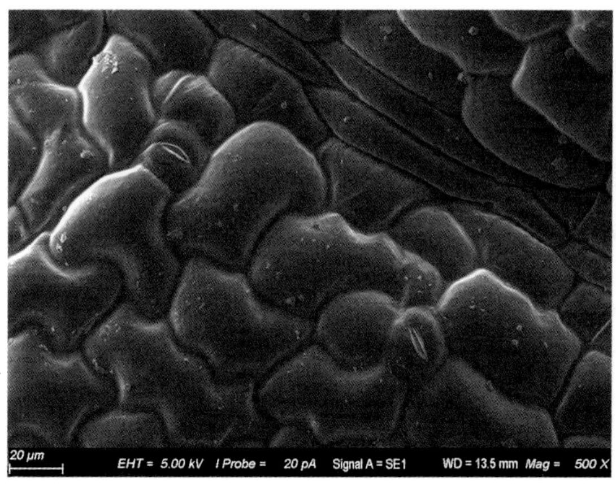

图5-1　叶上表面（×500）

图5-2　叶下表面（×505）

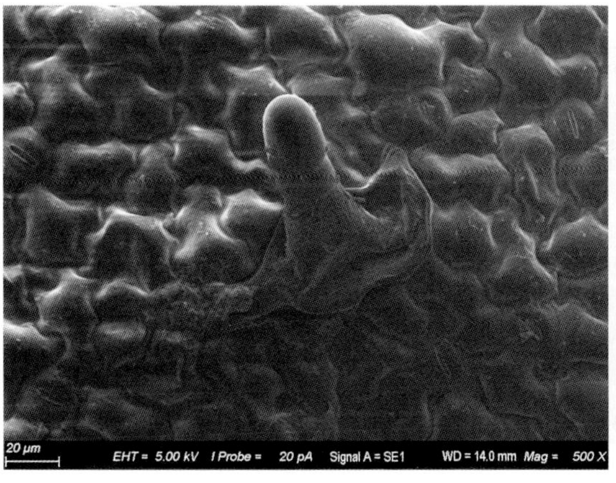

图5-3　叶下表面腺毛（×500）

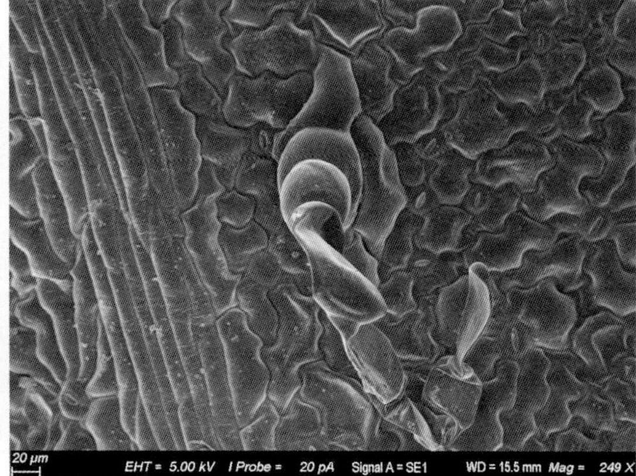

图5-4　叶下表面非腺毛（×249）

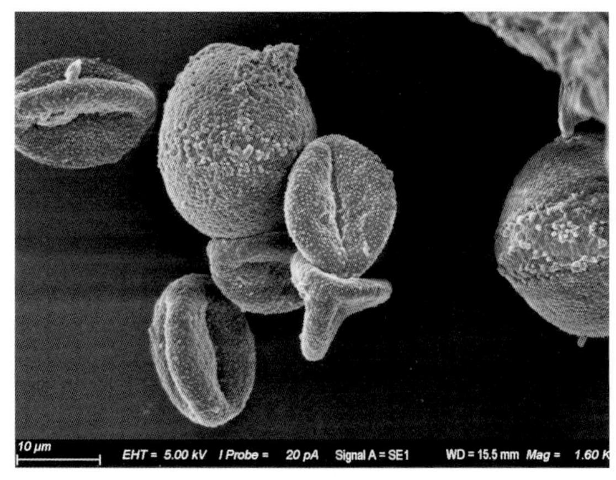

图5-5　花粉粒（×1 600）

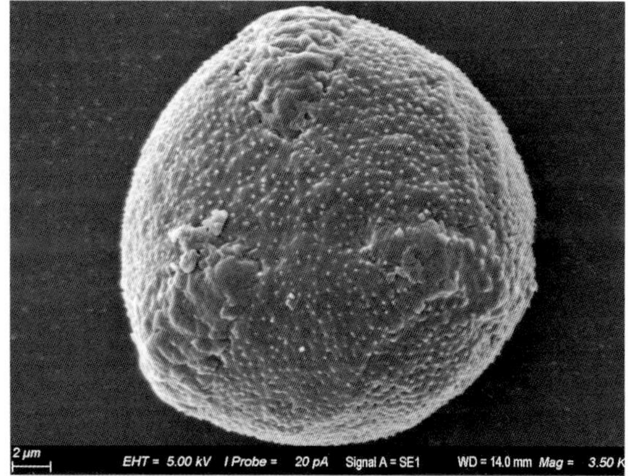

图5-6　花粉粒（×3 500）

6. 白英 Baiying

本品为茄科植物白英*Solanum lyratum* Thunb. 的全草。清热利湿，解毒消肿。有小毒。

茎　表皮细胞外被非腺毛和腺毛，形态与叶上表面腺毛和非腺毛相似；茎髓部、皮层和韧皮部的薄壁细胞中均含有大量细小的草酸钙砂晶，直径2～5 μm（图6-1）。

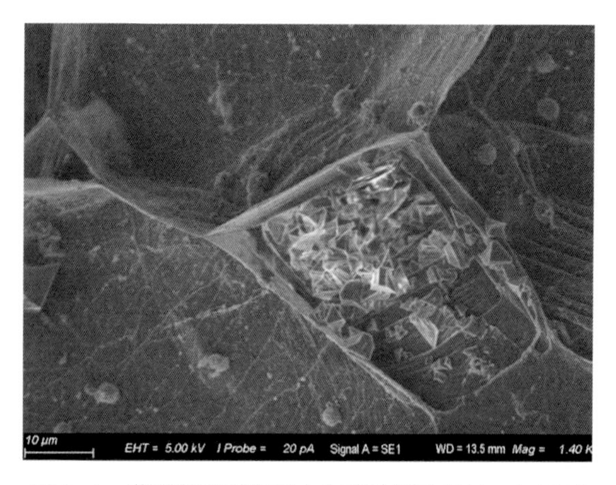

图6-1　茎髓部薄壁细胞（含草酸钙砂晶）（×1 400）

叶　叶上表皮细胞呈镶嵌状排列，细胞中央凸起，连接处下陷，呈沟状，垂周壁波状弯曲；表面密布腺毛和非腺毛，腺毛头部为单细胞，呈球形，柄部由3～7个细胞组成，少数由1～2个细胞组成；非腺毛由2～6个细胞组成，壁上有疣状突起（图6-2、图6-3）。叶肉薄壁细胞中含有大量草酸钙砂晶。叶下表面叶脉突起，分布有大量多细胞非腺毛，有的呈分枝状，长200～1 200 μm，壁上密布疣状突起（图6-4）；下表皮细胞呈镶嵌状排列，垂周壁波状弯曲，表面较平坦，附着有大量细小草酸钙砂晶，气孔不定式，副卫细胞3～6个，气孔内缘有颗粒状纹饰（图6-5）。

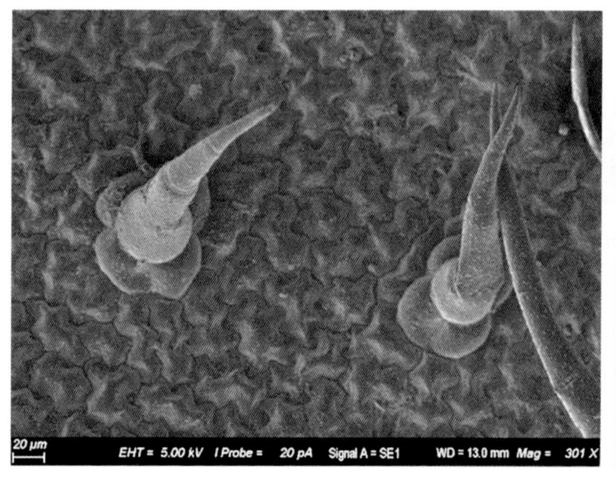

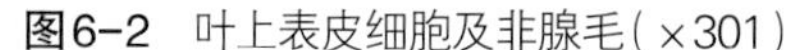
图6-2　叶上表皮细胞及非腺毛（×301）

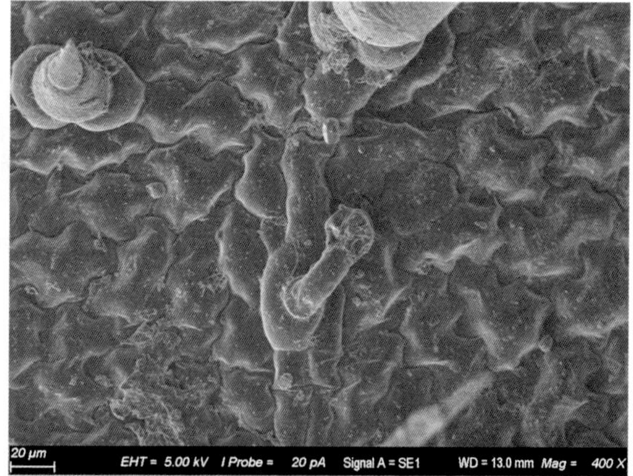

图6-3　叶上表面腺毛（×400）

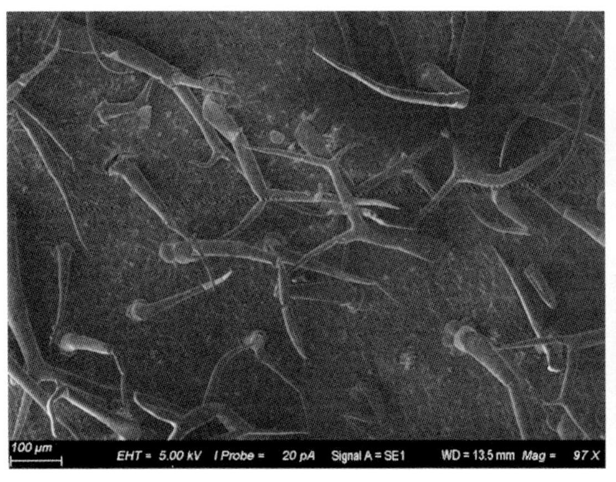

图6-4 叶下表面分枝状非腺毛（×97）

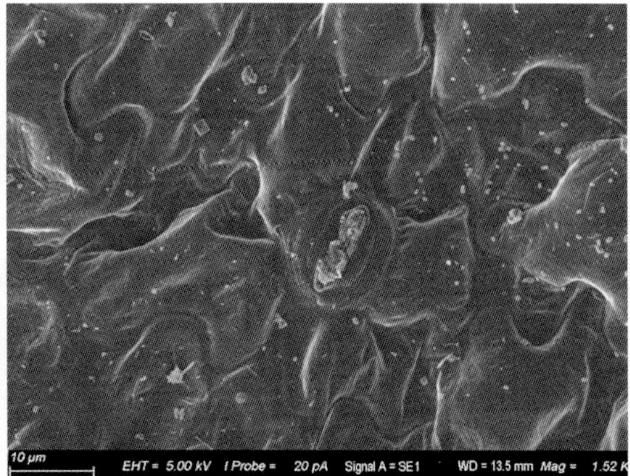

图6-5 叶下表皮细胞及气孔（×1 520）

花 花粉粒呈类球形，3个萌发孔，外壁凸凹不平，内壁呈颗粒状凸起，直径12～15 μm（图6-6）。

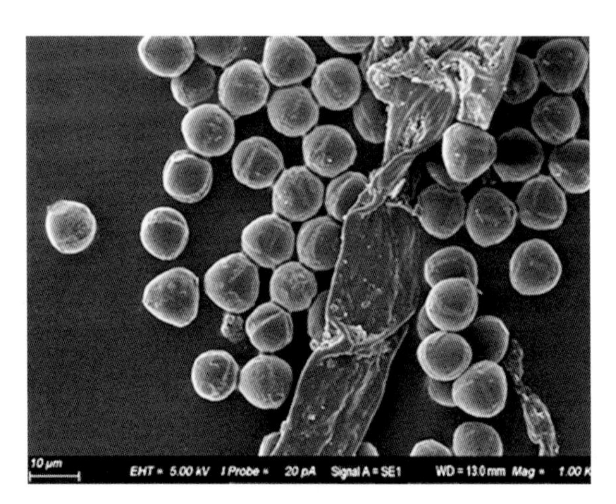

图6-6 花粉粒（×1 000）

7. 百部 Baibu

本品为百部科植物蔓生百部*Stemona japonica*（Bl.）Miq.的块根。润肺下气止咳，杀虫灭虱。有小毒。

块根 横切面可见外侧为3～6列表皮细胞（图7-1）；内皮层明显，髓部明显，木质部束与韧皮部束相间排列（图7-2）；导管较大，径向直径100～200 μm，外侧导管作2～3轮状排列（图7-3）。

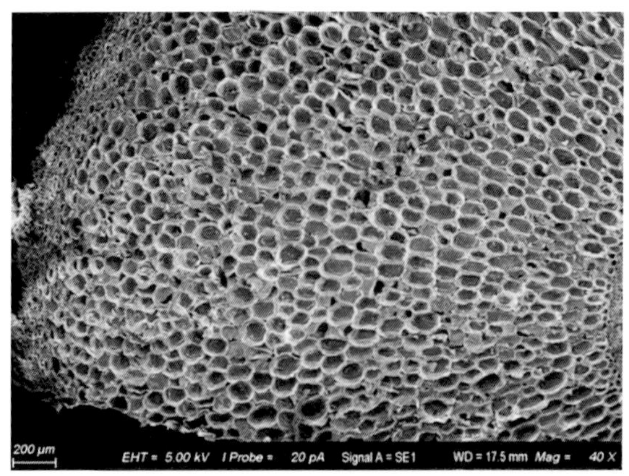

图7-1 块根横切面薄壁细胞（×40）

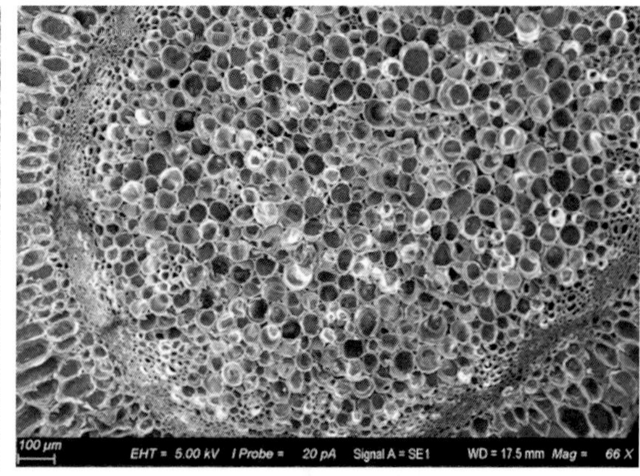

图7-2 内皮层及髓部（×66）

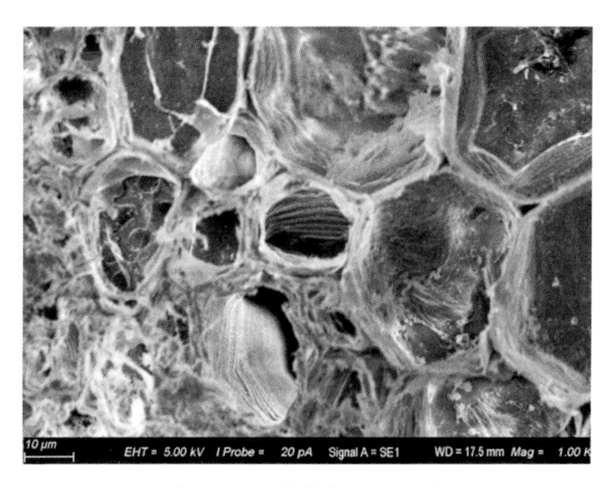

图7-3 导管（×1 000）

8. 斑蝥 Banmao

本品为芫青科昆虫南方大斑蝥 *Mylabris phalerata* Pallas的干燥体。破血逐瘀，散结消癥，攻毒蚀疮。有大毒。

全体 体表可观察到大量刚毛，主要分布于在胸腹部外表、翅的黑色部分及足外表。刚毛一般呈细刺状，长度变化较大，足端的刚毛最长。腹侧部刚毛挺直，表面有纵向棱槽，长度为200～320 μm（图8-1）。鞘翅的上表皮为紧密相嵌的六边形结构，六边形边长约为10 μm（图8-2）；翅头上表面边缘有窄而密的刚毛。鞘翅下表面表皮有疣状凸起成行排列（图8-3）；鞘翅下表面翅头处刚毛略弯曲，长度180～445 μm，直径约7.8 μm（图8-4）。内翅翅头顶部表面有刺状凸起，底部粗钝，顶端尖锐，长度为13.3～16.7 μm（图8-5）；内翅刚毛长于翅骨上，有1～2排，刚毛略弯曲，长度为260～380 μm（图8-6）。

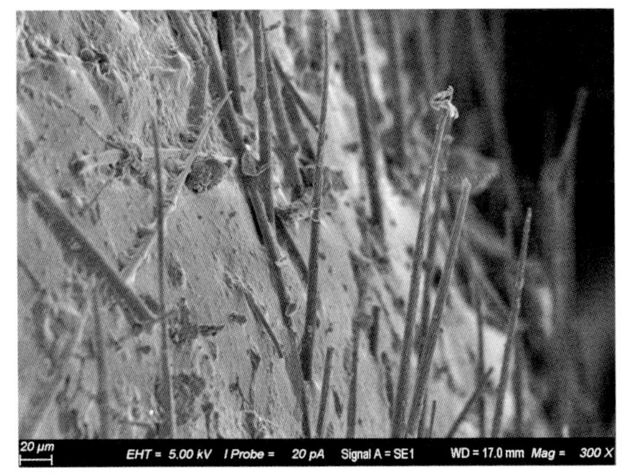

图8-1　腹侧附生刚毛（×300）

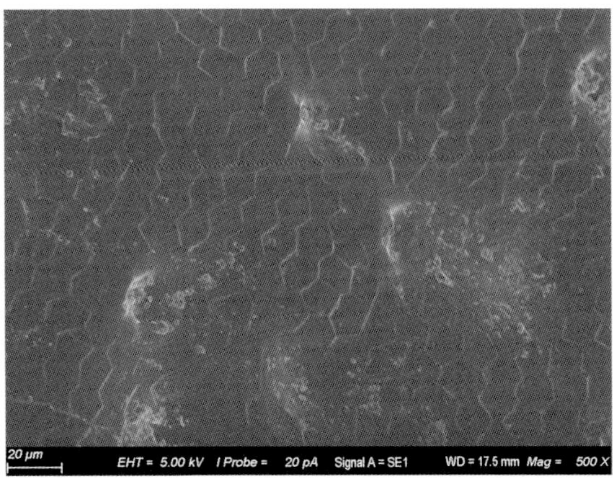

图8-2　鞘翅上表面细胞（×500）

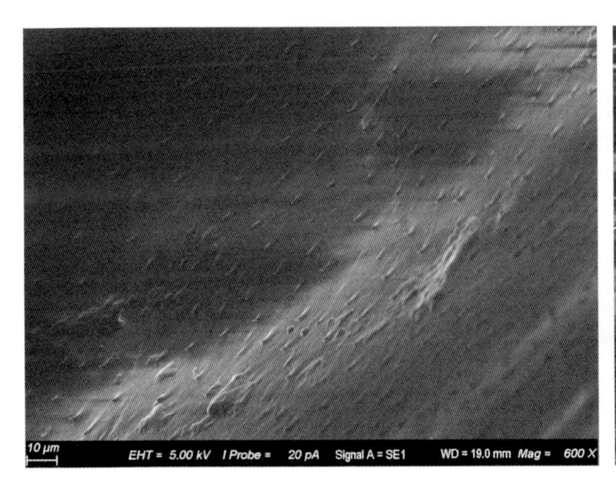

图8-3　鞘翅下表面细胞（×600）

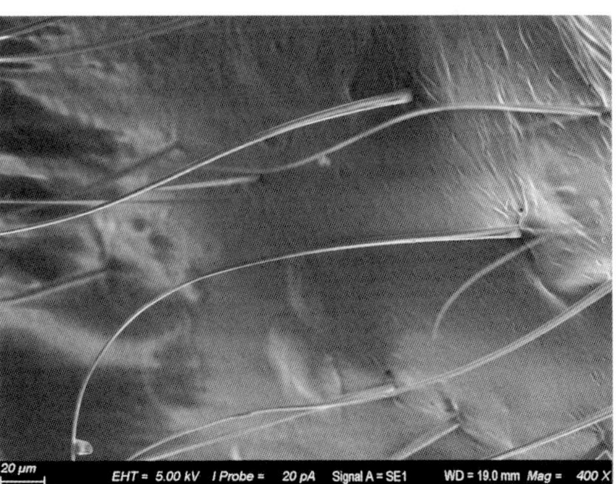

图8-4　鞘翅附生刚毛（×400）

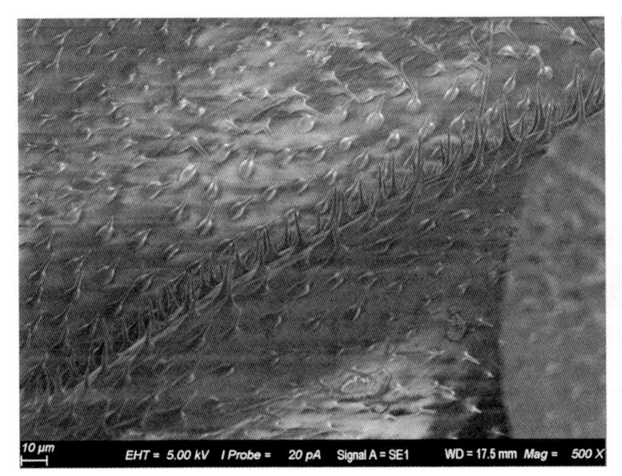

图8-5　内翅上部外表面突起（×500）

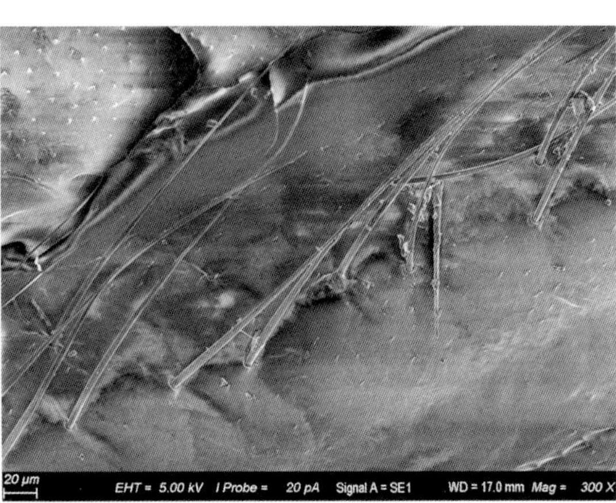

图8-6　内翅翅骨上刚毛（×300）

9. 半夏 Banxia

本品为天南星科植物半夏 *Pinellia ternata*（Thunb.）Breit. 的块茎。燥湿化痰，降逆止呕，消痞散结。有毒。

块茎 表皮细胞表面观不规则，有的呈片层状脱落，露出皮层薄壁细胞中的淀粉粒（图9-1）。横切面可见维管束散在，薄壁细胞中有大量淀粉粒，多为球形，直径3～15 μm，黏液细胞中有针晶束存在，长度30～40 μm（图9-2）。导管主要为螺纹导管（图9-3），导管直径约为20 μm。

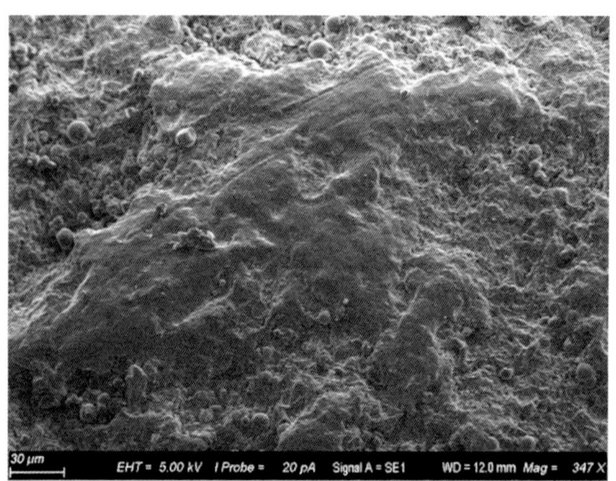

图9-1 表皮细胞（×347）

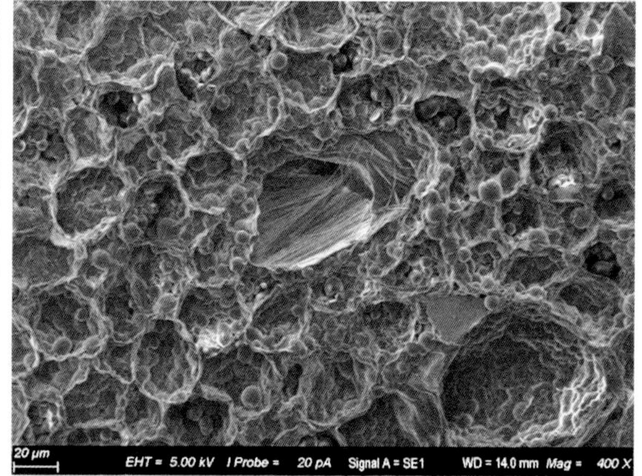

图9-2 草酸钙针晶（×400）

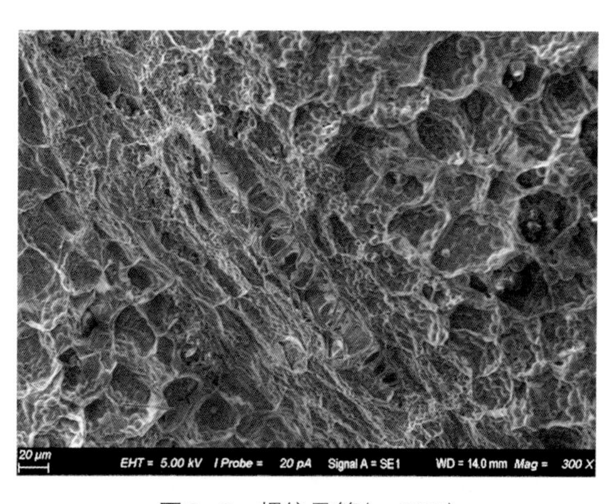

图9-3 螺纹导管（×300）

10. 北豆根 Beidougen

本品为防己科植物蝙蝠葛 *Menispermum dauricum* DC.的根茎。清热解毒，祛风止痛。有小毒。

根茎　最外层为木栓细胞，表面观垂周壁较平直，细胞交界处隆起呈脊状，细胞壁被有较厚的角质层（图10-1）；横切面观木栓层由3～4列扁长形细胞组成，部分脱落，皮层较疏松，有石细胞散在。中柱鞘纤维呈新月形，中央有髓（图10-2），韧皮纤维长50～100 μm，直径20～35 μm，纹孔圆形或扁圆形，有时具分隔，有的含有草酸钙砂晶（图10-3）；木质部放射状排列，小型导管多为梯纹导管，直径12～21 μm，大型导管为具缘纹孔导管和网纹导管，直径为20～100 μm，木纤维直径26 μm左右，壁较薄，可见缝隙状纹孔（图10-4）。淀粉粒颇多，细小，多为单粒，呈类圆形，直径3～9 μm。髓部约占横切面的1/2。

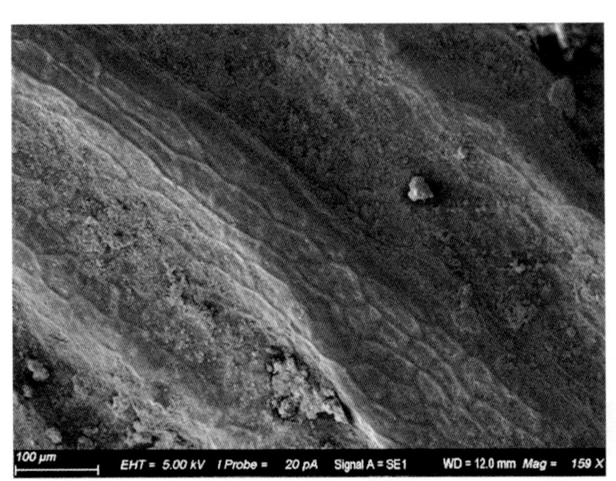

图10-1　根茎外层木栓细胞（×159）

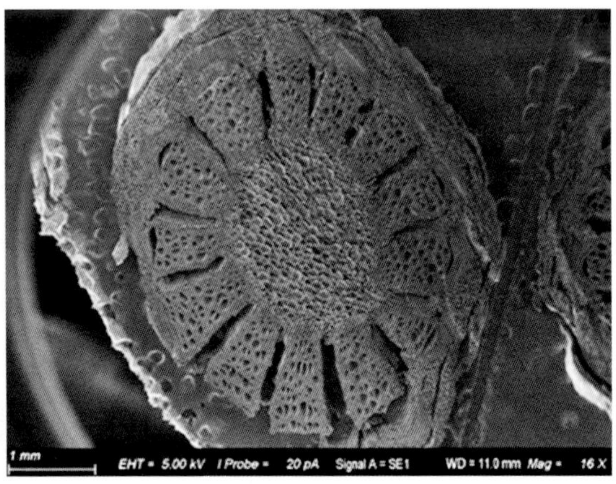

图10-2　根茎横切面（×16）

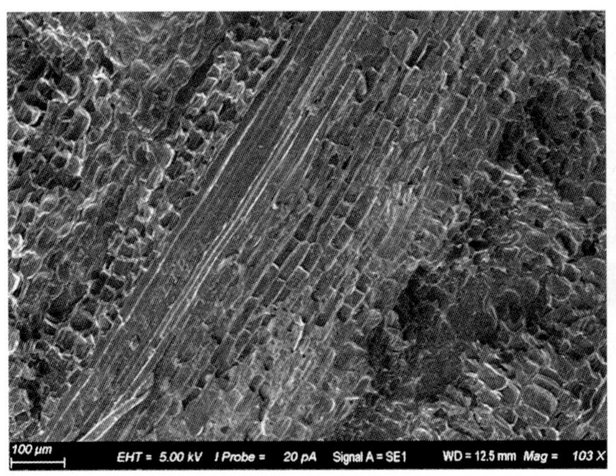

图10-3　韧皮纤维（×103）

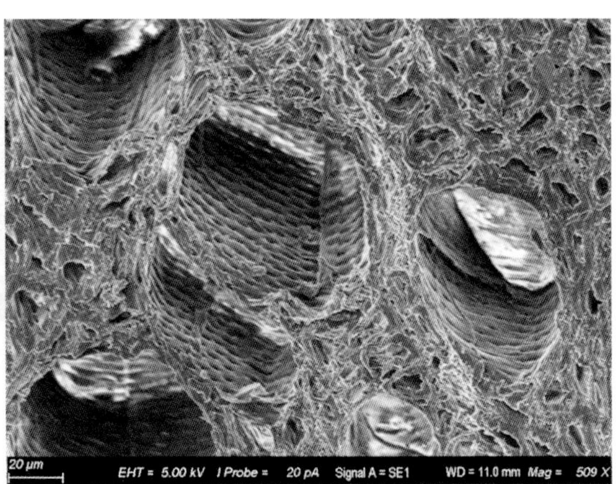

图10-4　木质部导管及木纤维（×509）

11. 蓖麻子 Bimazi

本品为大戟科植物蓖麻*Ricinus communis* L.的成熟种子。泻下通滞，消肿拔毒。有毒。

种子 种皮外表面光滑，角质层厚（图11-1），种阜表面存在颗粒状附着物（图11-2）；种皮内表面细胞凹陷（图11-3），细胞直径为8～12 μm（图11-4）。种仁表面薄壁细胞界限明显，多呈四或五边形（图11-5）。胚乳细胞呈三角形至六边形不等，内含糊粉粒和油滴（图11-6）；种孔处可见胚根（图11-7），表面薄壁细胞多边形，微凹陷，细胞内有颗粒状物质（图11-8）。

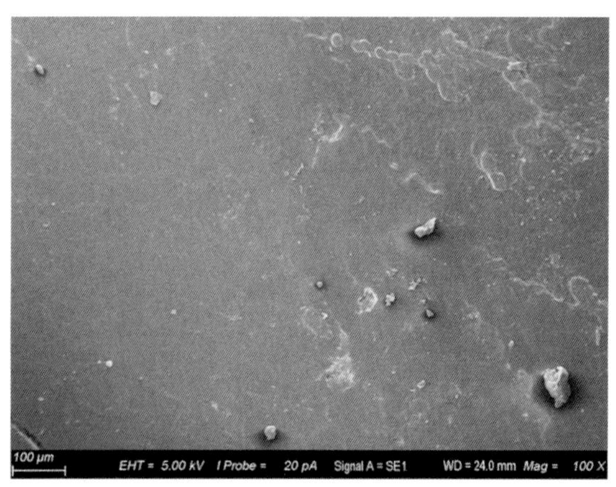

图11-1 种皮外表面角质层（×100）

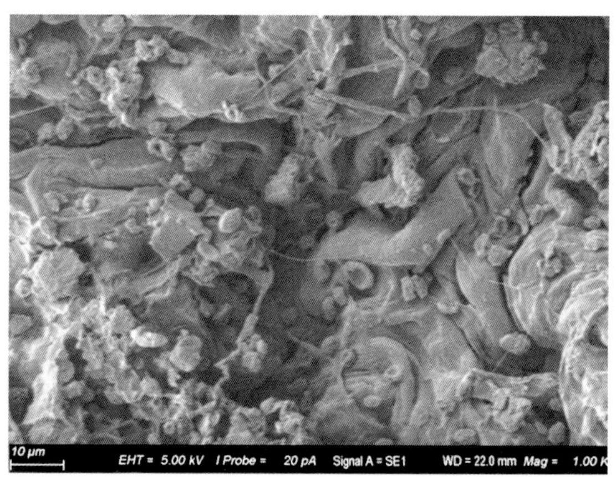

图11-2 种阜表面附着物（×1 000）

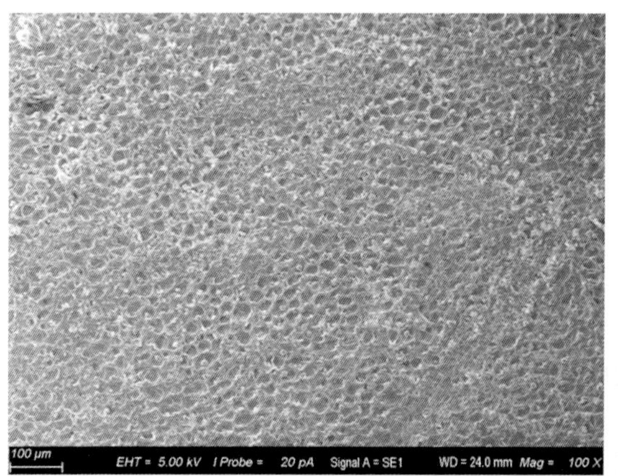

图11-3 种皮内表面（×100）

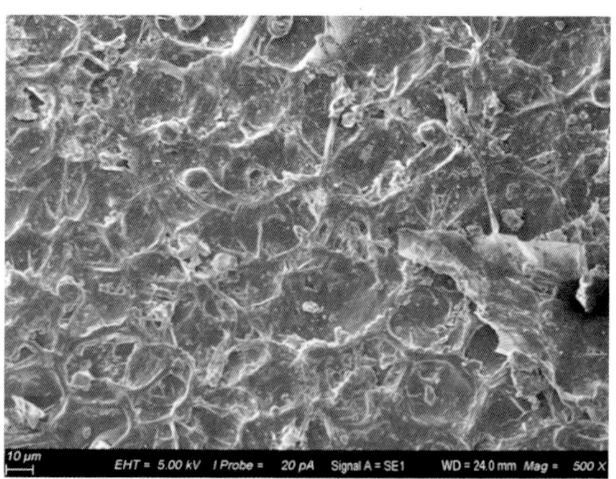

图11-4 种皮内表面（×500）

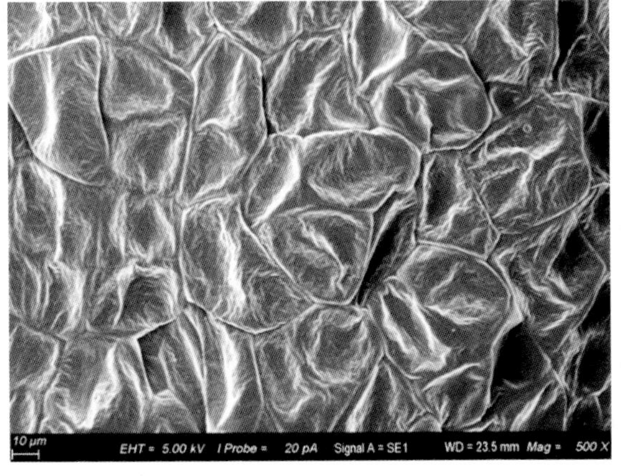

图11-5 种仁表面薄壁细胞(×500)

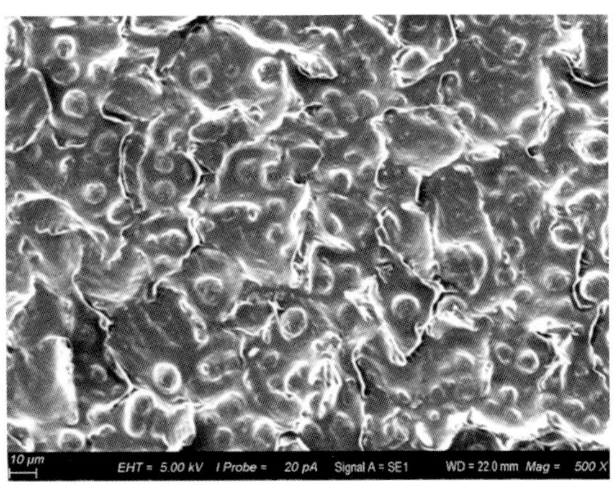

图11-6 胚乳细胞(×500)

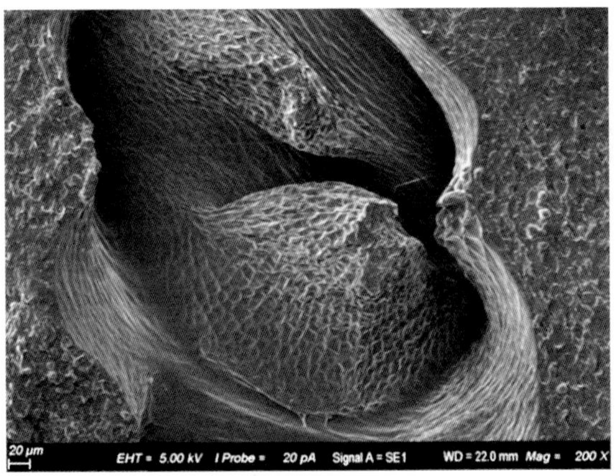

图11-7 种孔处的胚根(×200)

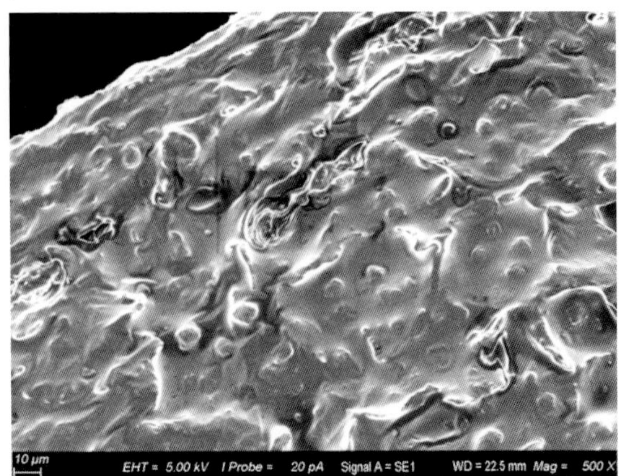

图11-8 胚芽薄壁细胞内颗粒状物质(×500)

12. 博落回 Boluohui

本品为罂粟科植物博落回 *Macleaya cordata*(Willd.) R. Brown的全草。祛风解毒，散瘀消肿。有小毒。

叶 主叶脉横切面从上到下依次是上表皮细胞、栅栏组织、海绵组织和下表皮，栅栏组织有2层细胞，海绵组织排列疏松；上表皮具多数单细胞非腺毛，长短不一(图12-1)。叶上表皮细胞顶面观呈不规则形(图12-2)。叶下表皮细胞排列紧密，无明显间隙，垂周壁呈波状弯曲，可见直轴式气孔(图12-3)。

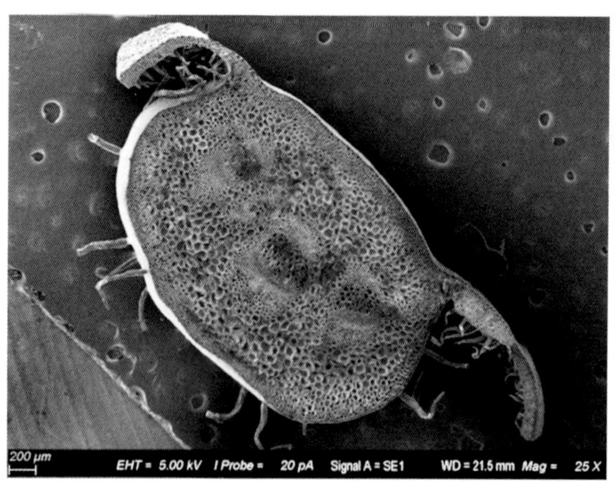

图12-1 主叶脉横切面（×25）

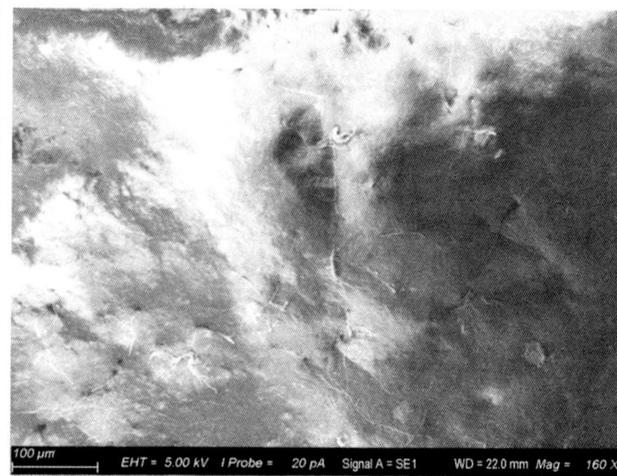

图12-2 叶上表皮（×160）

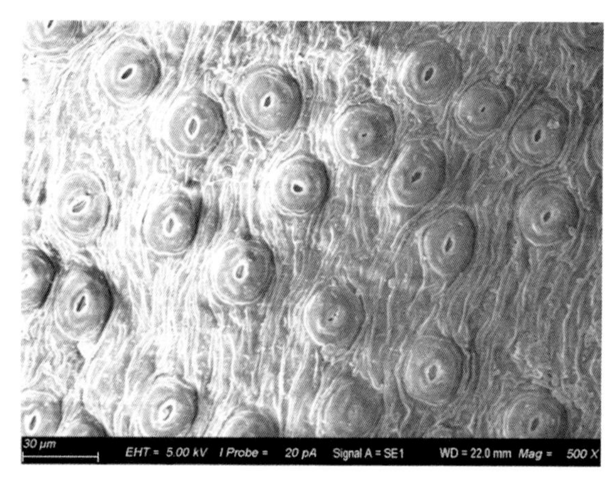

图12-3 叶下表皮（×500）

C

13. 苍耳子 Cangerzi

本品为菊科植物苍耳*Xanthium sibiricum* Patr.的成熟带总苞的果实。散风寒，通鼻窍，祛风湿。有毒。

总苞 外有钩刺，质地坚硬，表面有纵行条纹平行排列（图13-1），横切面表皮细胞外壁厚，质硬而韧（图13-2）。

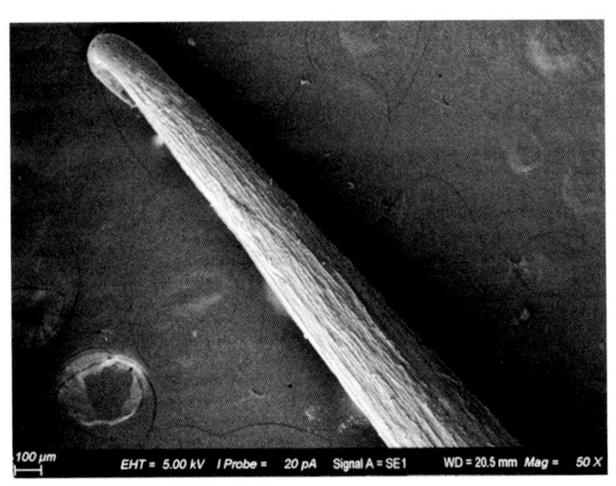

图13-1 总苞外表面（×50）

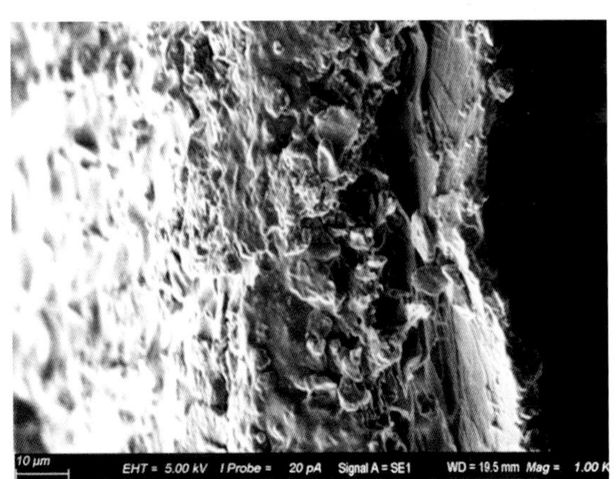

图13-2 总苞横切面（×1 000）

果实 果实横切中间有一纵向隔，果皮外表面具有点状凹陷，细胞形状呈多边形（图13-3），内表面平滑，细胞轮廓清晰，直径30～50 μm，多呈五至六边形（图13-4）。种皮膜质，细胞多为长方形，宽20～25 μm，有些细胞中央有乳头状凸起（图13-5）。子叶细胞中有密集的颗粒状物质（图13-6）。

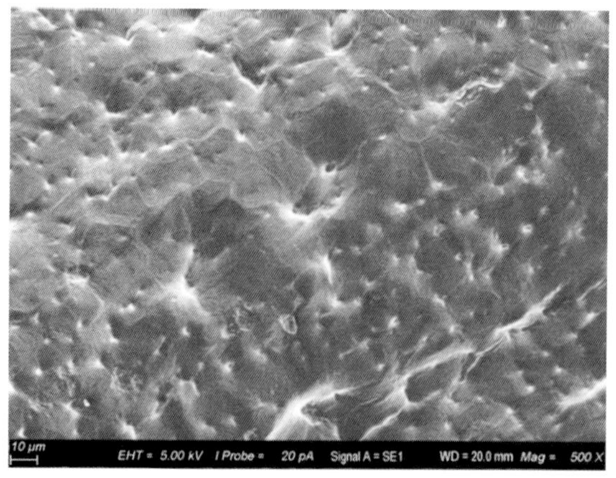

图13-3　果皮外表面(×500)

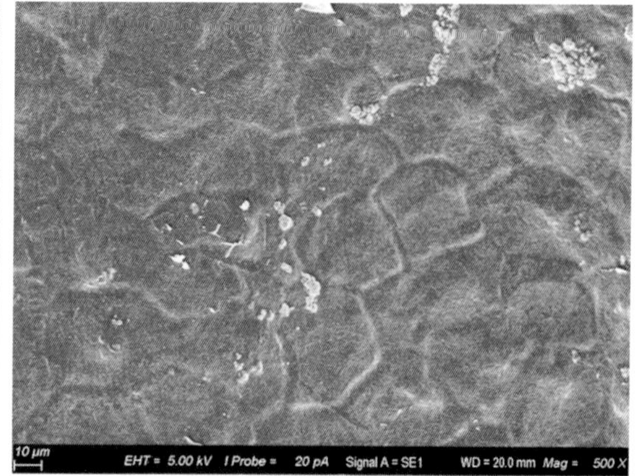

图13-4　果皮内表面(×500)

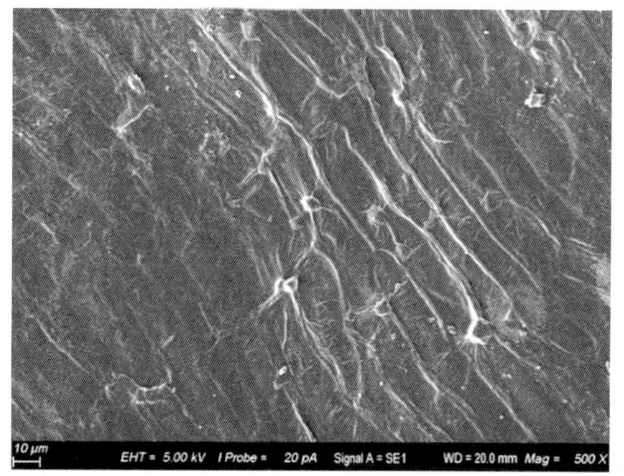

图13-5　种皮表面观(×500)

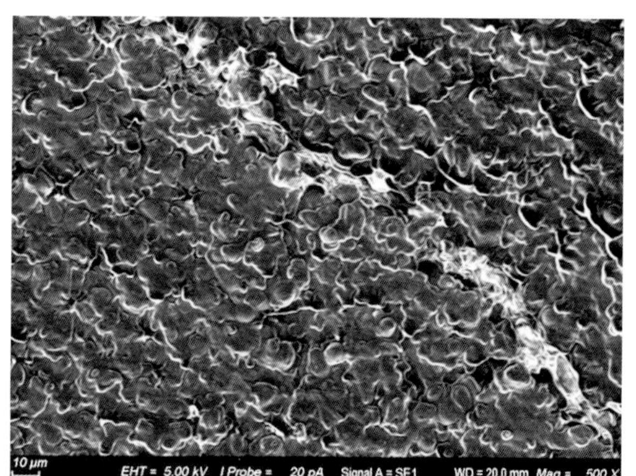

图13-6　子叶表面(×500)

14. 草乌 Caowu

本品为毛茛科植物北乌头*Aconitum kusnezoffii* Reichb.的块根。祛风除湿，温经止痛。有大毒。

块根　后生皮层表面观细胞呈类方形，排列紧密，细胞交接处隆起，平周壁表面有交错的线状纹理，直径17～54 μm(图14-1、图14-2)。横切面观后生皮层为7～8列栓化细胞，类长方形，排列紧密，壁厚(图14-3)；皮层内石细胞单个散在或数个成群；内皮层明显。韧皮部宽广，常有不规则裂隙。形成层环呈不规则多角形或类圆形。木质部导管网纹或具缘纹孔导管，直径12～52 μm(图14-4)，位于形成层角隅的内侧。纤维细胞胞腔小且孔缝狭窄(图14-5)。髓部较大，薄壁细胞紧密排列；薄壁细胞中充满淀粉粒，单粒或复粒，类圆形，直径2～23 μm(图14-6)。

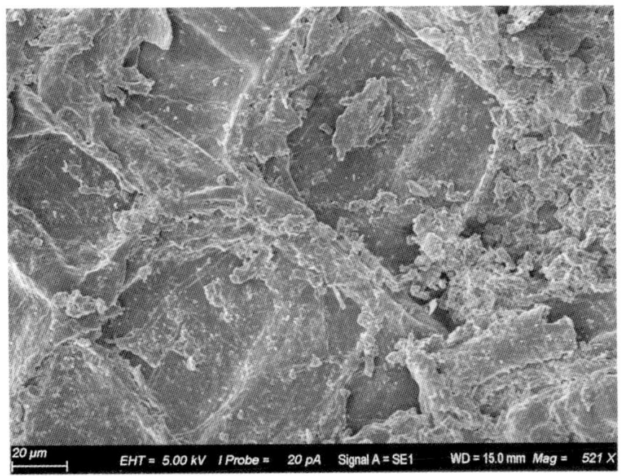

图14-1 后生皮层细胞表面观（×521）

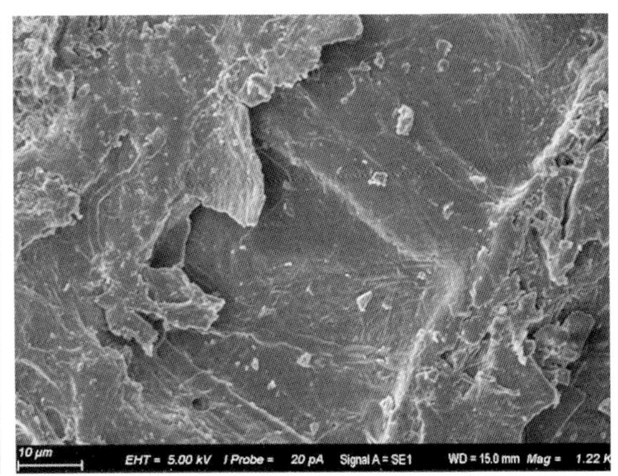

图14-2 后生皮层细胞表面观（×1 220）

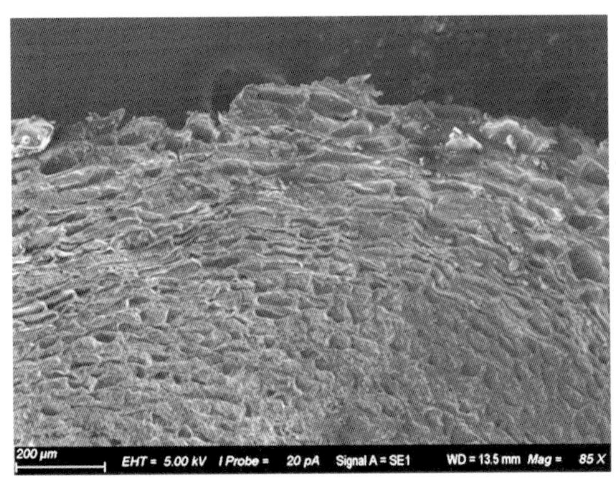

图14-3 后生皮层细胞（×85）

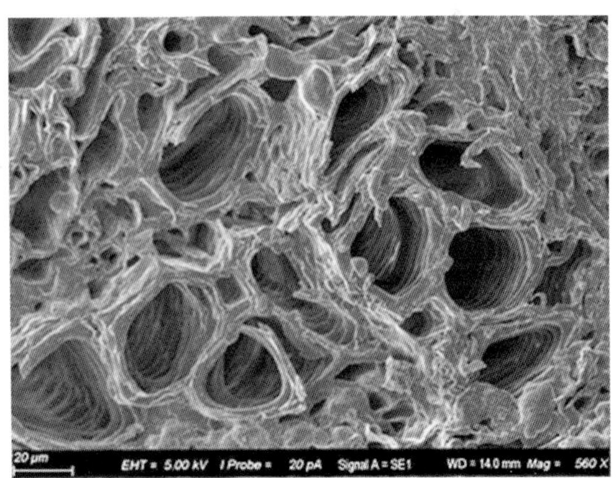

图14-4 木质部网纹导管横切面观（×560）

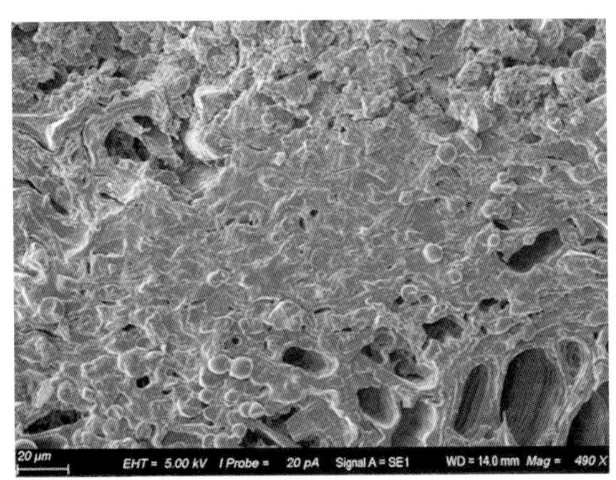

图14-5 纤维束横切面观（×490）

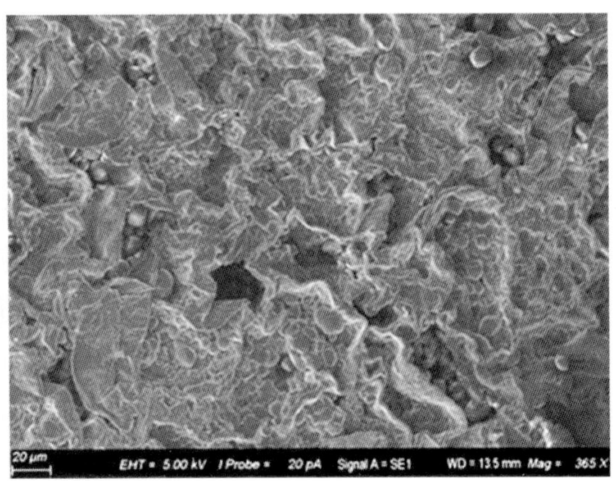

图14-6 髓部薄壁细胞（×365）

15. 草乌叶 Caowuye

本品为毛茛科植物北乌头 *Aconitum kusnezoffii* Reichb. 的叶。清热，解毒，止痛。有小毒。

叶 上表皮细胞垂周壁较平直，细胞交界面略隆起，表皮细胞表面有的可见稀疏角质纹理（图15-1）；非腺毛单细胞，多呈镰刀状弯曲，长约468 µm，直径44 µm，壁具疣状突起（图15-2、图15-3）。下表皮细胞垂周壁波状弯曲（图15-4）；分布有较多不定式气孔，副卫细胞3～5个（图15-5）。叶脉导管为螺纹导管（图15-6）。

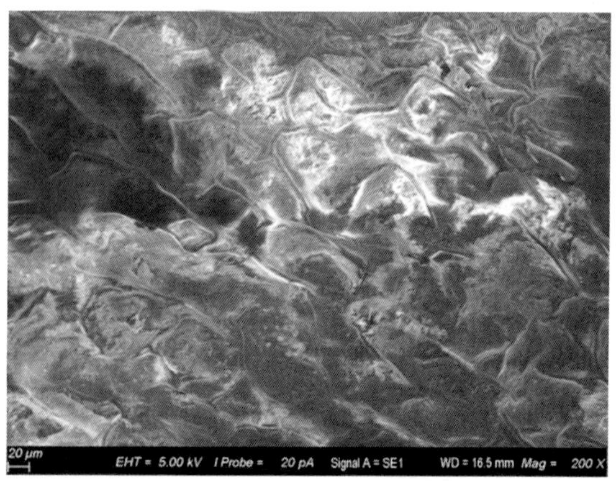

图15-1 叶上表面特征（×200）

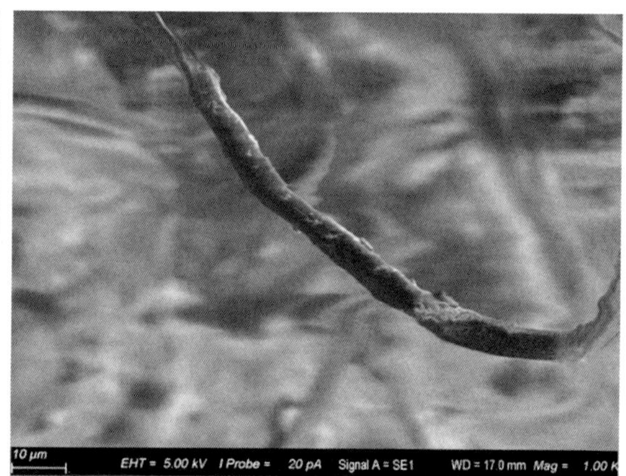

图15-2 叶上表面非腺毛（×1 000）

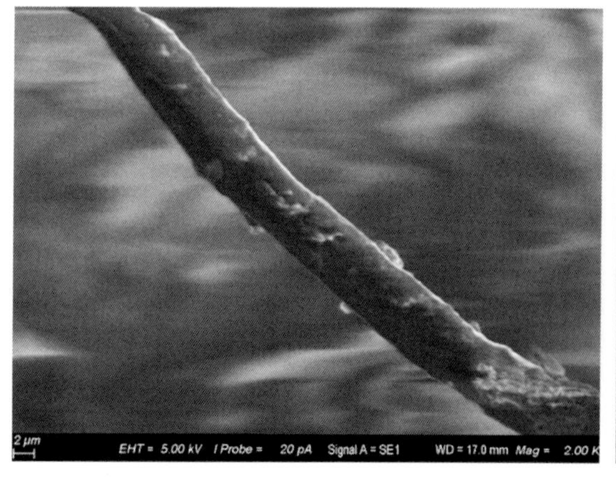

图15-3 叶上表面非腺毛（×2 000）

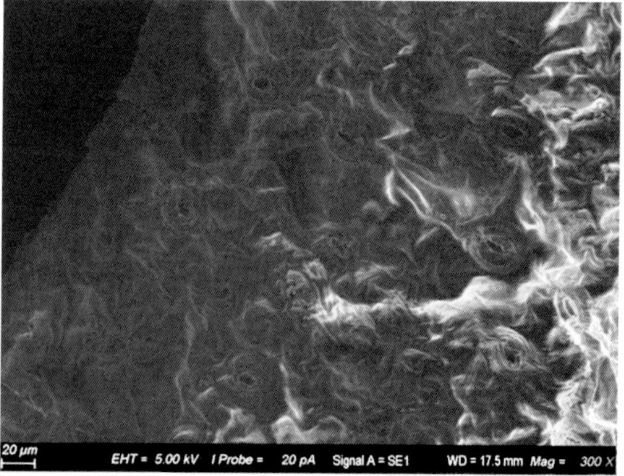

图15-4 叶下表面特征（×300）

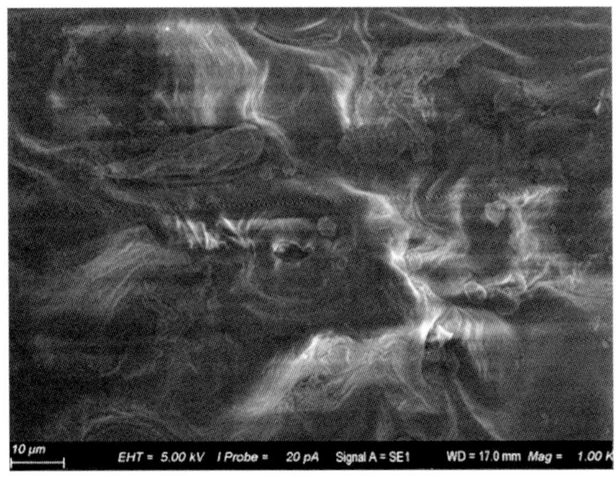

图15-5 叶下表面气孔（×1 000）

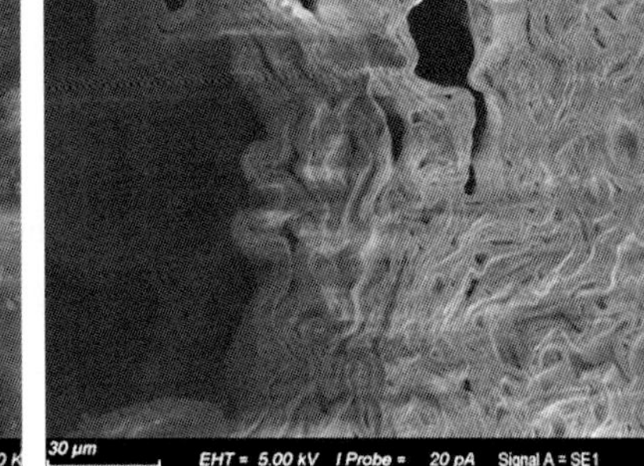

图15-6 叶主脉横切面导管（×500）

16. 川乌 Chuanwu

本品为毛茛科植物乌头*Aconitum carmichaelii* Debx.的母根。祛风除湿，温经止痛。有大毒。

母根 表面观后生皮层细胞呈长方形或长多角形，直径40～135 μm，垂周壁较平直，外平周壁不平坦，中央凹陷，四周隆起（图16-1）。横切面观后生皮层多列木栓化细胞，皮层薄壁组织偶见石细胞，内皮层不甚明显（图16-2）。形成层类多角形。木质部导管多列，呈径向或略呈“V”形排列（图16-3）。网纹导管或螺纹导管，薄壁细胞充满淀粉粒，单粒或复粒，球形、长圆形或肾形（图16-4）。中央髓部为薄壁细胞，含淀粉粒。

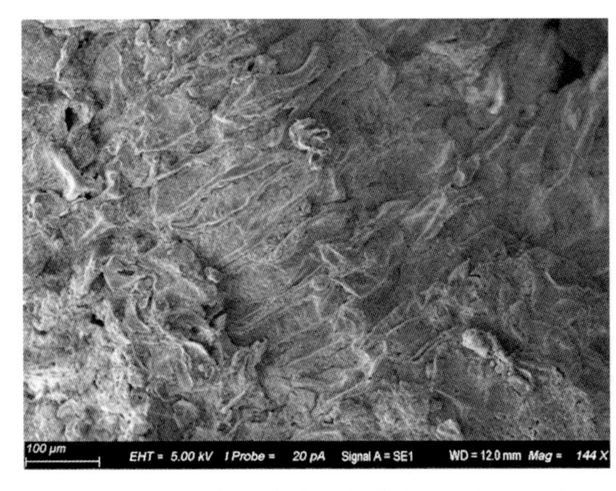

图16-1 母根后生皮层细胞表面观（×144）

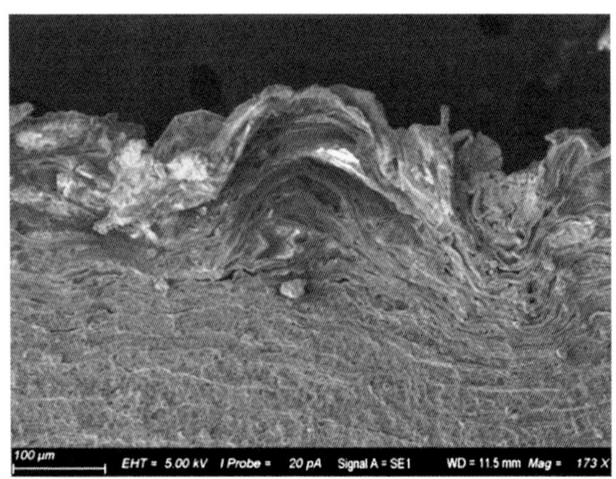

图16-2 母根横切面后生皮层（×173）

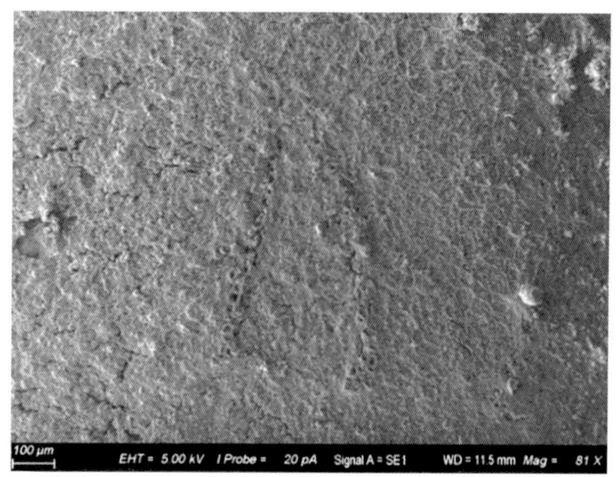

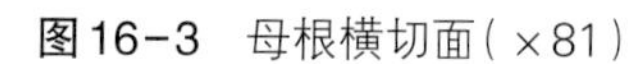
图16-3　母根横切面(×81)

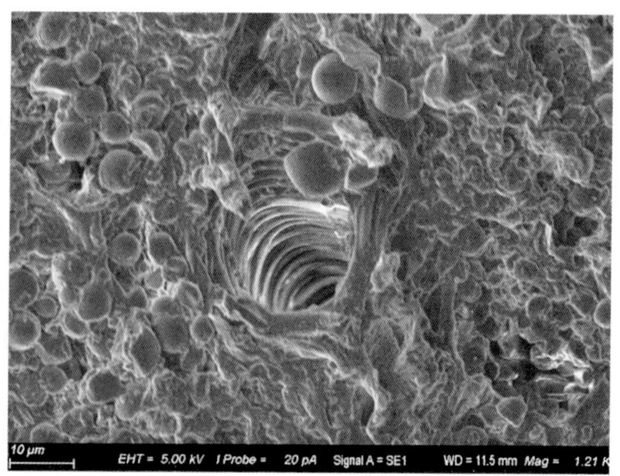

图16-4　导管及薄壁细胞中所含淀粉粒(×1 210)

D

17. 打破碗花花 Dapowanhuahua

本品为毛茛科植物打破碗花花*Anemone hupehensis* Lem.的叶。利湿，解毒，杀虫，消肿。有小毒。

叶 叶上表面主脉表面分布绒毛（图17-1）；叶表皮可见非腺毛（图17-2），长100～350 μm；叶下表皮表面蜡质呈鳞片状纹理，细胞排列紧密，无明显间隙，垂周壁呈波状弯曲，可见气孔，多为平轴式气孔（图17-3）。

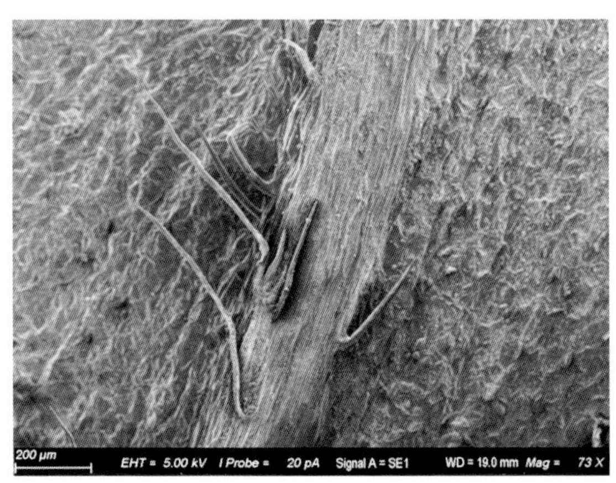

图17-1 叶上表面示叶脉（×73）

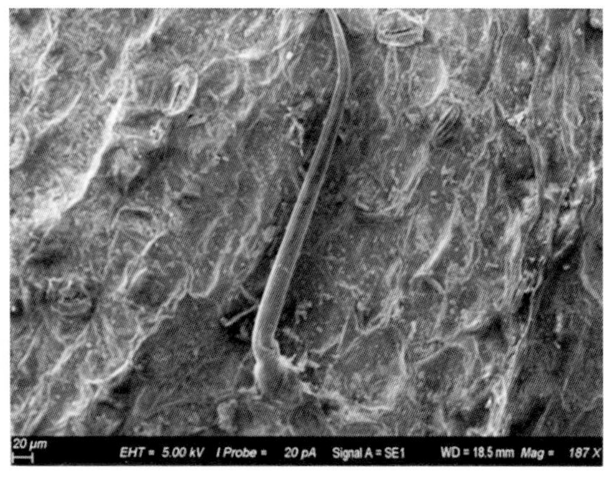

图17-2 叶上表面腺毛（×187）

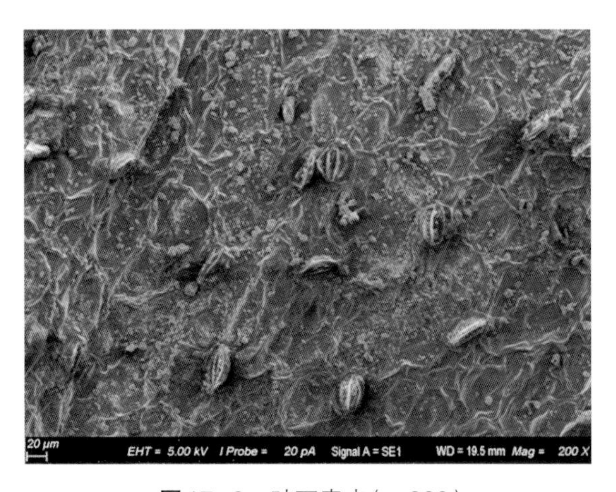

图17-3 叶下表皮（×200）

18. 大蝎子草 Daxiezicao

本品为荨麻科植物大蝎子草 *Girardinia palmata*（Forsk.）Gaud. 的全草。祛痰，利湿，解毒。有毒。

根 根纵切面观可见皮层由长方形细胞组成，排列紧密，木质部薄壁细胞呈多边形（图18-1）；导管为网纹导管，有的内部有侵填体（图18-2）；木质部与韧皮部相间排列，韧皮纤维呈环状，皮层宽广。薄壁细胞内含有草酸钙簇晶，并列排列，18～22 μm（图18-3）。

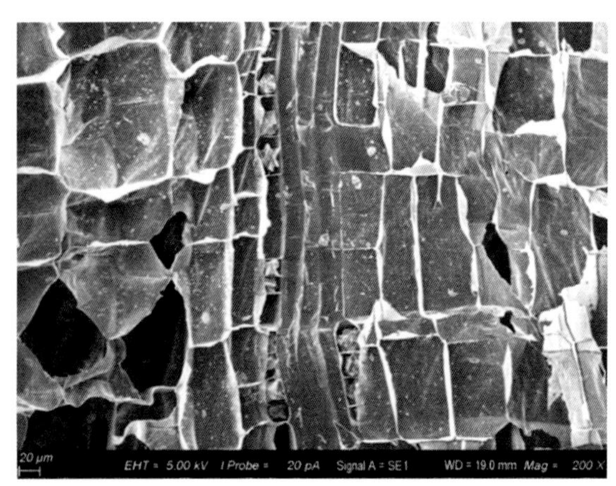

图18-1 根纵切面导管及纤维（×200）

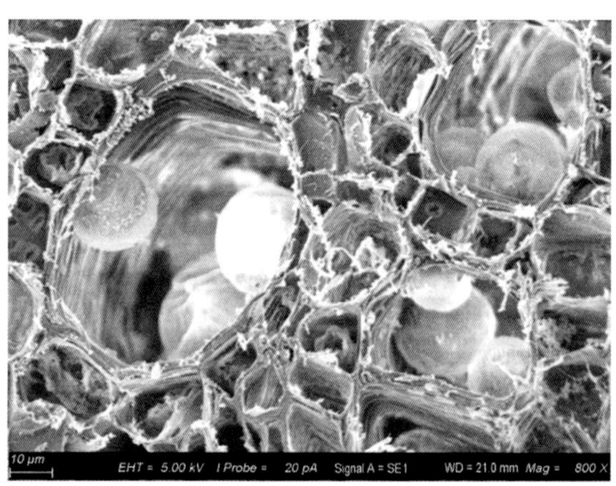

图18-2 根横切面导管（×800）

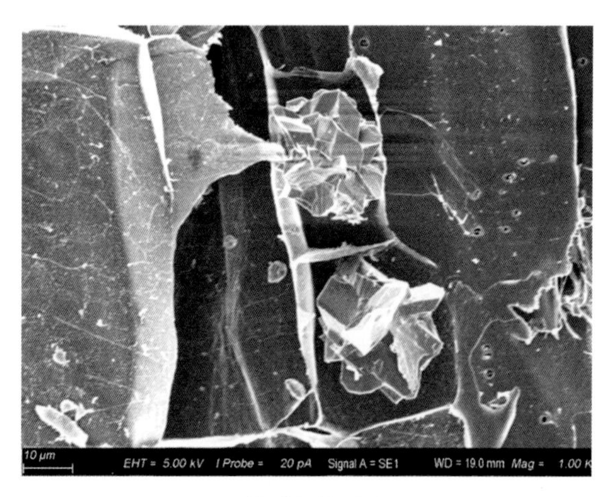

图18-3 草酸钙簇晶（×1 000）

茎 茎横切面观内侧有1～4层厚角细胞，木质部可见螺纹导管，髓部宽广（图18-4）。茎的表皮为1层排列整齐的类方形或长方形细胞，外壁增厚，有非腺毛，长8～10 μm（图18-5）。

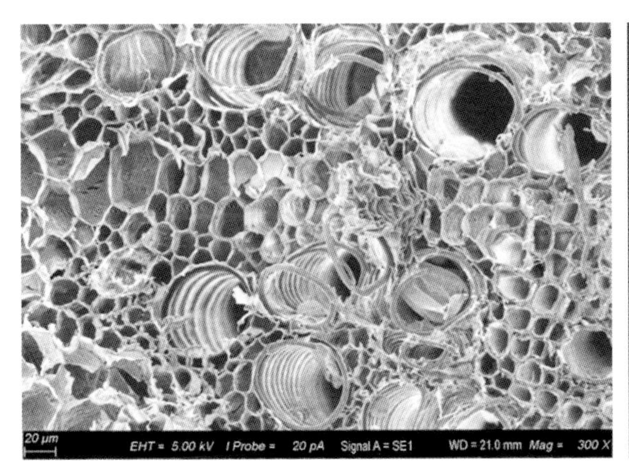

图18-4　茎横切面导管(×300)

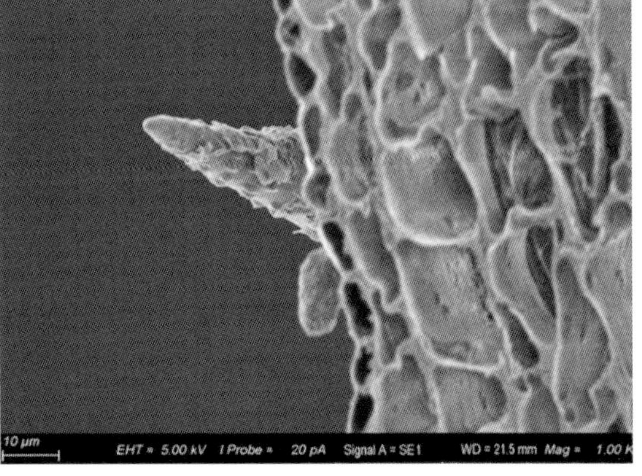

图18-5　茎纵切面表面非腺毛(×1 000)

叶　叶横切面观可见叶主脉呈半圆形。叶表面表皮均为1列类方形或长方形细胞组成，外被角质层，叶脉内部靠近外部细胞稍大，内部有导管(图18-6)。叶上面表皮可见两种非腺毛，可见腺毛和非腺毛，非腺毛表面有疣状突起，长120～130 μm(图18-7)，腺毛基部膨大，长40～50 μm(图18-8)。

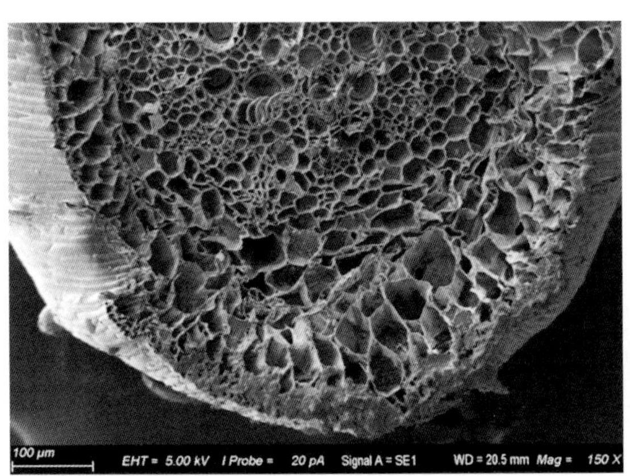

图18-6　叶横切面示主脉(×150)

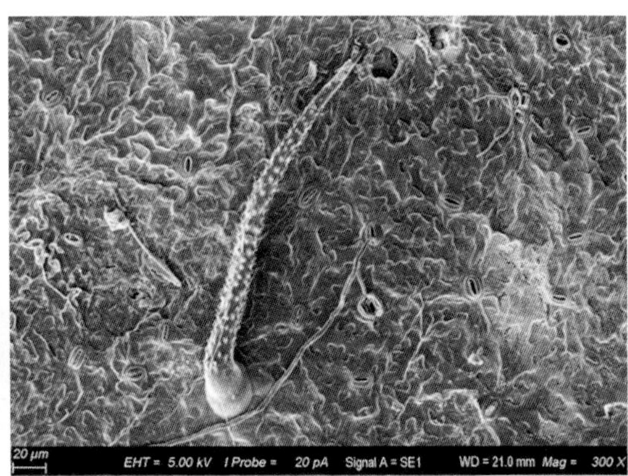

图18-7　叶非腺毛(×300)

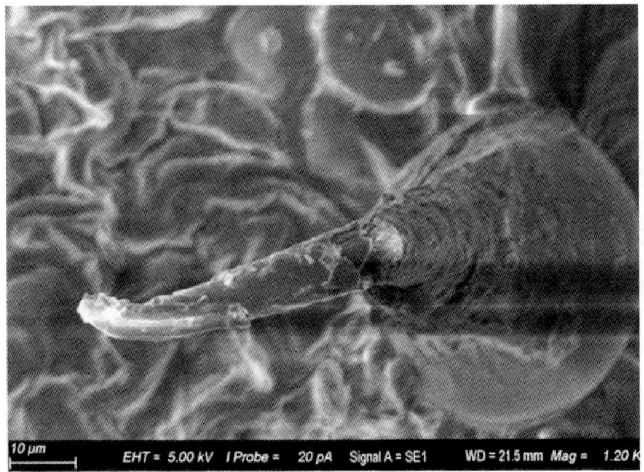

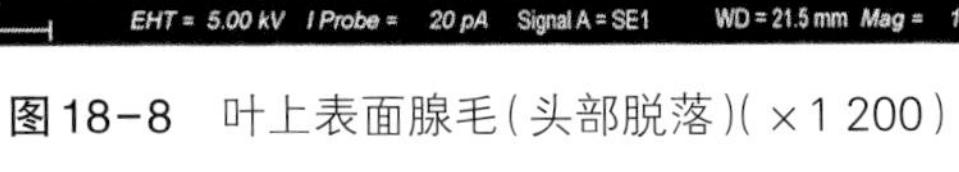
图18-8　叶上表面腺毛(头部脱落)(×1 200)

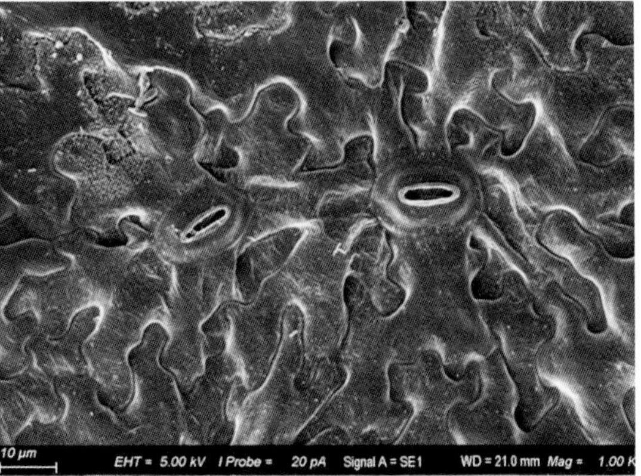

图18-9　叶上表面(×1 000)

19. 断肠草 Duanchangcao

本品为马钱科植物钩吻 *Gelsemium elegans*(Gardn. et Champ.) Benth. 的全草。攻毒拔毒，散瘀止痛，杀虫止痒。有大毒。

茎 茎表皮细胞表面观呈长条状，纵向排列，细胞纵向界线明显，平周壁外表面被厚角质层龟裂状，有平轴式气孔(图19-1)。横切面观类圆形，外围轮廓呈波状弯曲，皮层较窄，由6层左右的薄壁细胞组成，细胞间隙大且形态不规则；韧皮部石细胞单个或数个成群散在(图19-2)。木射线由1～3列近圆形细胞组成，壁薄。导管为螺纹导管和孔纹导管(图19-3)。髓部薄壁细胞间隙大，内含淀粉粒，类圆形，单粒或复粒(图19-4)。

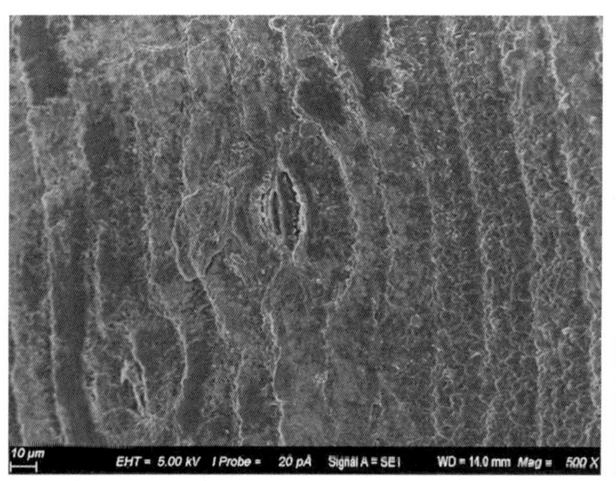

图19-1 茎表皮细胞(×500)

图19-2 茎横切面(×100)

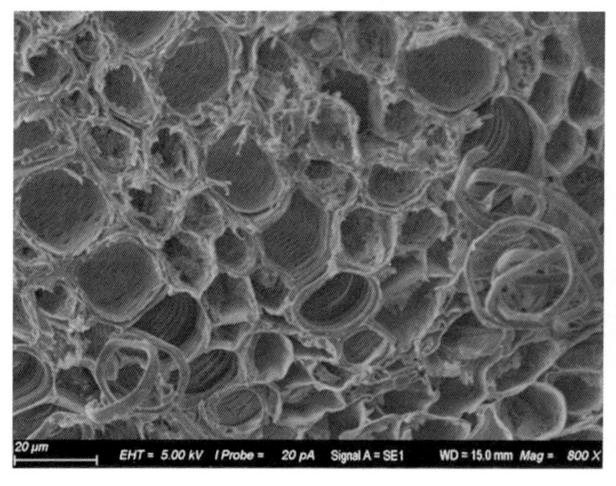

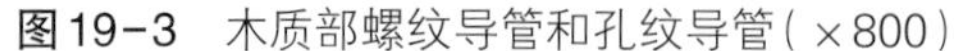

图19-3 木质部螺纹导管和孔纹导管(×800)

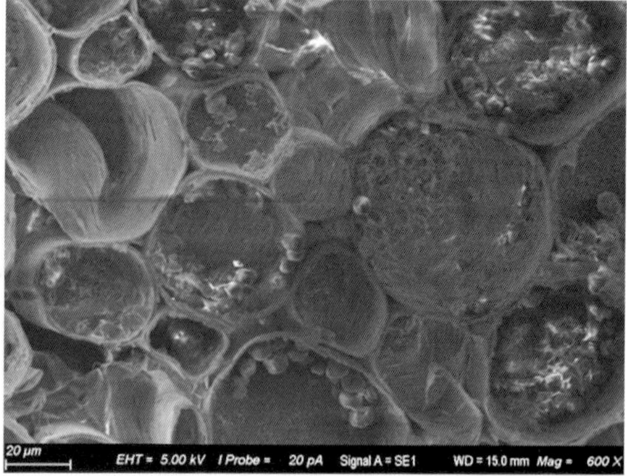

图19-4 髓部薄壁细胞(×600)

叶 叶上表皮细胞表面观近圆形，角质层纹理呈断续的线条状，细胞界线不很明显，未观察到茸毛(图19-5)；表面偶有草酸钙针晶(图19-6)。叶脉处表皮细胞长条形，细胞表面有平行排列的条状纹理(图19-7)。叶下表面表皮细胞不规则多边形,垂周壁波状弯曲。气孔平轴式、环式,副卫细胞角质层条状纹理明显,个别副卫细胞以气孔为中心呈放射状凸起(图19-8)。草酸钙针晶散在,数量多于上表皮(图19-9)。

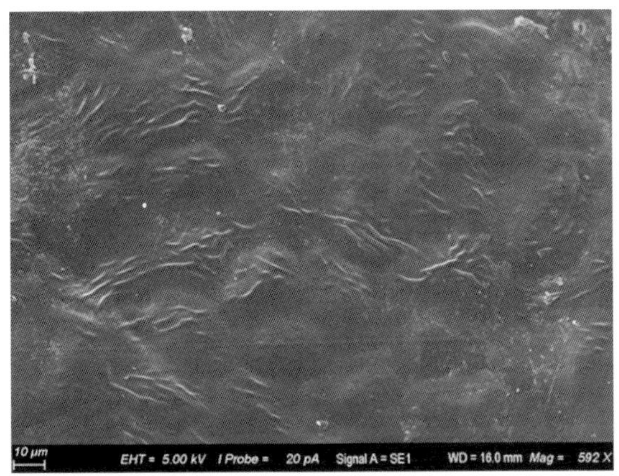

图19-5 叶上表皮细胞(×592)

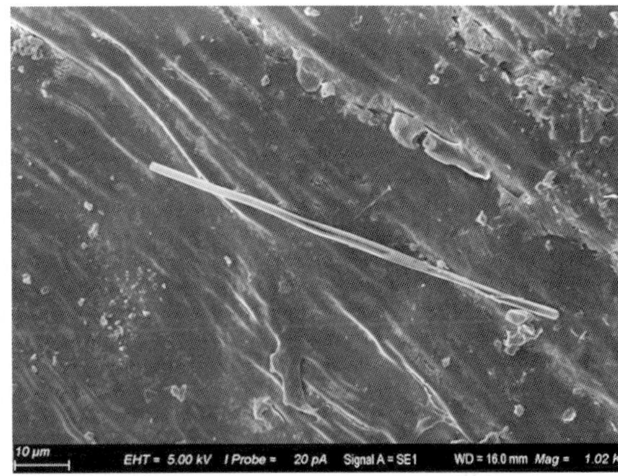

图19-6 叶上表皮草酸钙针晶(×1 020)

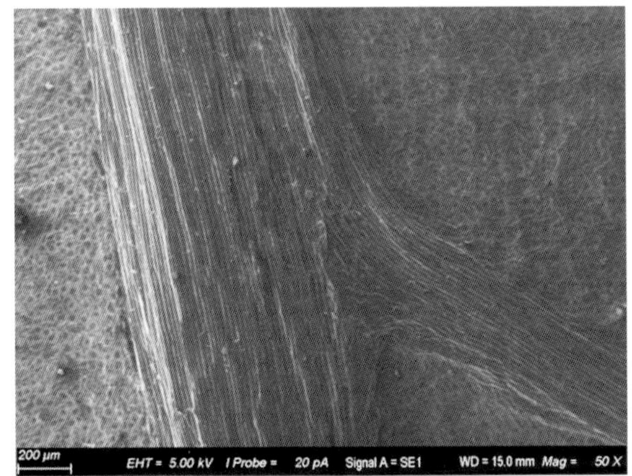

图19-7 叶上表面叶脉表面观(×50)

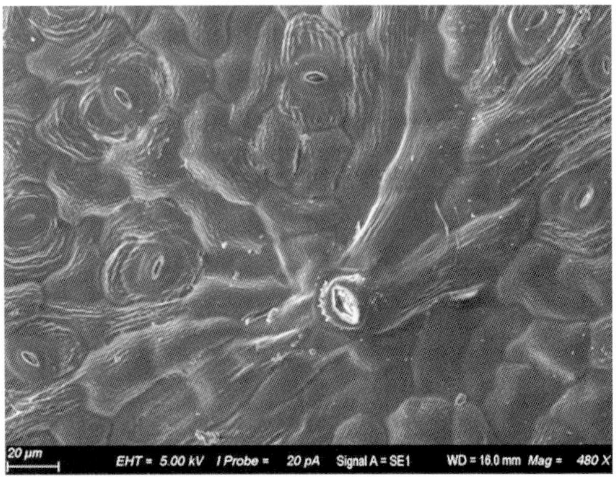

图19-8 叶下表皮气孔(×480)

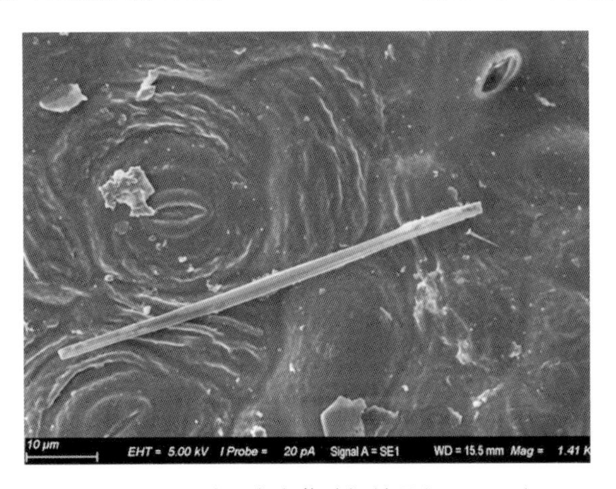

图19-9 叶下表皮草酸钙针晶(×1 410)

G

20. 甘遂 Gansui

本品为大戟科植物甘遂*Euphorbia kansui* T. N. Liou ex T. P. Wang的块根。泻水逐饮，消肿散结。有毒。

块根　残留木栓层细胞表面观呈类方形或长方形，宽20～45 μm，长45～80 μm，垂周壁较平直，外平周壁中央凹陷（图20-1）。根横切面木质部导管辐射状排列，有裂隙（图20-2）。薄壁细胞中含大量淀粉粒，单粒球形或半球形，直径5～34 μm（图20-3）。导管为网纹和具缘纹孔导管，直径13～75 μm，具缘纹孔较小，长椭圆形（图20-4）。

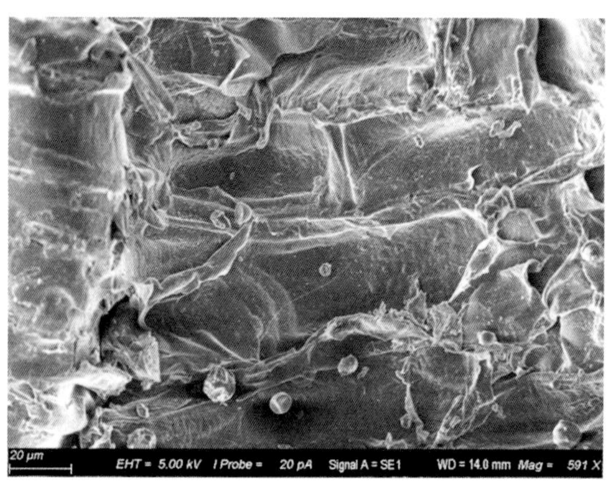

图20-1　木栓细胞表面观（×591）

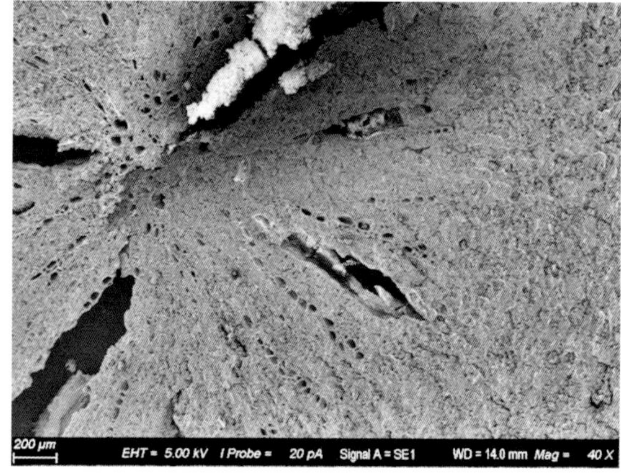

图20-2　块根横切面（×40）

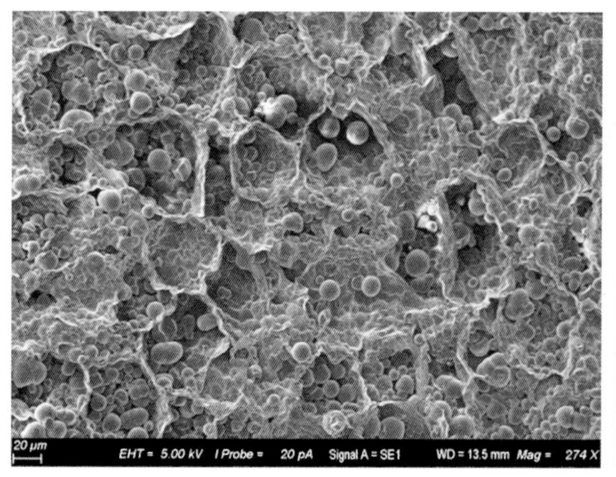

图20-3　块根横切面薄壁细胞（×274）

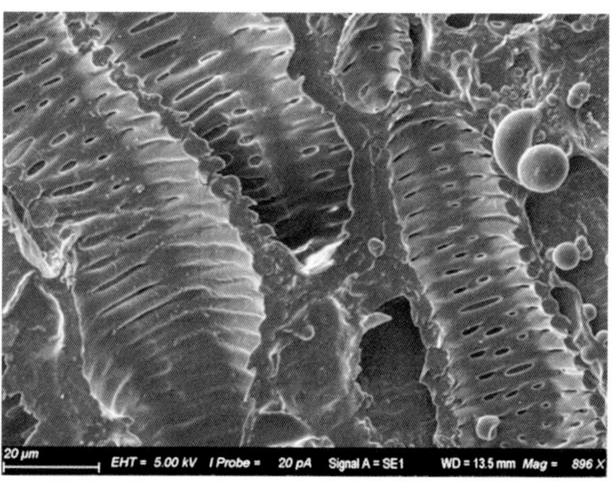

图20-4　块根木质部纵切面导管（×896）

H

21. 含羞草 Hanxiucao

本品为豆科植物含羞草 *Mimosa pudica* L.的全草。凉血解毒，清热利湿，镇静安神。有小毒。

根 横切面木栓细胞3～7列；皮层细胞宽窄不一，纤维散在；韧皮部有较多纤维束，薄壁细胞中含有草酸钙方晶；形成层环状，波状弯曲；木质部有导管，木薄壁细胞中含有大量淀粉粒及草酸钙方晶（图21-1、图21-2）。

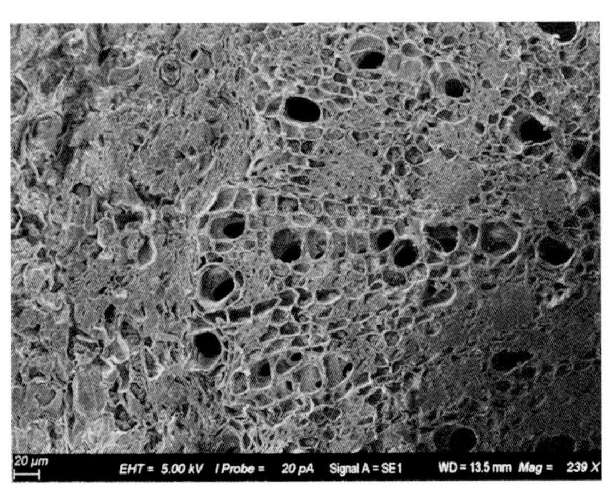

图21-1 根横切面（×239）

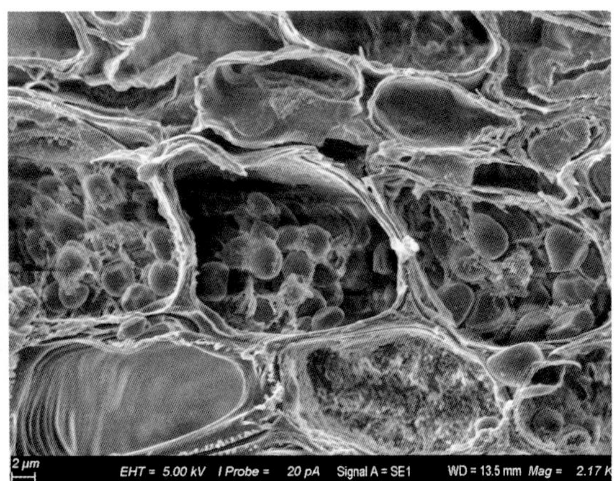

图21-2 根横切面木薄壁细胞中淀粉粒（×2 170）

茎 表面被有稀疏成对排列的非腺毛和皮孔；木栓层细胞排列紧密；皮层狭窄；韧皮部宽广，有6～7列细胞；形成层呈波状；木质部可见网纹导管，大小不一（图21-3）；髓内的薄壁细胞壁上有纹孔（图21-4、图21-5）。

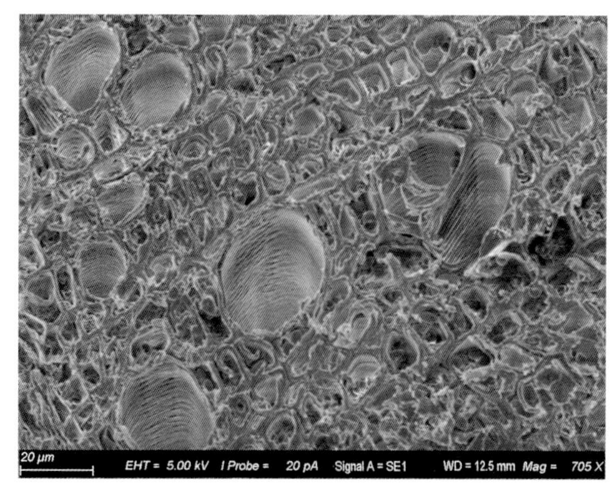

图21-3 茎横切面木质部导管（×705）

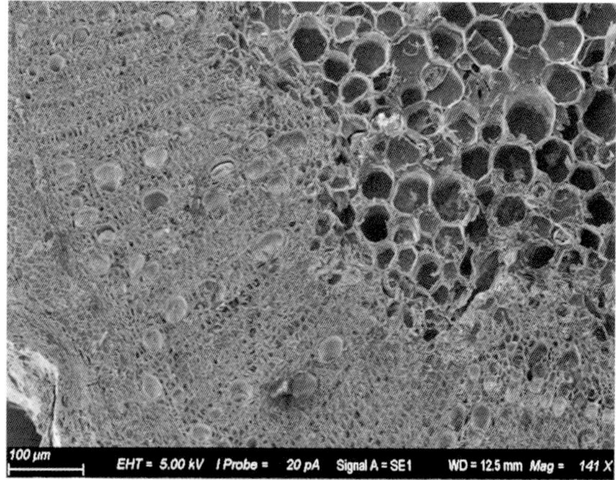

图21-4 茎横切面（×141）

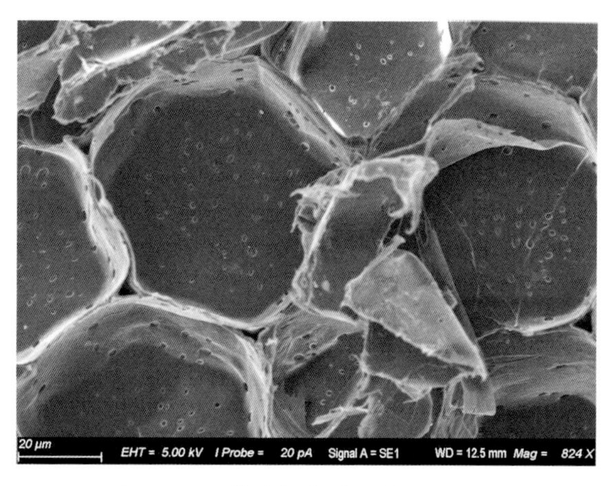

图21-5 茎髓部薄壁细胞（×824）

叶 表皮细胞垂周壁波状弯曲；上、下表面均有气孔，下表面气孔较多，为不等式和平轴式，上表皮有颗粒状蜡质层均匀分布，而下表皮不明显（图21-6）；叶缘有稀疏的非腺毛（图21-7）。

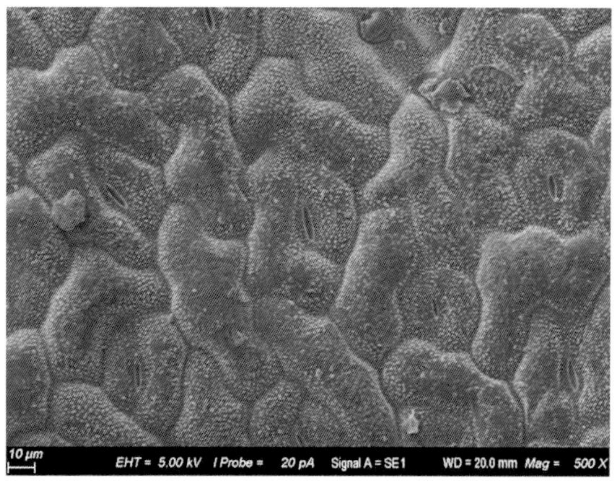

图21-6 叶上表面细胞及气孔（×500）

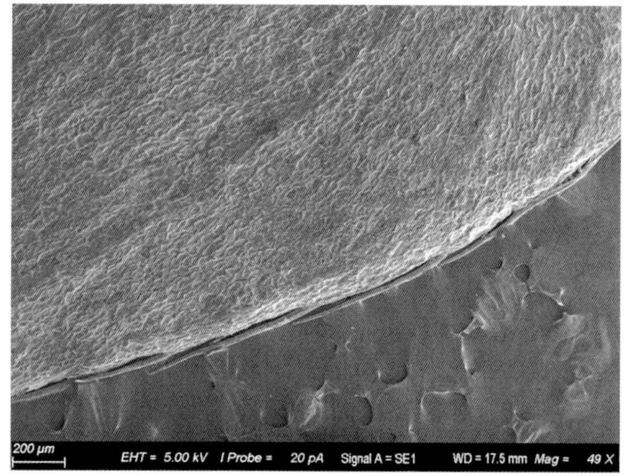

图21-7 叶缘处非腺毛（×49）

花　雄蕊花丝有明显的纵向纹理(图21-8);花粉粒呈球形,表面具网状纹饰,3孔沟,沟狭长,末端尖(图21-9)。

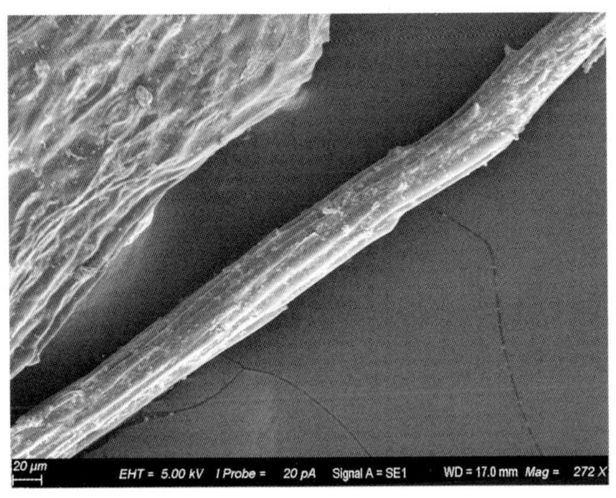

图21-8　花丝(×272)

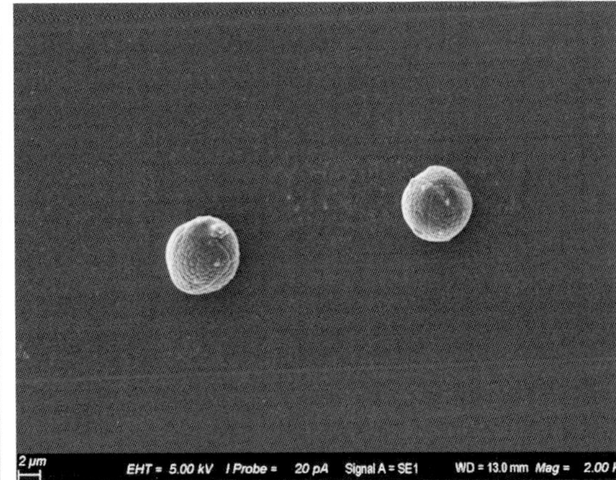

图21-9　花粉粒(×2 000)

种子　外种皮细胞呈不规则排列(图21-10),内种皮细胞呈网格状排列(图21-11),内种皮细胞明显比外种皮细胞大且细胞壁明显增厚。横切面含有草酸钙簇晶,直径在40～60 µm,以及小方形晶体,直径在20～40 µm。

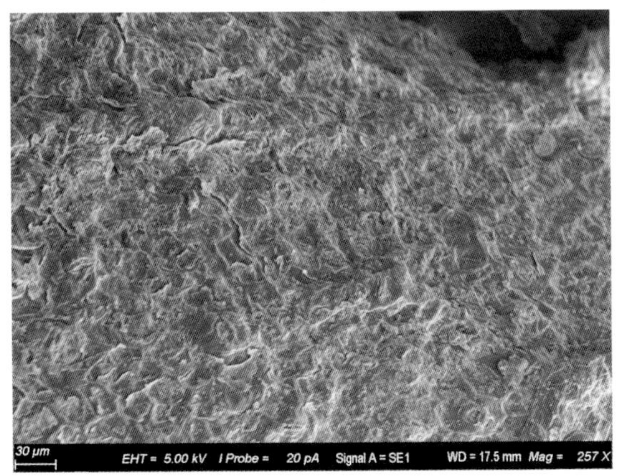

图21-10　种子外种皮细胞(×257)

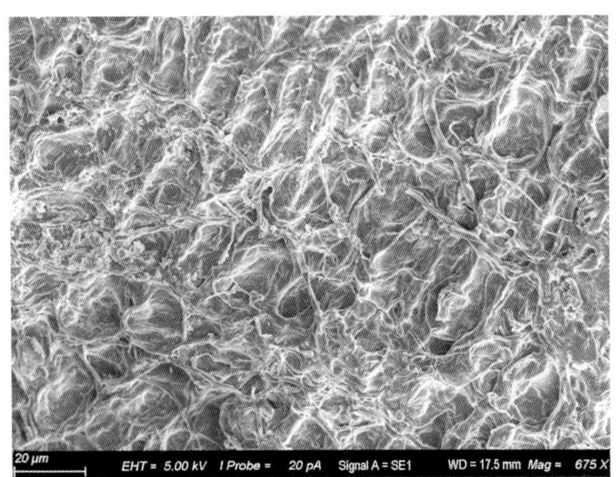

图21-11　种子内种皮细胞(×675)

22. 鹤虱 Heshi

本品为菊科植物天名精 *Carpesium abrotanoides* L.的成熟果实。杀虫消积。有小毒。

果实　为子房下位发育成的连萼瘦果,外形呈长圆柱形,由合生的萼筒和下部果实两部分构成，果实外面有多条纵沟（图22-1）。萼筒上方可见4～5萼齿裂片，裂片外被稀疏的腺毛（图22-2）。果实最上部分有较多的腺毛（图22-3），腺毛为2列细胞构成的头状腺毛（图22-4）。

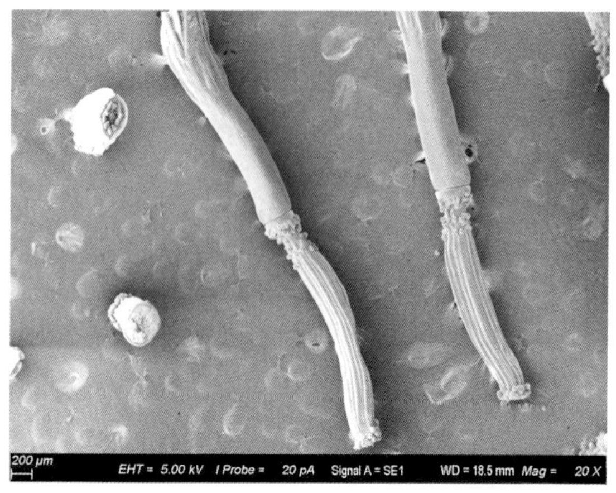

图22-1 果实外观（×20）

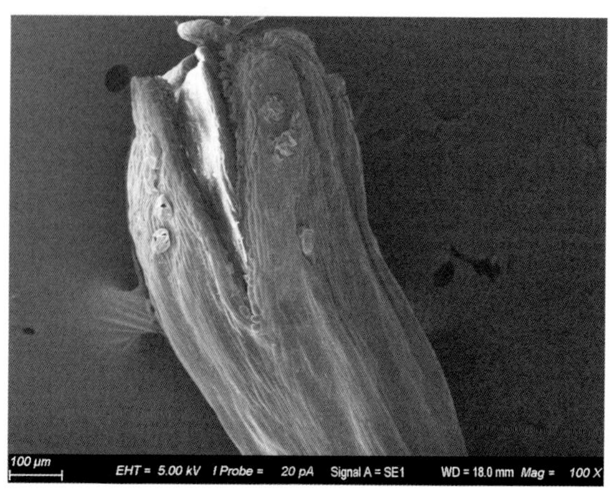

图22-2 萼齿外表面的腺毛（×100）

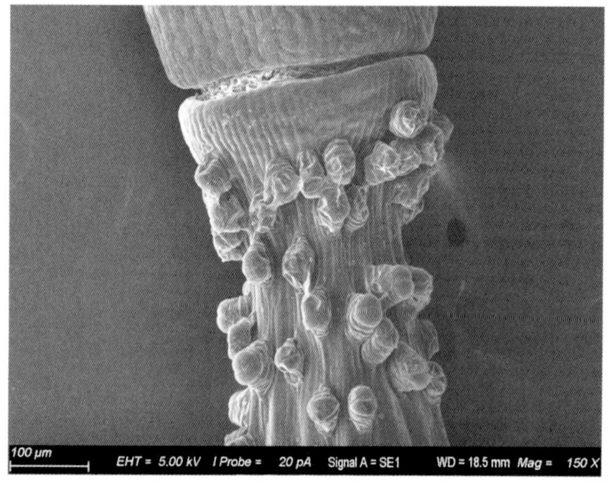

图22-3 果实最上部分的腺毛（×150）

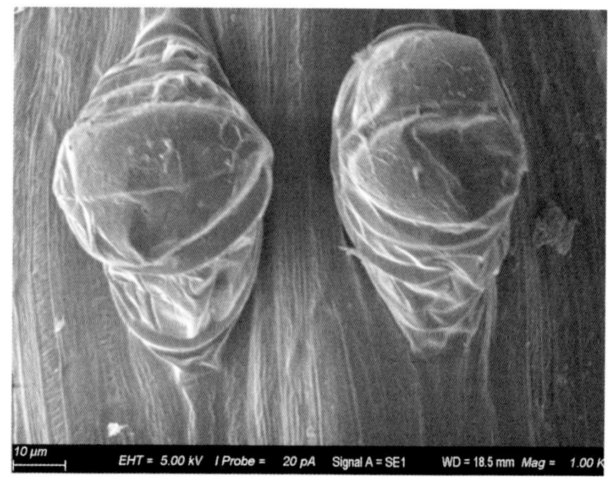

图22-4 腺毛放大（×1 000）

23. 红毒茴 Hongduhui

本品为木兰科植物窄叶红茴香*Illicium lanceolatum* A. C. Smith的根及根皮。散瘀止痛，祛风除湿。有毒。

根 表面木栓层细胞凹陷，细胞壁突出，细胞纵行排列（图23-1）；皮部横切可见韧皮射线、韧皮纤维束及木栓层（图23-2）；形成层可见两类原始细胞，射线原始细胞和纺锤状原始细胞（图23-3）；韧皮部与木质部间形成层明显，木质部导管分布均匀，孔径大，30～100 μm（图23-4）；导管类型为具缘纹孔导管（图23-5）和网纹导管（图23-6）。

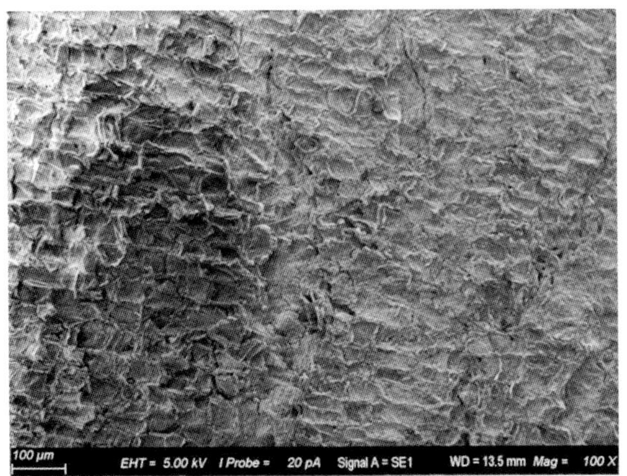

图23-1　根表皮细胞（×100）

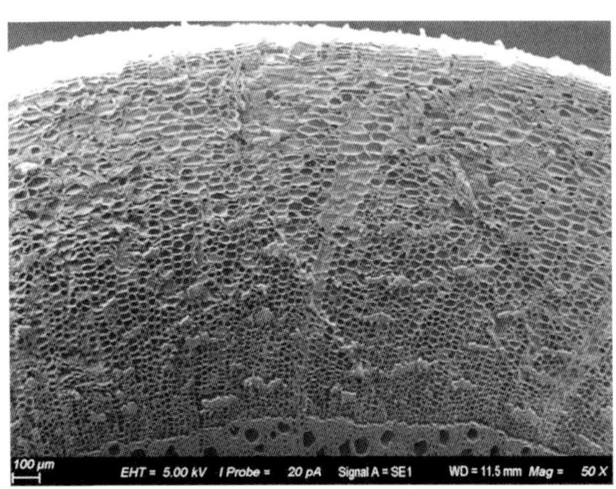

图23-2　韧皮部（×50）

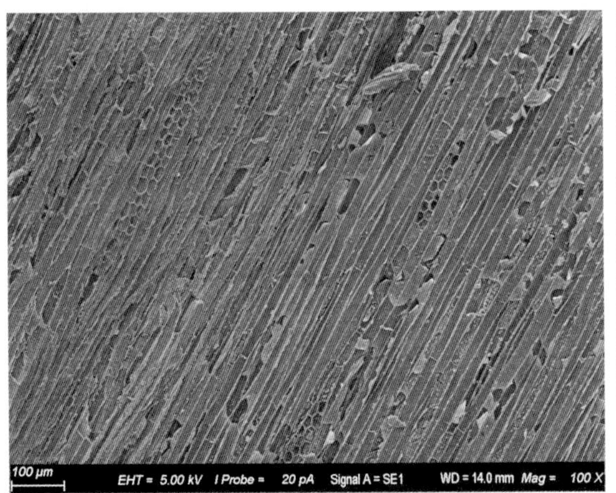

图23-3　形成层（×100）

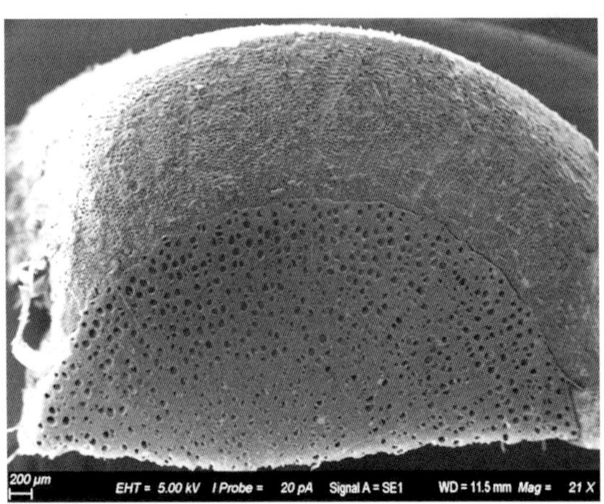

图23-4　木质部和韧皮部（×21）

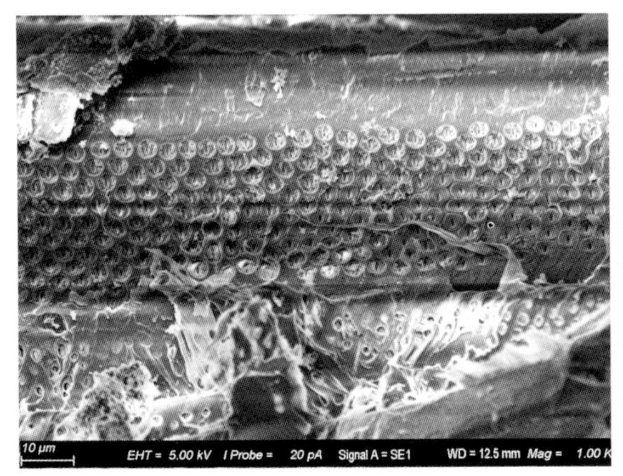

图23-5　具缘孔纹导管（×1 000）

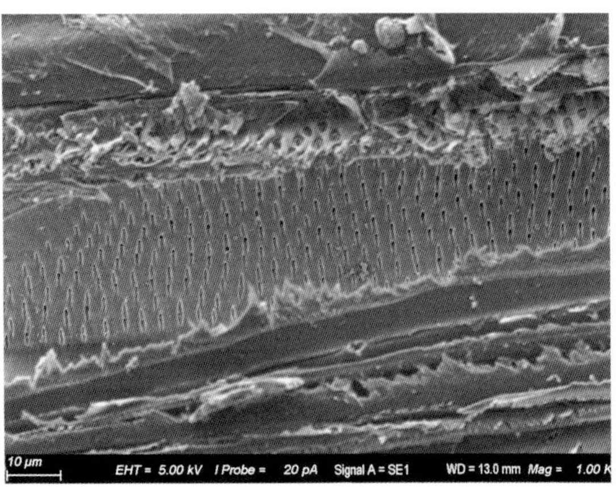

图23-6　网纹导管（×1 000）

24. 红粉 Hongfen

本品为红色氧化汞(HgO)。拔毒,除脓,去腐,生肌。有大毒。

扫描电镜200倍下,可见蜂窝状块状物,呈片状、块状,聚集成簇或单个散落(图24-1);800倍下,可见块状物,长1～18 μm(图24-2)。

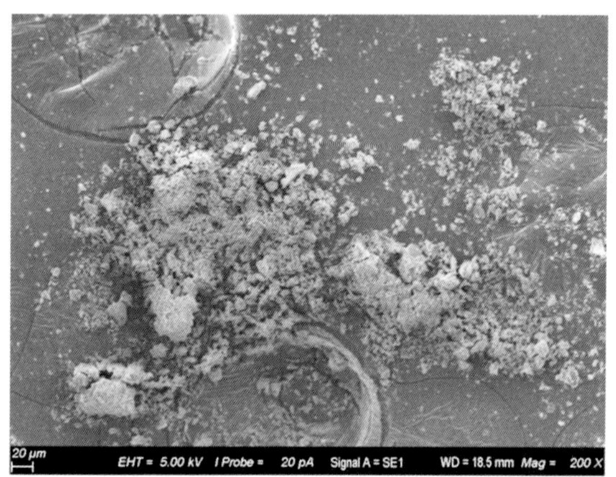

图24-1 红粉(×200)

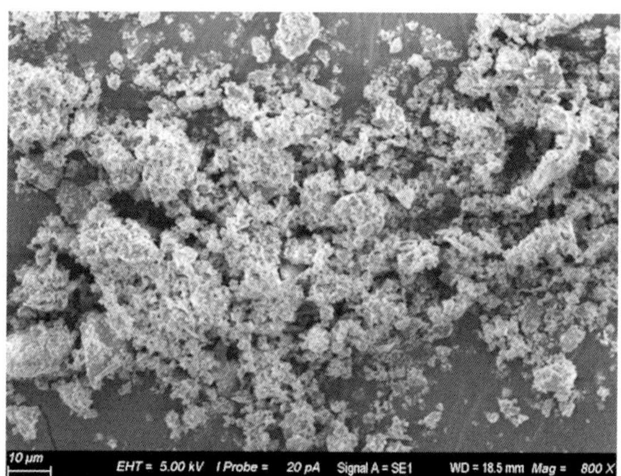

图24-2 红粉(×800)

25. 虎耳草 Huercao

本品为虎耳草科植物虎耳草*Saxifraga stolonifera* Curt.的全草。疏风,清热,凉血,解毒。有小毒。

叶 上表皮细胞表面观呈多角形,垂周壁平直,外平周壁表面呈网格状角质纹理(图25-1)。下表皮细胞呈多角形,外平周壁表面具条状角质纹理;气孔聚集分布(图25-2),不定式,副卫细胞4～8个;气孔聚集处表皮细胞较小,垂周壁波状弯曲(图25-3)。上、下表皮均密布多细胞非腺毛及长柄头状腺毛,腺毛头部1～8个细胞;柄部有多列和单列两种,多列者长1 300～5 600 μm,由上部单列向下逐渐增至7列;单列者1～4个细胞,长70～110 μm,表面有分泌物(图25-4、图25-5);叶横切面可见栅栏组织细胞呈椭圆形,排列较疏松,主脉维管束外韧型,导管为螺纹导管;可见方晶和簇晶散落(图25-6)。叶柄表皮细胞长梭形,镶嵌状排列,气孔聚集于非腺毛附近,不定式(图25-7),亦被有非腺毛和长柄头状腺毛(图25-8)。

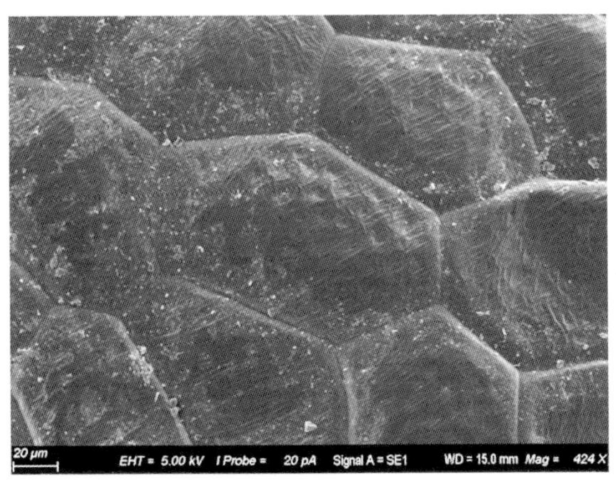

图25-1　叶上表皮细胞(×424)

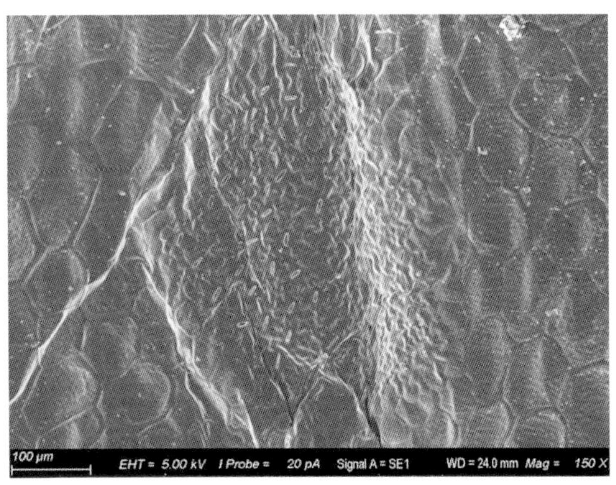

图25-2　叶下表皮细胞(×150)

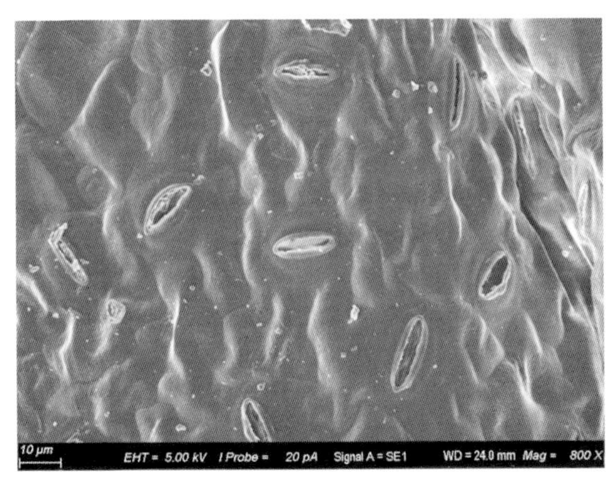

图25-3　叶下表面不定式气孔(×800)

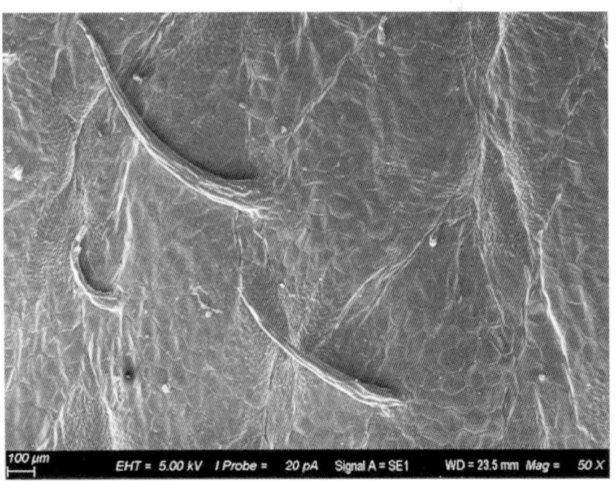

图25-4　叶下表皮细胞(×50)

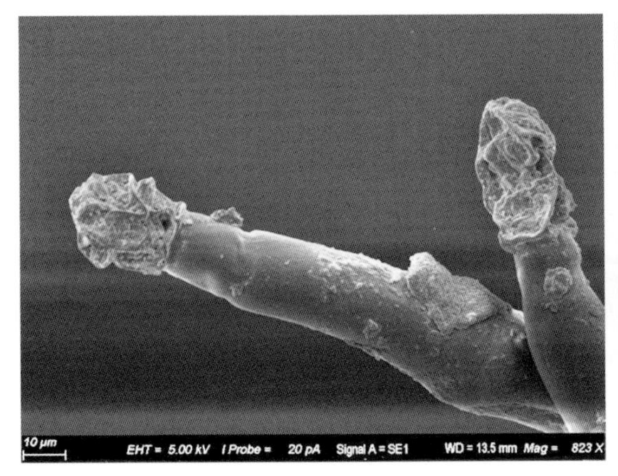

图25-5　叶上表皮腺毛头部(×823)

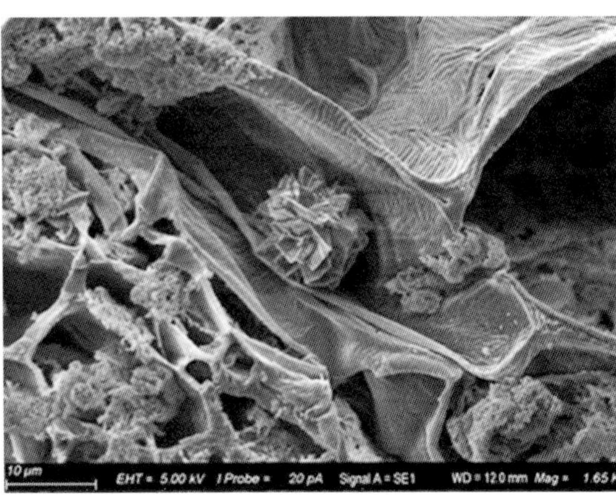

图25-6　叶横切面草酸钙簇晶(×1650)

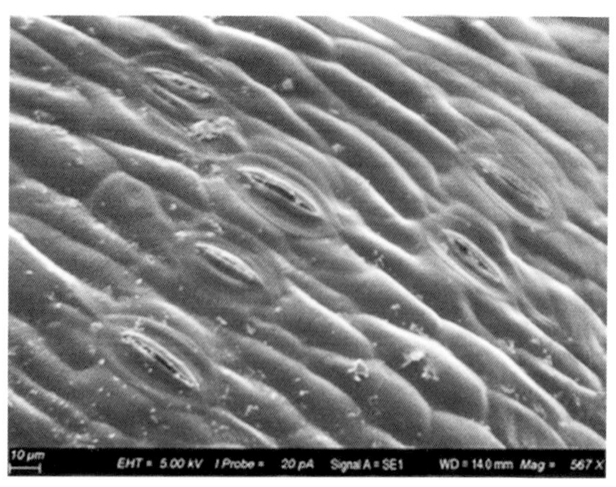

图25-7 叶柄表皮细胞(×567)

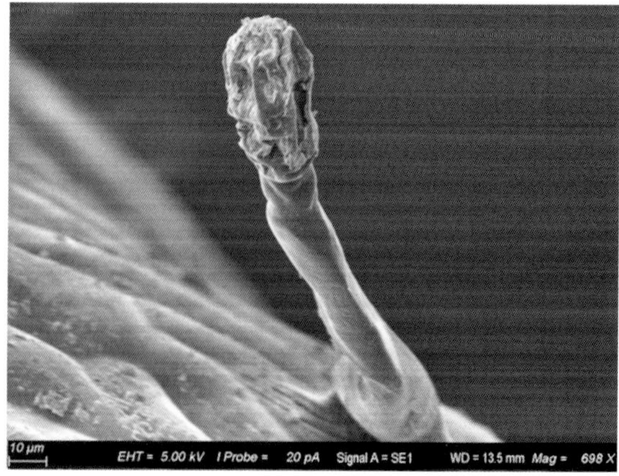

图25-8 叶柄表皮细胞附腺毛(×698)

26. 华山参 Huashanshen

本品为茄科漏斗泡囊草*Physochlaina infundibularis* Kuang的根。温肺祛痰，平喘止咳，安神镇惊。有毒。

根 表面木栓细胞部分脱落。根横切面观可见次生构造，自外向内依次为木栓层、韧皮部、木质部，木质部面积较大，占整个横切面的三分之二。木栓层由5～7层细胞构成，呈扁平状长方形，排列整齐；韧皮部薄壁细胞形状不规则，内含较多淀粉粒和少量草酸钙砂晶(图26-1)。木射线薄壁细胞呈纵向排列(图26-2)。木质部薄壁细胞中有草酸钙砂晶和淀粉粒(图26-3)。导管类型为螺纹导管，数个相聚(图26-4)。近中心的导管或导管群四周有时围有数层至10余层扁平的薄壁细胞，内含颗粒物。

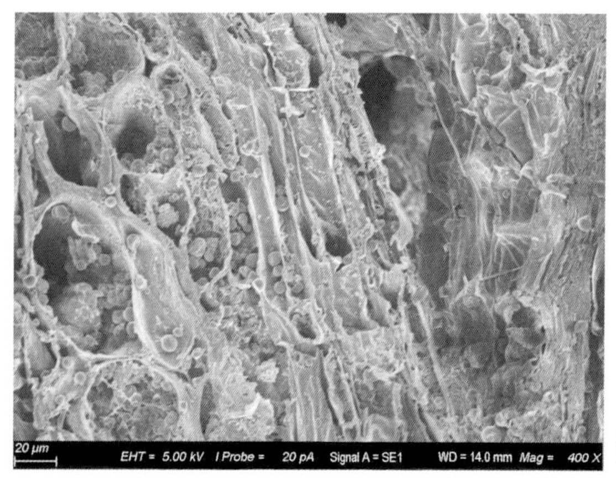

图26-1 韧皮部薄壁细胞含淀粉粒及草酸钙砂晶(×400)

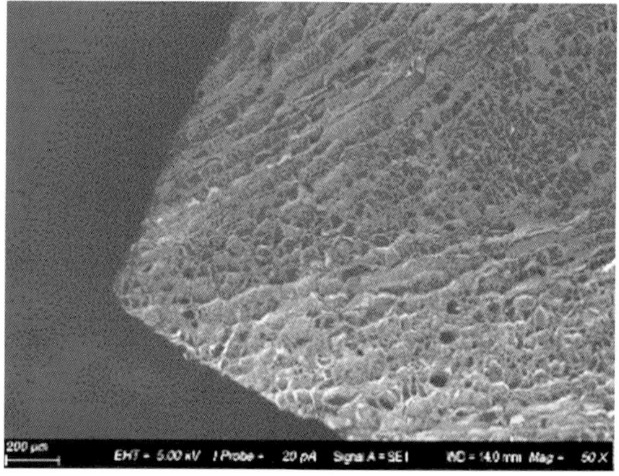

图26-2 木射线(×50)

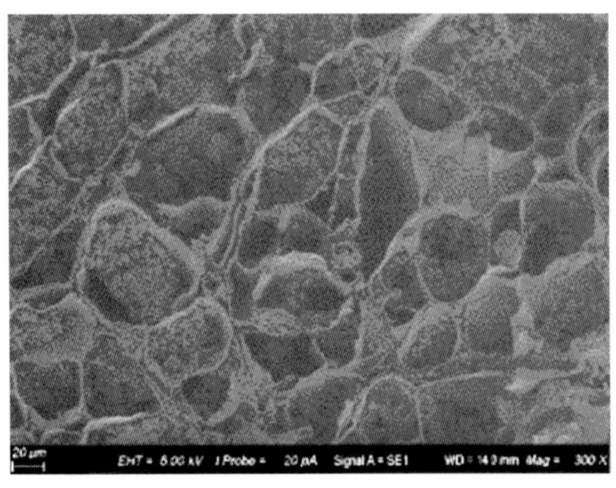

图26-3　木质部薄壁细胞中含淀粉粒（×300）

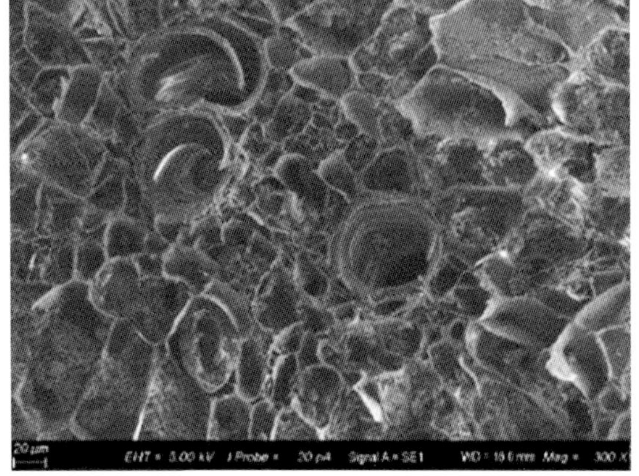

图26-4　木质部螺纹导管（×300）

27. 化香树叶 Huaxiangshuye

本品为胡桃科植物化香树 *Platycarya strobilacea* Sieb. et Zucc. 的叶。解毒疗疮，杀虫止痒。有毒。

叶　上表面可见表皮细胞长圆形或长方形，外被角质层，细胞垂周壁突起（图27-1）。叶下表面有蜡质条纹，不定式气孔较多（图27-2），分布有腺鳞，直径70～90 µm，头部由10个以上细胞呈辐射状排列构成（图27-3）；下表面分布有非腺毛，在叶脉处成簇存在，表面光滑（图27-4）。叶横切面主脉维管束为外韧型，维管束鞘成环形（图27-5）。叶横切面可见栅栏组织细胞2列，第1列细胞较长（图27-6）。

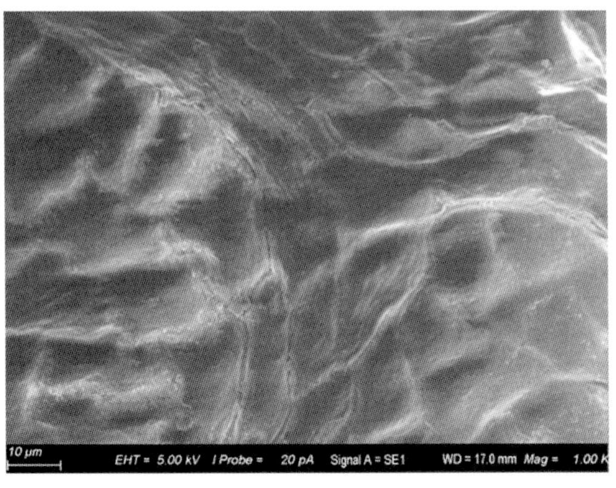

图27-1　叶上表面（×1 000）

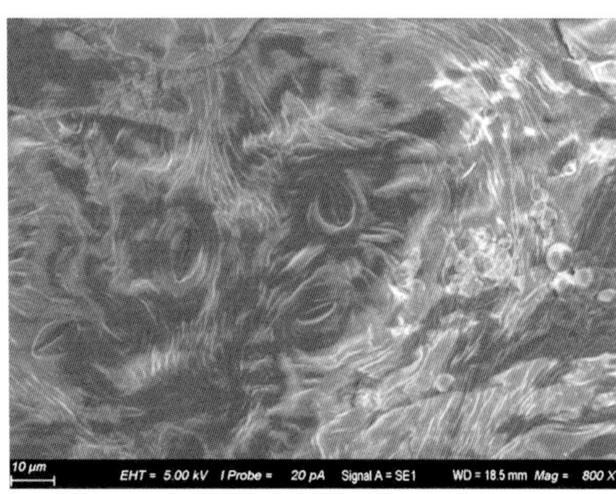

图27-2　叶下表面（×800）

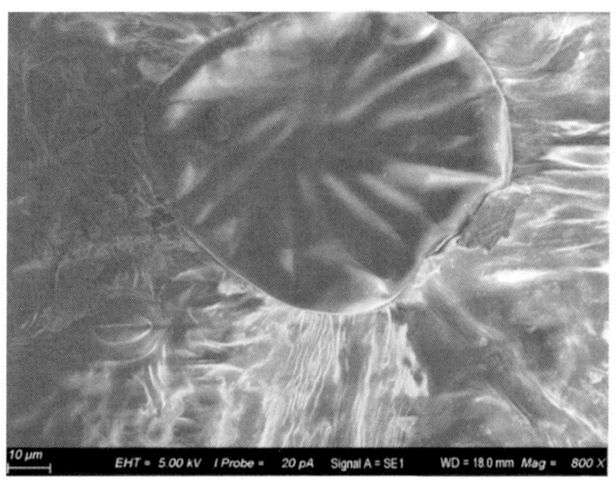

图27-3　叶下表面的腺鳞（×800）

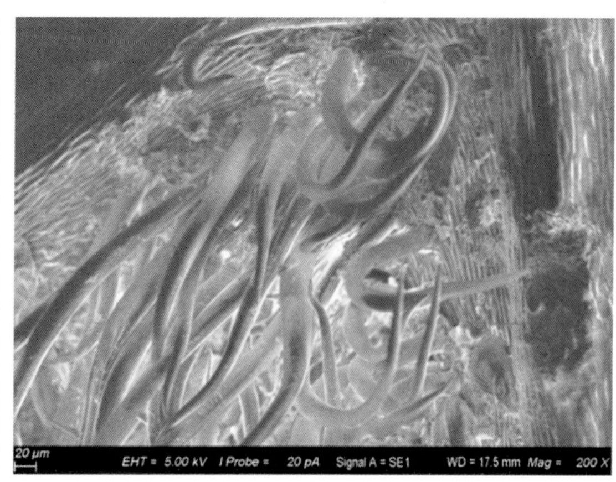

图27-4　叶下表面非腺毛（×200）

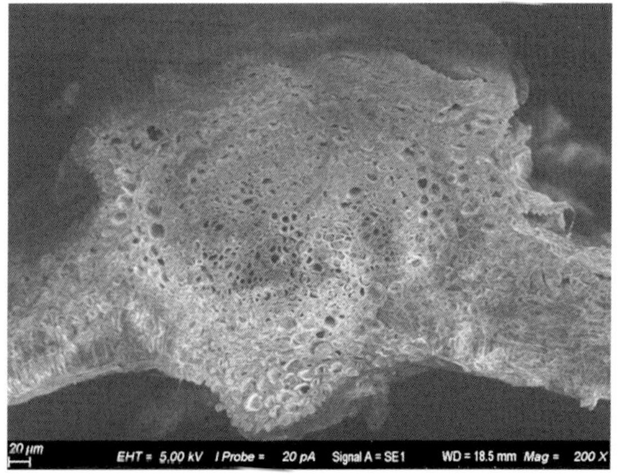

图27-5　叶主脉横切面（×200）

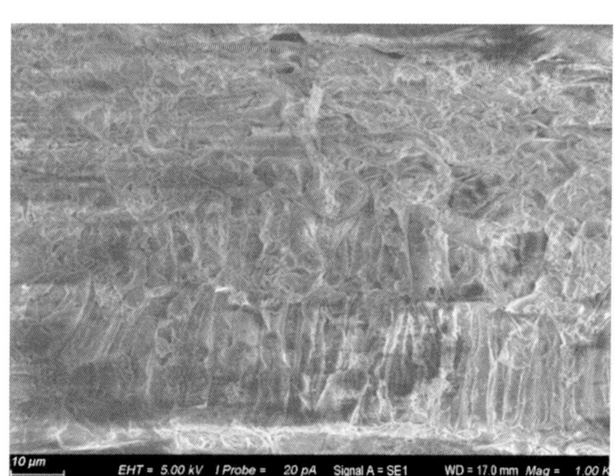

图27-6　叶片横切面（×1 000）

28. 黄花夹竹桃 Huanghuajiazhutao

本品为夹竹桃科植物黄花夹竹桃*Thevetia peruviana*（Pers.）K. Schum的叶。强心，利尿消肿。有毒。

叶　上表皮细胞表面观多角形、长方形，表面有条状角质层纹理，垂周壁平直（图28-1）。主脉凹陷，表皮细胞长条状，未见有气孔分布（图28-2）。下表皮细胞呈多角形，外表面角质纹理呈短条状，分布有较多环式气孔（图28-3）。叶横切面栅栏组织由单列细胞组成，海绵组织由不规则长椭圆形细胞组成，内含草酸钙簇晶（图28-4）。主脉上表皮下方和下表皮上方均具有厚角组织（图28-5），维管束为外韧型，韧皮部薄壁细胞中具乳管，导管为螺纹导管（图28-6）。

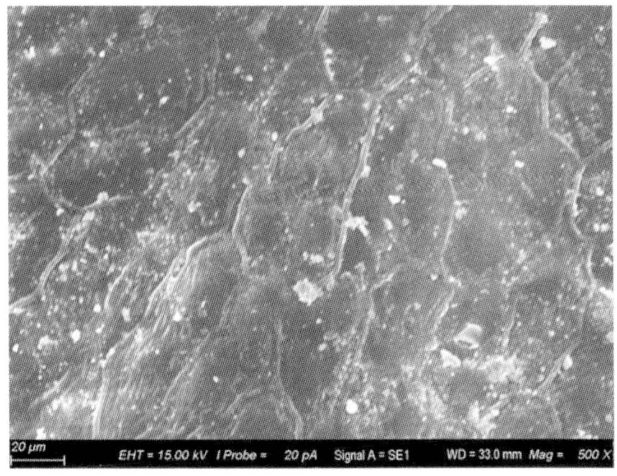

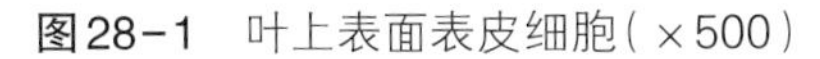
图28-1 叶上表面表皮细胞(×500)

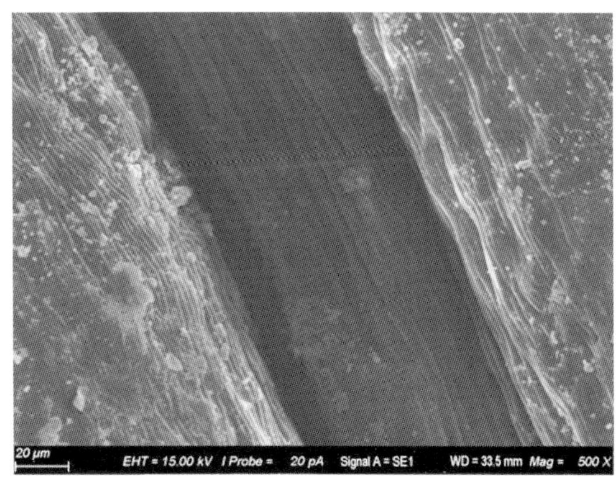

图28-2 叶上表面(×500)

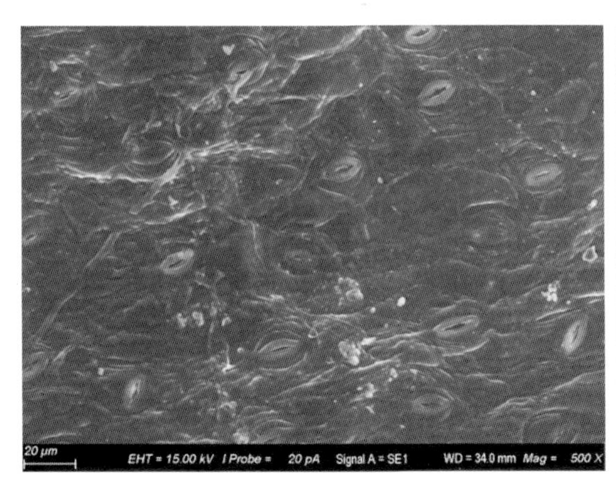

图28-3 叶下表面(×500)

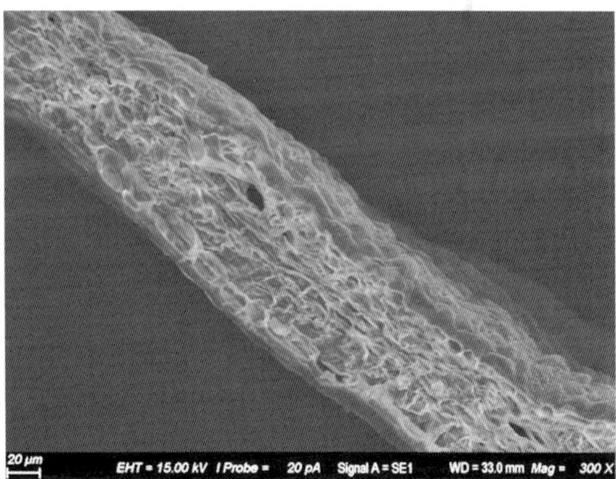

图28-4 叶横切面(×300)

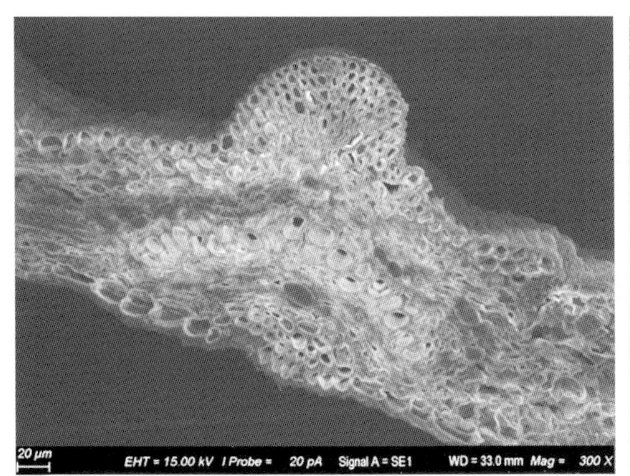

图28-5 叶主脉横切面(×300)

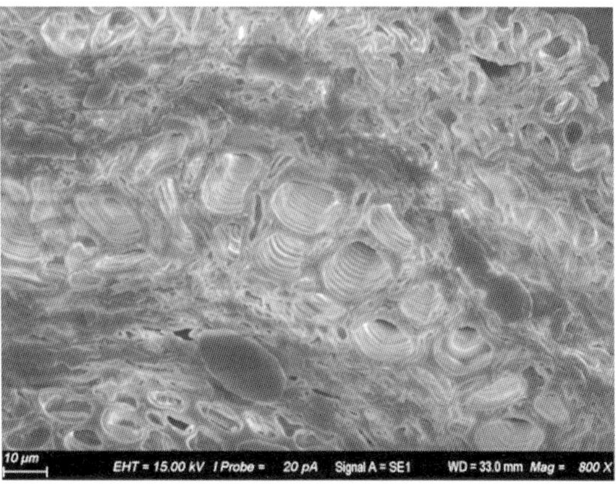

图28-6 叶主脉横切面示乳汁管及螺纹导管(×800)

29. 蕙兰 Huilan

本品为兰科植物蕙兰 *Cymbidium faberi* Rolfe 的根。润肺止咳,杀虫。有小毒。

根 根横切面观可明显看出木栓层细胞排列相对平整,有7～8层细胞(图29-1);中央有髓,其边缘外侧细胞明显大于内侧细胞(图29-2);皮层细胞宽窄不一,纤维散在,韧皮部有较多纤维束(图29-3)。根纵切面观可见在靠近木栓层附近存在螺纹导管(图29-4)。

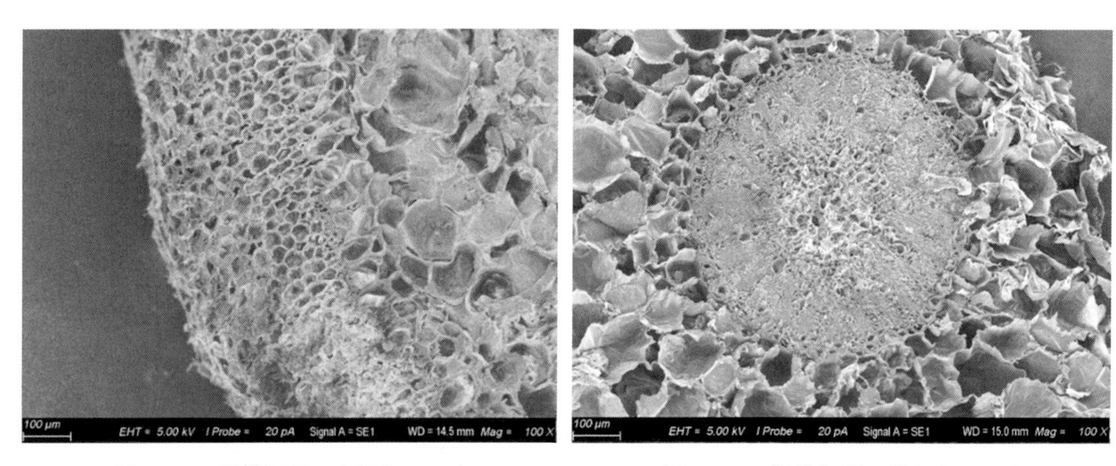

图29-1 根横切面示皮层(×100)

图29-2 根横切面示髓部(×100)

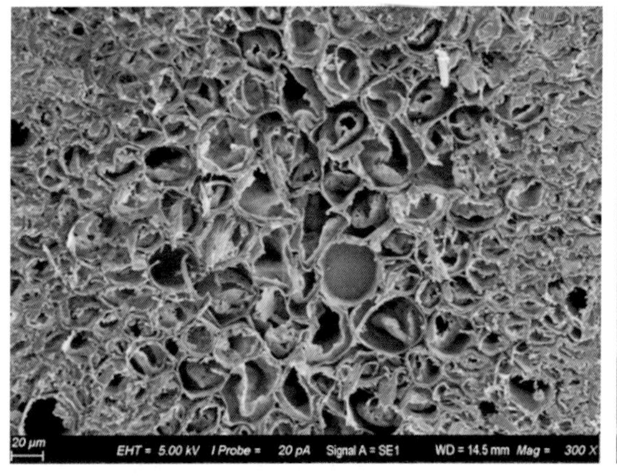

图29-3 根横切面示导管(×300)

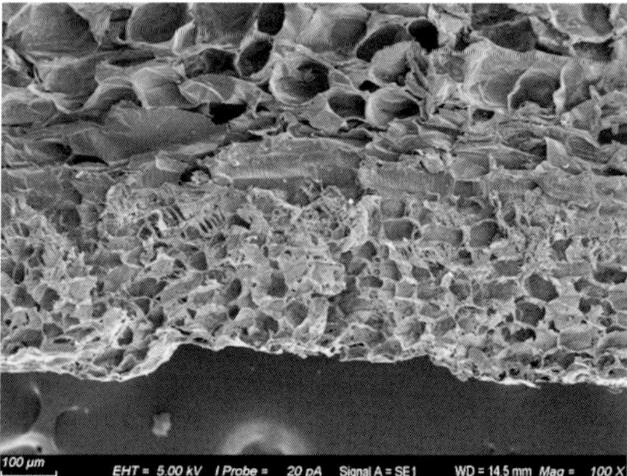

图29-4 根纵切面(×100)

30. 火殃簕 Huoyangle

本品为大戟科植物金刚纂*Euphorbia antiquorum* L.的茎、叶(去净汁液)、液汁(茎、叶切开流出白色液体)。消肿,杀虫,祛湿,通便。有毒。

茎 茎表面具有均匀分布的环列型气孔,表皮细胞呈四至五边形(图30-1),茎表面局部具有鳞片状角质层,易脱落(图30-2);表面有头状腺毛,直径为10 μm左右,高8 μm左右(图30-3);髓部细胞内多含复粒淀粉粒(图30-4);髓部细胞较大,细胞壁较薄(图30-5);纵切面可观察到其乳汁管(图30-6)。

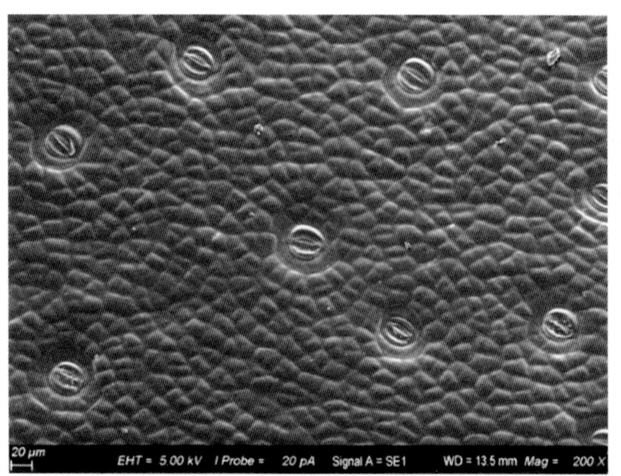

图30-1 茎表面(×200)

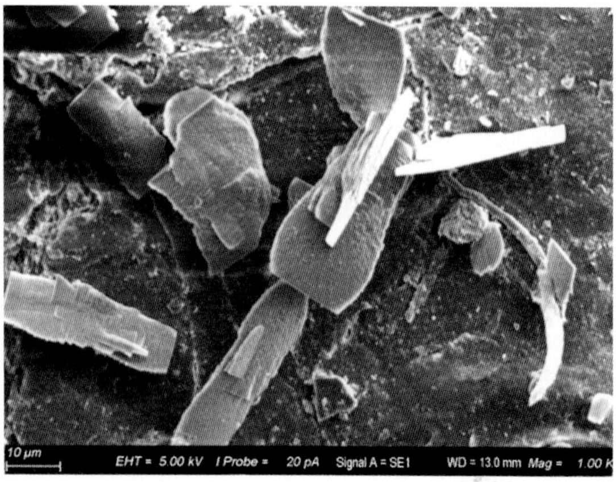

图30-2 茎表面角质层(×1 000)

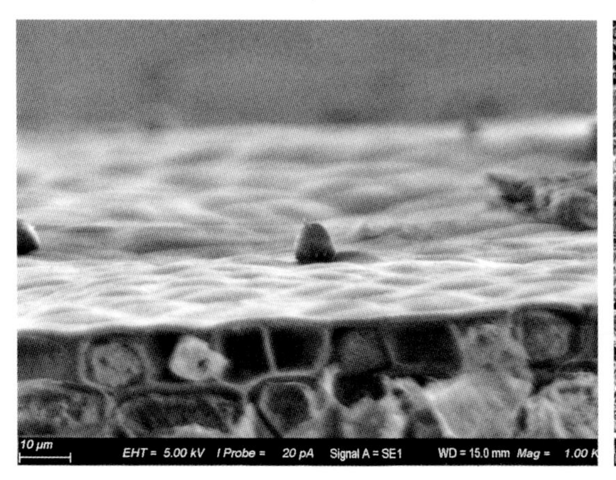

图30-3 茎表面腺毛(×1 000)

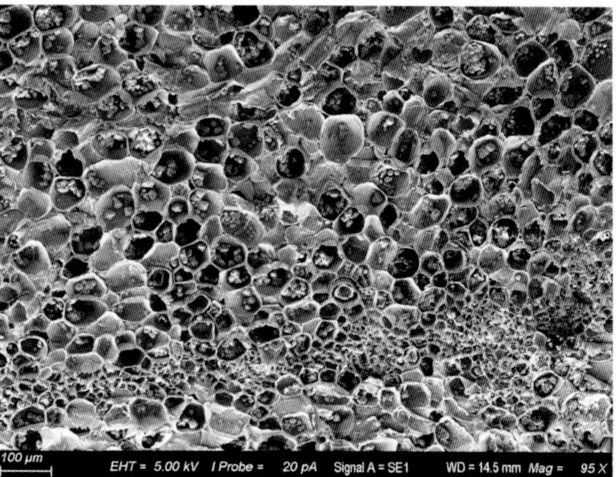

图30-4 髓部细胞内复粒淀粉粒(×95)

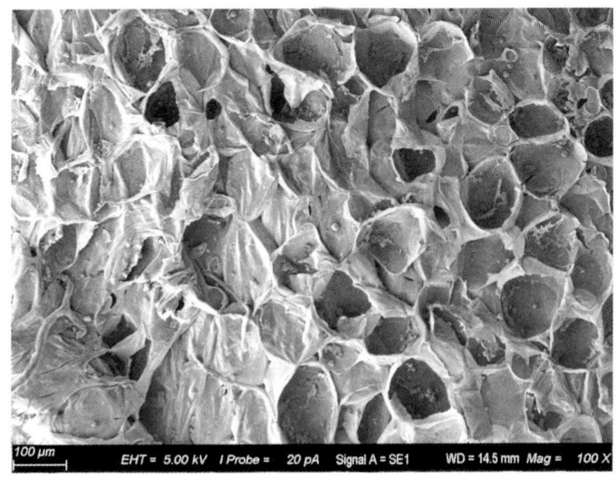

图30-5　髓部细胞（×100）

图30-6　韧皮部中乳汁管（×100）

叶　叶上表面有厚角质层，有气孔，其气孔类型均为直轴式气孔（图30-7），下表面气孔较多（图30-8）；叶横切面观察到导管中有侵填体（图30-9）。

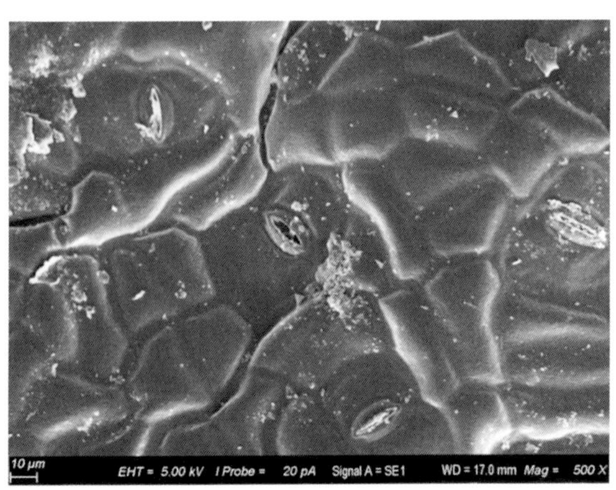

图30-7　叶上表面（×500）

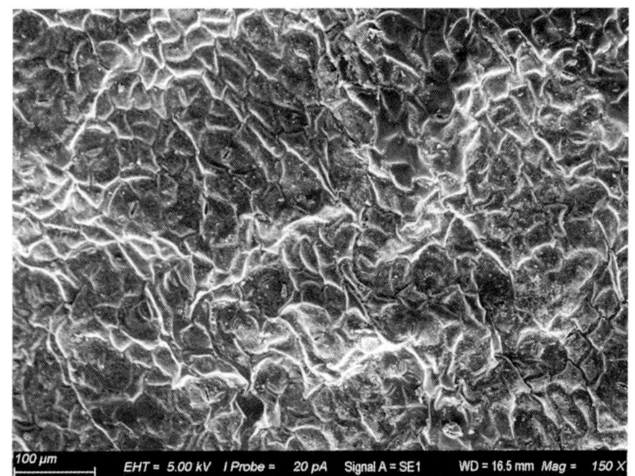

图30-8　叶下表面（×150）

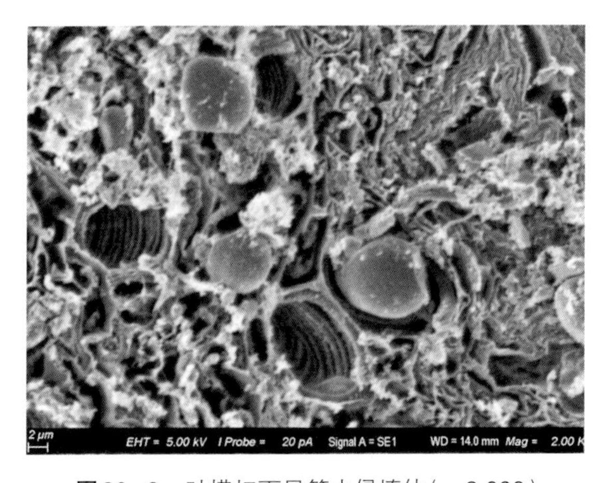

图30-9　叶横切面导管中侵填体（×2 000）

J

31. 急性子 Jixingzi

本品为凤仙花科植物凤仙花*Impatiens balsamina* L.的成熟种子。破血，软坚，消积。有小毒。

种子 表面有大量腺毛（图31-1），腺毛头部直径20～60 μm，由5～8个细胞构成，种皮表面有褶皱产生的条纹（图31-2），种皮角质层表面具大量蜡质小颗粒，直径为0.5～1.5 μm（图31-3），表面偶见大型薄壁细胞破裂后露出含草酸钙针晶束，针晶长30～50 μm（图31-4、图31-5）；横切面可观察到内种皮细胞1列，其内侧胚乳细胞2列，排列整齐（图31-6）；子叶中部细胞呈3～4列，细胞排布整齐（图31-7）。

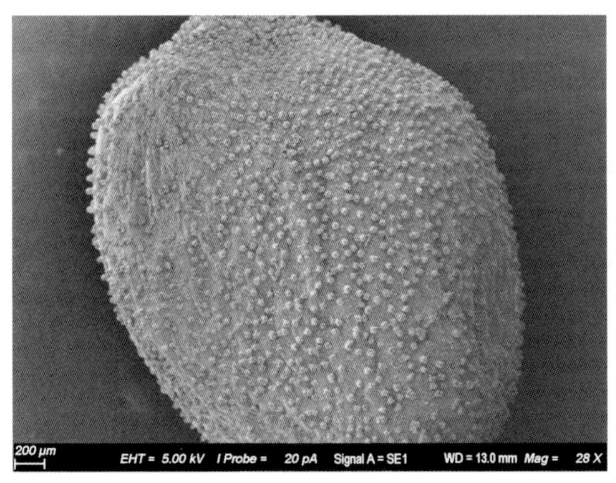

图31-1 种子表面腺毛（×28）

图31-2 种子表面（×300）

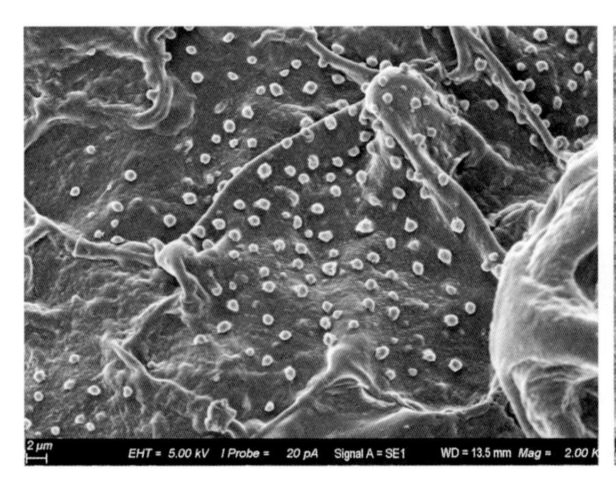

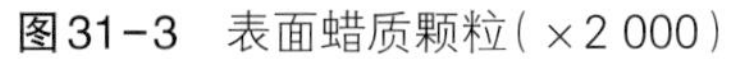

图31-3 表面蜡质颗粒（×2 000）

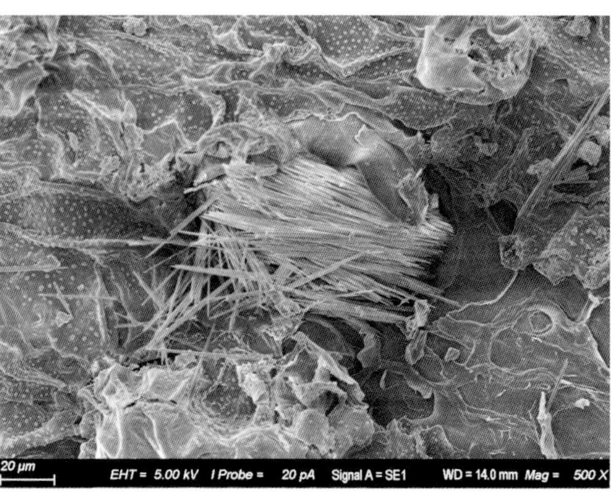

图31-4 草酸钙针晶束（×500）

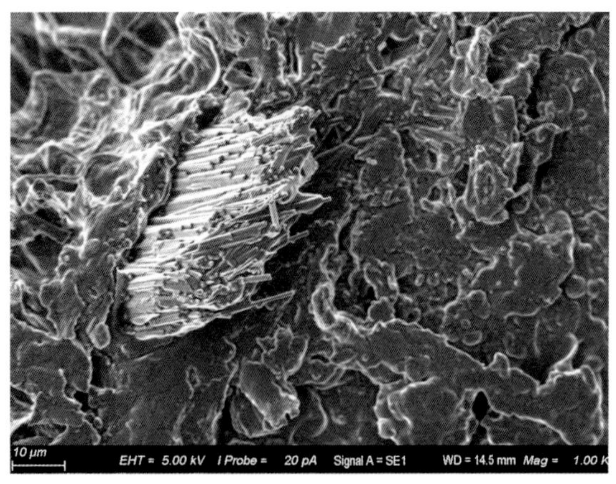

图31-5　草酸钙针晶束（×1 000）

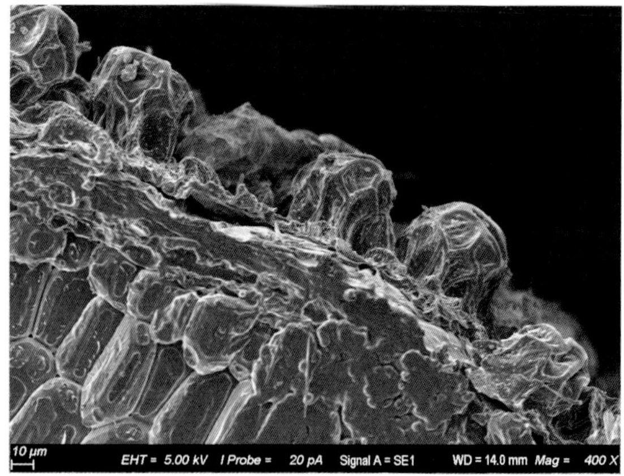

图31-6　胚乳细胞（×400）

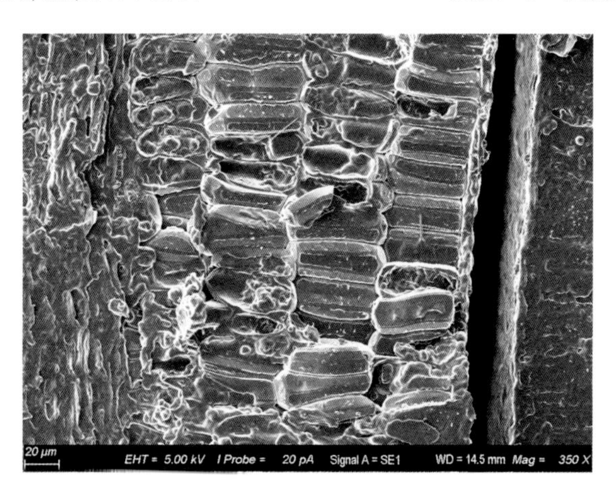

图31-7　子叶中部细胞（×350）

32. 夹竹桃叶 Jiazhutaoye

本品为夹竹桃科植物夹竹桃*Nerium indicum* Mill.的叶。强心利尿，祛痰定喘，镇痛，祛瘀。有大毒。

叶　表面观表皮细胞多角形，排列紧密，垂周壁平直或略弯曲，细胞间隔不清晰（图32-1）。叶下表面被有非腺毛，长65～125 μm，直径8～12 μm，可见多数凹陷的气孔窝（图32-2），呈坛状，开口较小（图32-3），气孔及单细胞非腺毛生于气孔窝内（图32-4）。叶横切面可见叶表皮细胞外壁被厚角质层，上表皮栅栏组织由2层细胞组成，排列较整齐，下表皮的栅栏组织细胞排列不很规则，间隙较大（图32-5）。海绵组织中叶肉细胞散有草酸钙簇晶，直径12～36 μm（图32-6）。主脉维管束双韧型，上表皮、下表皮内侧均有厚角组织（图32-7），维管束外的基本薄壁细胞中可见淀粉粒、草酸钙簇晶、草酸钙方晶和乳汁管分布（图32-8、图32-9）。导管多为螺纹导管，直径15～28 μm（图32-10）。

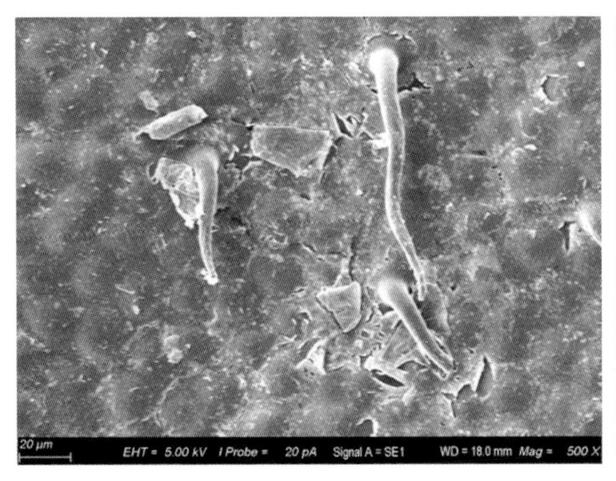

图32-1 表皮非腺毛(×500)

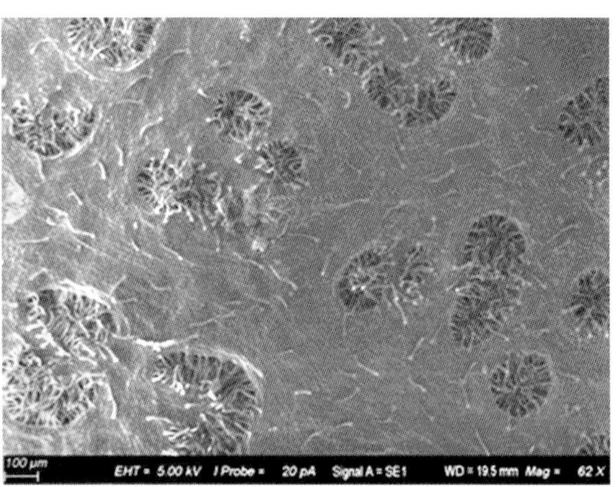

图32-2 叶下表面非腺毛及气孔窝(×62)

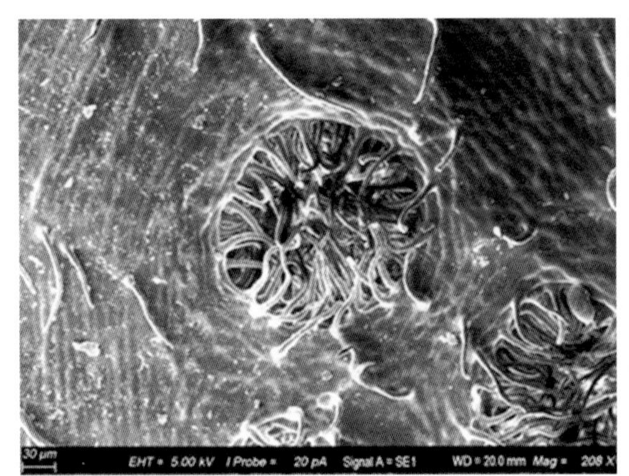

图32-3 气孔窝表面观(×208)

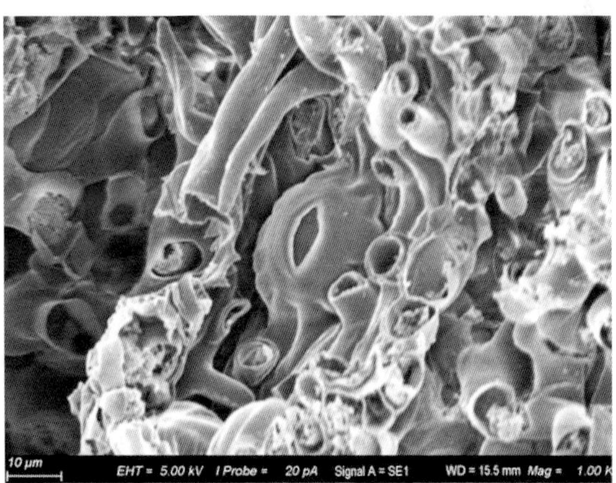

图32-4 气孔窝内的气孔(×1 000)

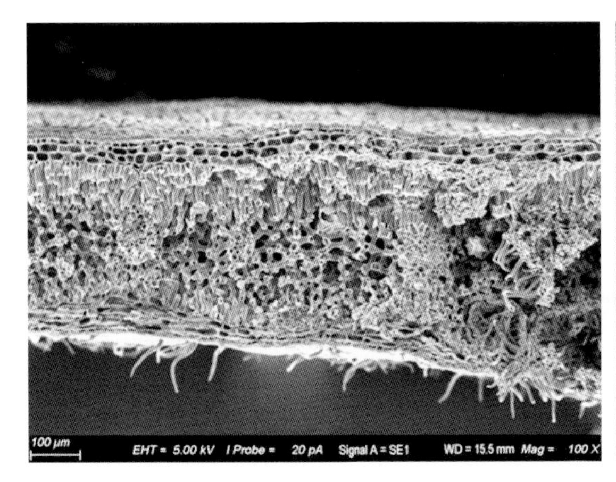

图32-5 叶横切面(×100)

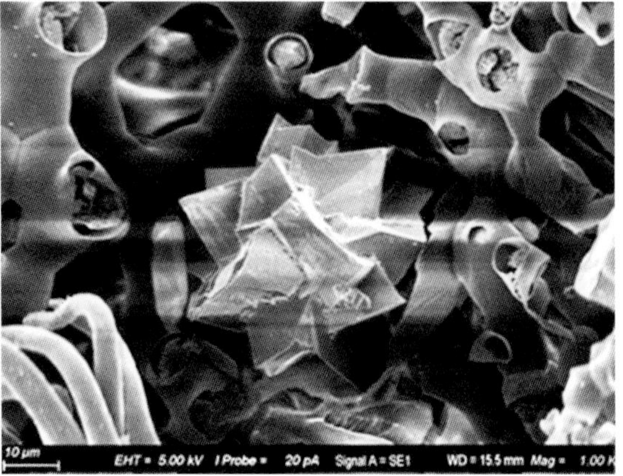

图32-6 叶肉细胞中草酸钙簇晶(×1 000)

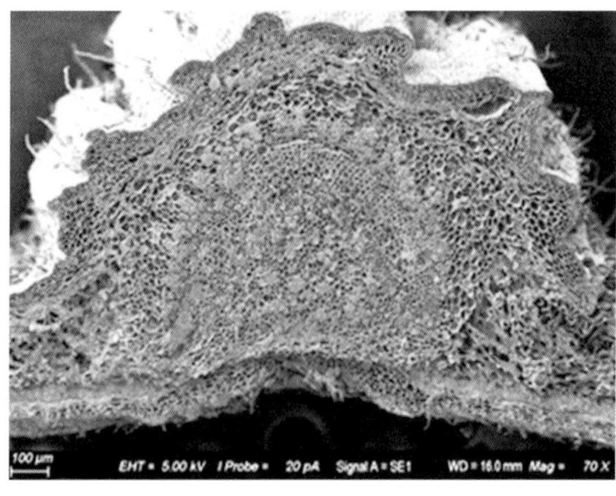

图32-7 叶主脉横切面（×70）

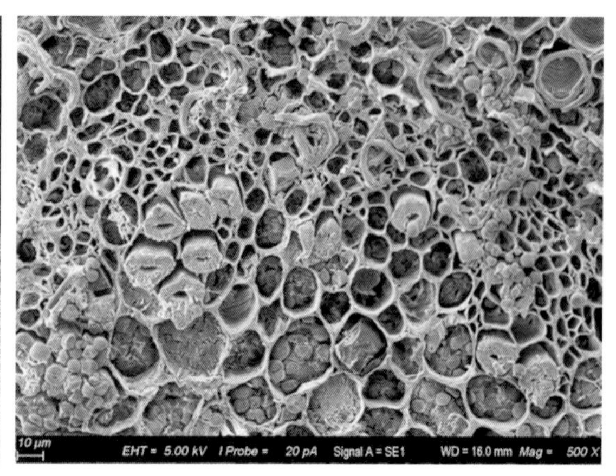

图32-8 薄壁细胞（×500）

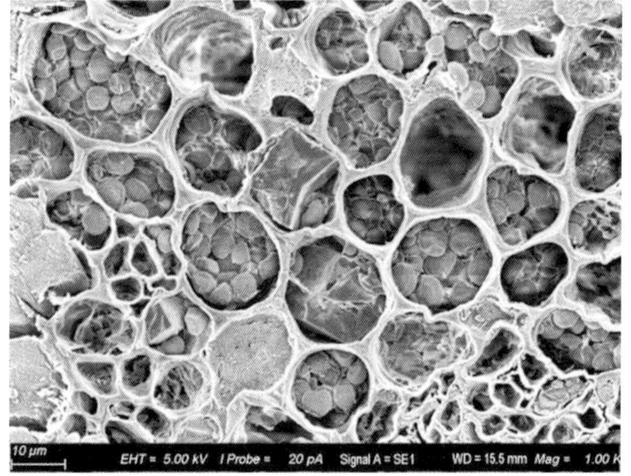

图32-9 基本薄壁细胞中淀粉粒（×1 000）

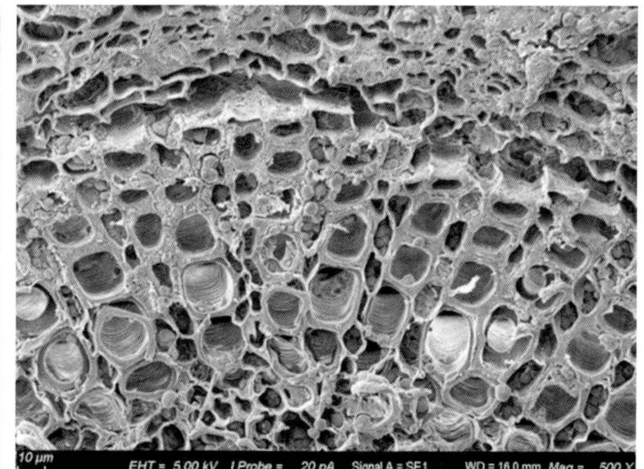

图32-10 叶主脉横切面示导管（×500）

33. 尖尾芋 Jianweiyu

本品为天南星科植物尖尾芋*Alocasia cucullata*（Lour.）Schott.的根茎。清热解毒，消肿镇痛。有大毒。

根茎 横切面最外层为木栓层，皮层明显，约占横切面的四分之一，可见韧皮部与木质部，内皮层和中柱鞘不明显（图33-1）；表皮和皮层细胞数层（图33-2）；皮层、木栓层中均存在明显的草酸钙针晶（图33-3、图33-4）。

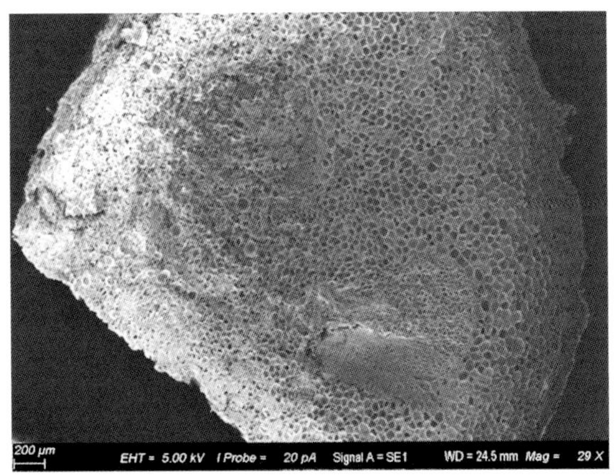

图33-1 根茎横切面(×29)

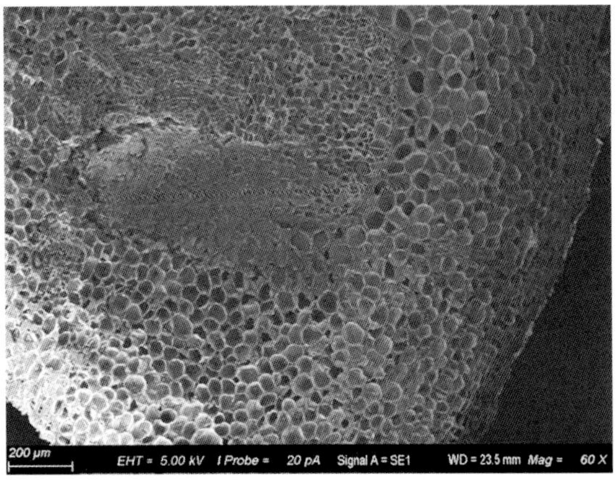

图33-2 根茎横切面(×60)

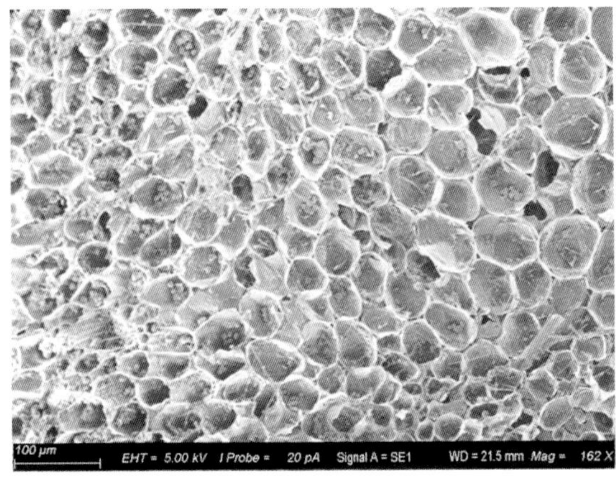

图33-3 根茎横切面示皮层(×162)

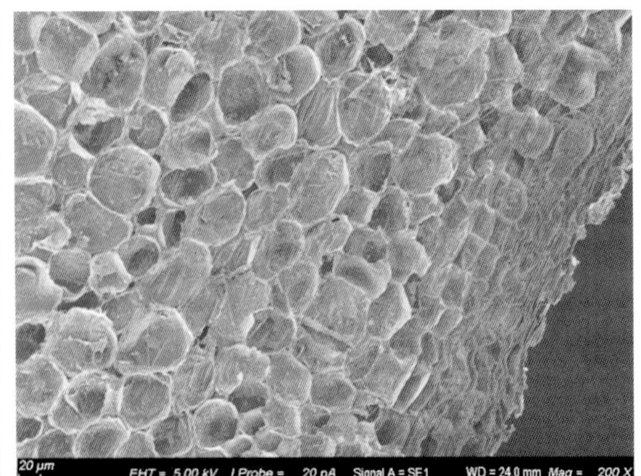

图33-4 根茎横切面示木栓层(×200)

34. 见血封喉 Jianxuefenghou

本品为桑科植物见血封喉 *Antiaris toxicaria* Lesch. 的叶。强心,催吐,泻下,麻醉。有大毒。

叶 横切面可见上、下表皮分别为1层细胞。栅栏组织由2～4层细胞构成,细胞呈圆柱形,排列整齐紧密,细胞与上表皮垂直(图34-1);主脉横切面可见韧皮部细胞大小不一,为外韧型维管束,直径为10～40 μm,木质部有螺纹导管(图34-2)。叶上表面可见较厚蜡质层,非腺毛散布,长150～400 μm,非腺毛表面有疣状突起(图34-3)。叶下表面密布非腺毛;表面气孔均匀分布,保卫细胞呈半月状,气孔为纺锤形,下表面被较厚蜡质层,看不清细胞形态(图34-5)。

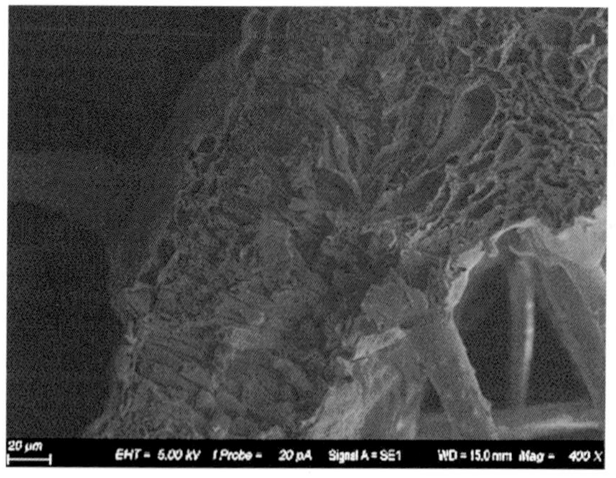

图34-1　叶横切面（×400）

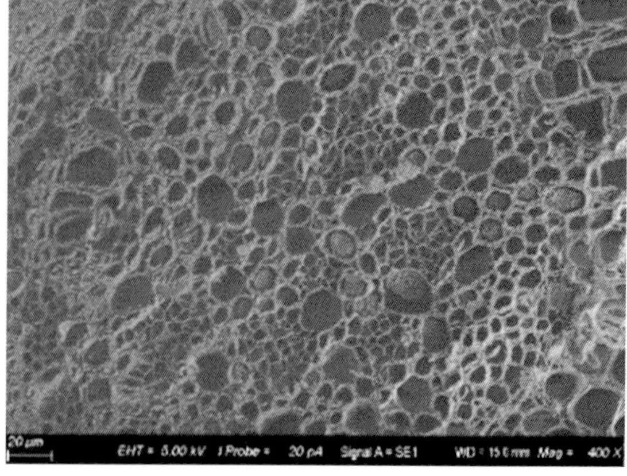

图34-2　叶脉横切面（×400）

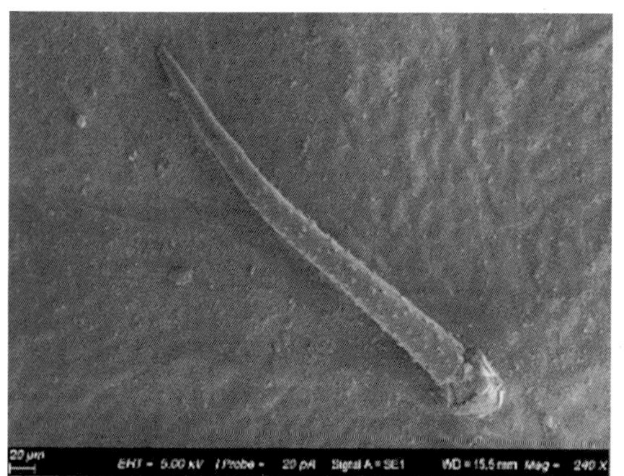

图34-3　叶上表面非腺毛（×240）

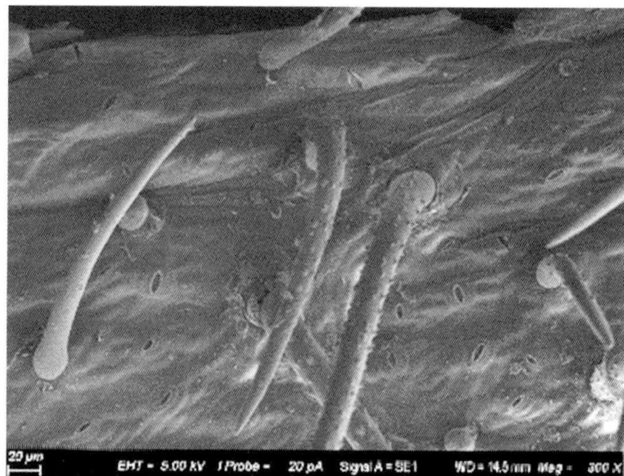

图34-4　叶下表面非腺毛（×300）

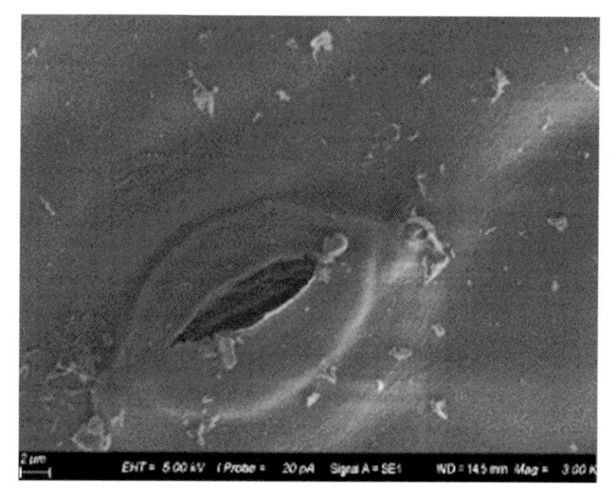

图34-5　气孔（×3 000）

35. 金钱白花蛇 Jinqianbaihuashe

本品为眼镜蛇科动物银环蛇*Bungarus multicinctus* Blyth的幼蛇干燥体。祛风，通络，止痉。有毒。

吻部 吻鳞边缘较光滑，表面呈平行棱状凸起，有的地方呈镶嵌状，相邻细胞间密布小孔（图35-1），三角形吻鳞表面特征与吻表面相似（图35-2）。

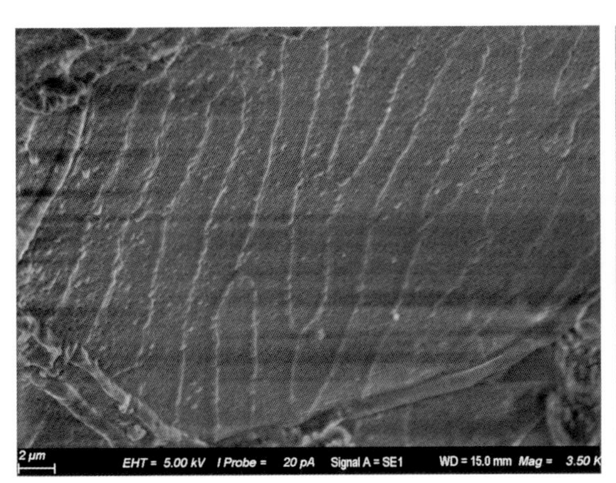

图35-1 吻鳞表面（×3 500）

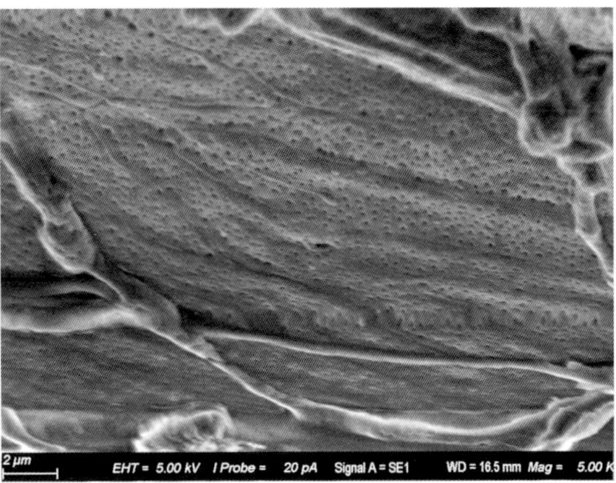

图35-2 吻鳞表面（×5 000）

下颌 两侧近边缘处向上有突起的棱，表面细胞长条状，大小均匀、紧密排列，边缘锯齿状，有的地方齿尖不明显或消失，条纹上密布小孔（图35-3）；下颌中央有一条自吻鳞顶角尖端向后延伸2～3 mm的缝，其表面特征整体与棱表面相似，但其上单侧小齿更加明显（图35-4）。

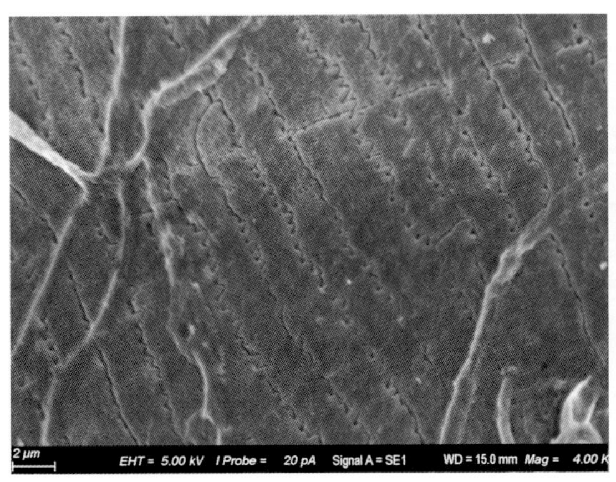

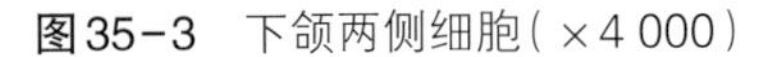

图35-3 下颌两侧细胞（×4 000）

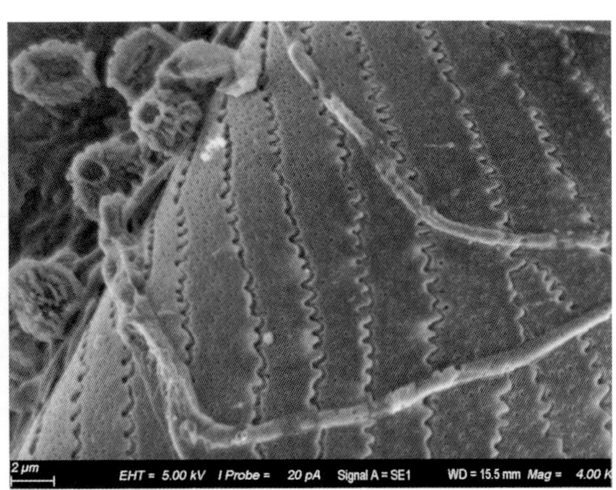

图35-4 下颌中缝表面细胞（×4 000）

背鳞 鳞片整体排列细密，近头端较宽，4 ～ 5 μm，身体中后段宽度比较均匀，整体约 3.5 μm，略窄于近头端。中央背部有一条突起的纵棱，被八角形鳞片，其他部位鳞片呈卵圆形，表面可见细密刺状小齿，长度 1 ～ 3 μm，间隙处可见纵向排列的小孔（图35-5）。

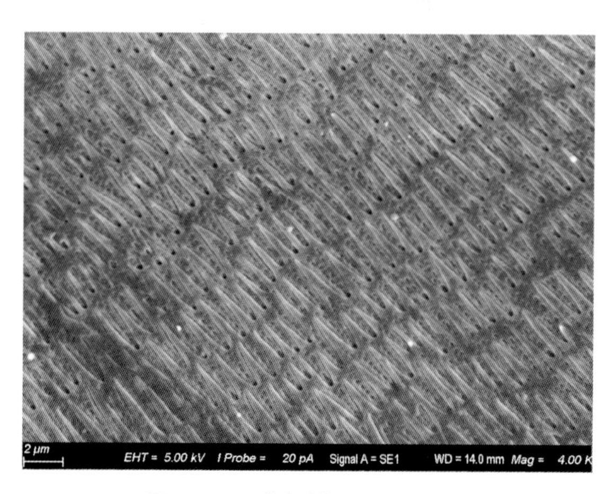

图35-5 背部鳞片（×4 000）

36. 金线草 Jinxiancao

本品为蓼科植物金线草 *Persicaria filiformis*（Thunb.）Nakai. 的全草。凉血止血，清热利湿，散瘀止痛。有小毒。

根 根横切面木质部可见梯纹导管、网纹导管和孔纹导管，直径 5 ～ 25 μm（图36-1）。

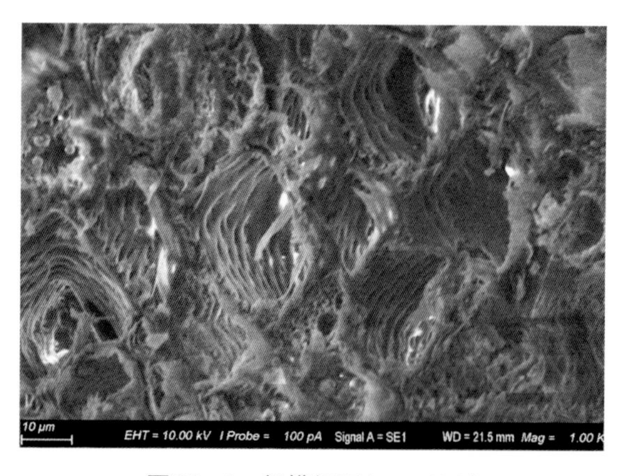

图36-1 根横切面（×1 000）

茎 茎横切观可见维管束呈环状排列，形成层不明显，皮层与维管柱，维管束与髓部形成波浪状交接线（图36-2）；髓部薄壁细胞较大，直径 50 ～ 200 μm，木质部细胞较小，直径 20 ～ 100 μm（图36-3）；导管类型为螺纹导管，内含柱晶（图36-4）。

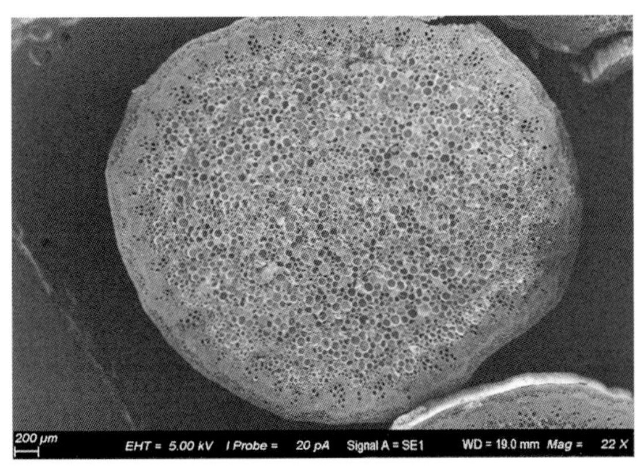

图36-2　茎横切面（×22）

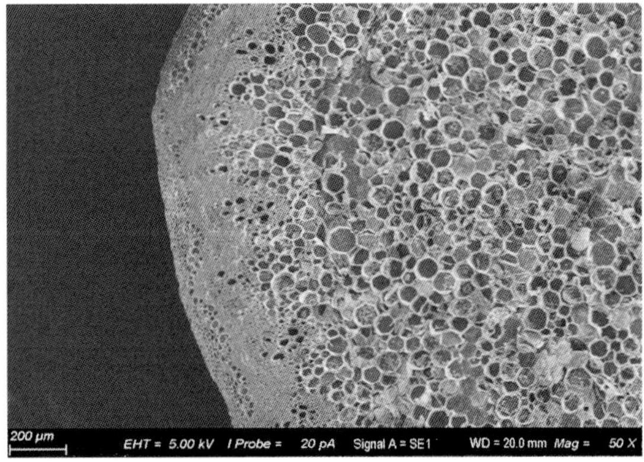

图36-3　茎皮层（×50）

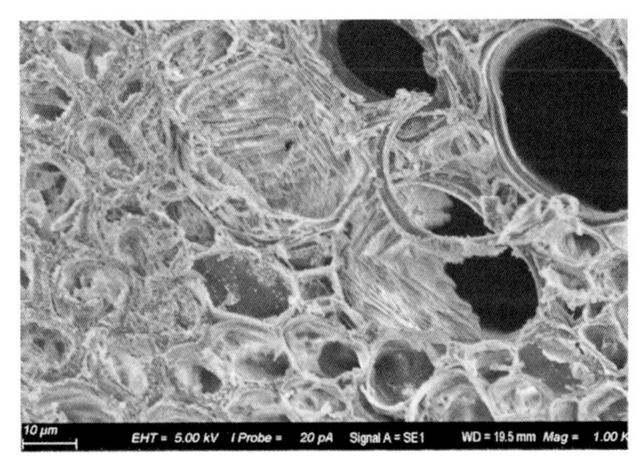

图36-4　导管及柱晶（×1 000）

叶　叶横切面观可见上、下表皮细胞各1列，叶肉栅栏细胞2～3列，海绵组织细胞多列，主脉中维管组织环列（图36-5）；导管类型为螺纹导管（图36-6）。叶上表皮观察可见细胞排列紧密，顶面观呈不规则形，可见非腺毛，长度不等，100～200 μm（图36-7）。叶片下表皮观察可见中脉处具多数单细胞非腺毛，长度150～300 μm（图36-8）；细胞排列紧密，顶面观呈不规则形（图36-9）；气孔不定式（图36-10），方晶散在（图36-11）。

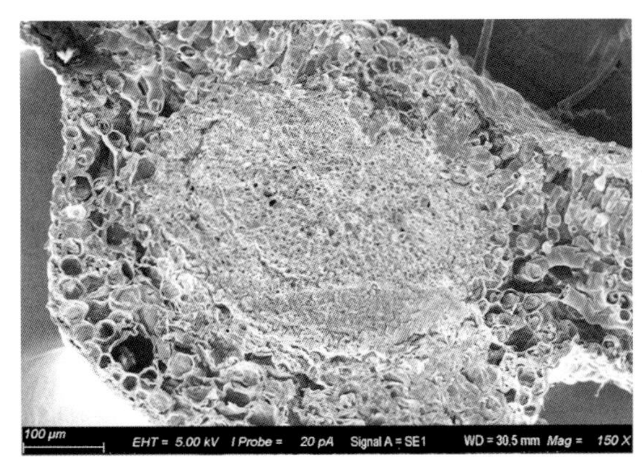

图36-5　叶横切面（×150）

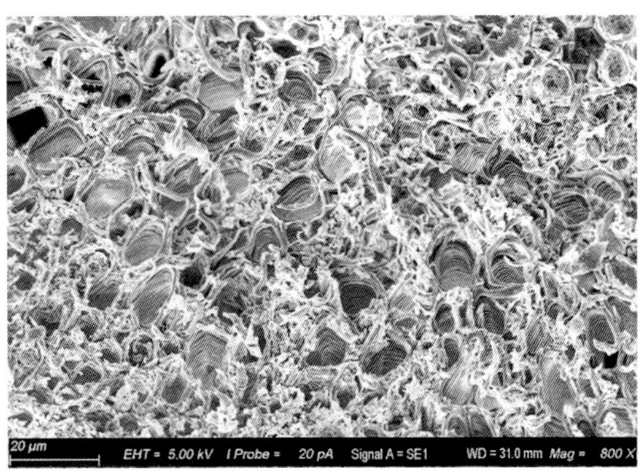

图36-6　螺纹导管（×800）

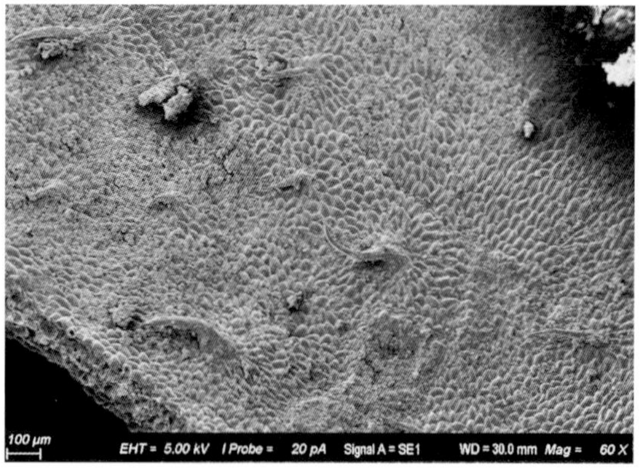

图36-7 叶上表皮（×60）

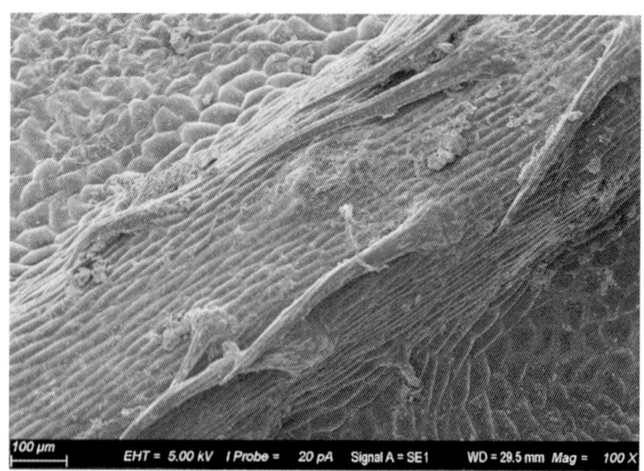

图36-8 非腺毛（×100）

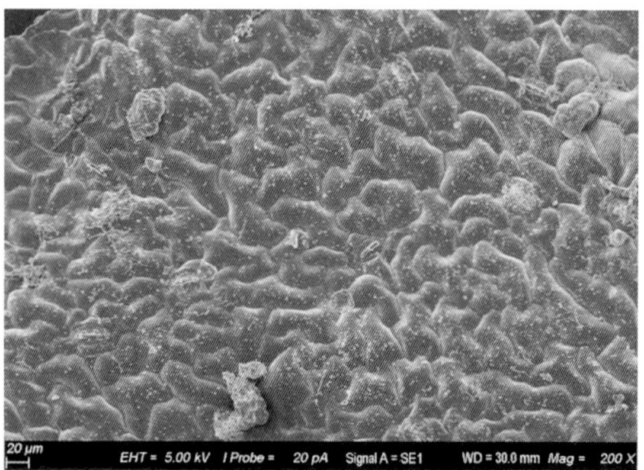

图36-9 叶下表皮（×200）

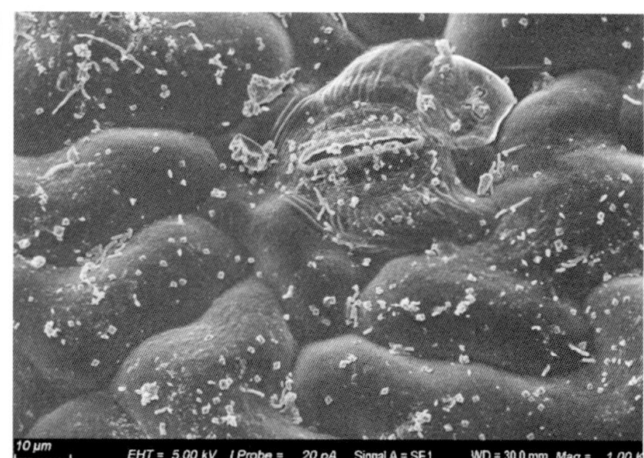

图36-10 气孔（×1 000）

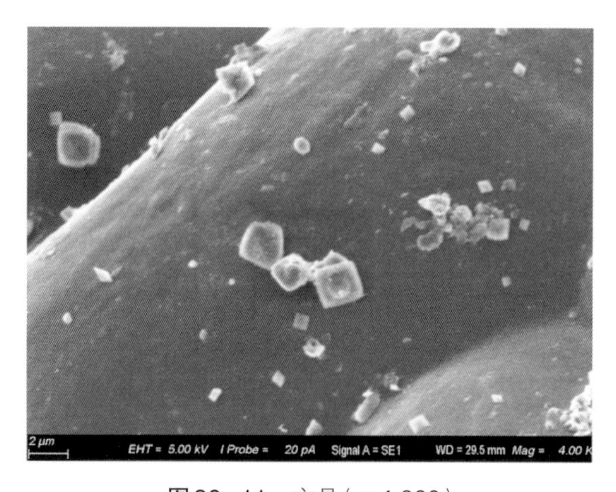

图36-11 方晶（×4 000）

37. 金叶子 Jinyezi

本品为杜鹃花科植物云南金叶子*Craibiodendron yunnanense* W. W. Smith的叶。祛风活血,通络止痛。有大毒。

叶 横切面观上表皮内侧可见叶肉栅栏细胞2～3列(图37-1)。叶上表面观察可见上表皮散有非腺毛,非腺毛下陷,弯曲(图37-2)。非腺毛长30～40 μm(图37-3)。圆形气孔多见,密集(图37-4)。

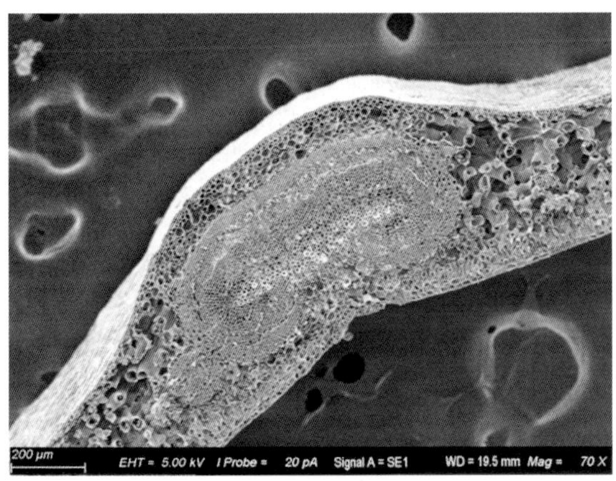

图37-1 叶横切面(×70)

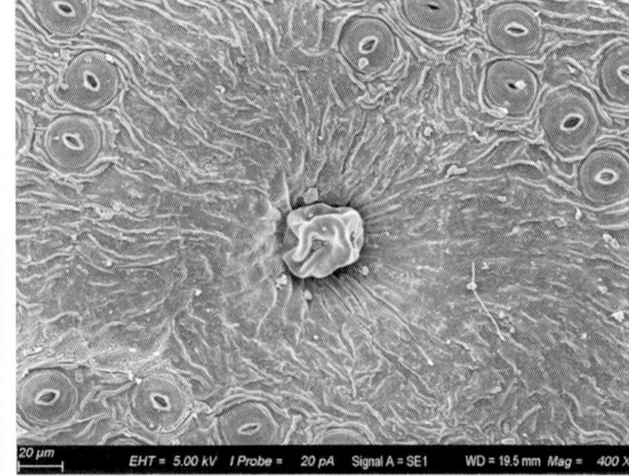

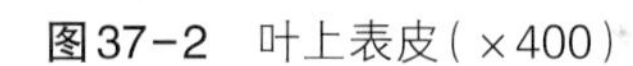

图37-2 叶上表皮(×400)

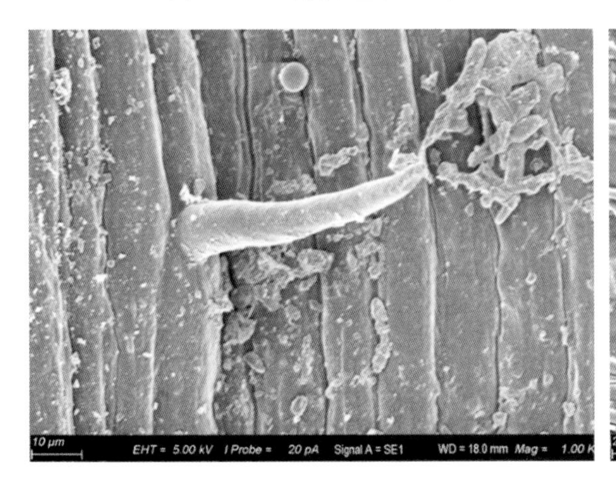

图37-3 叶表面非腺毛(×1 000)

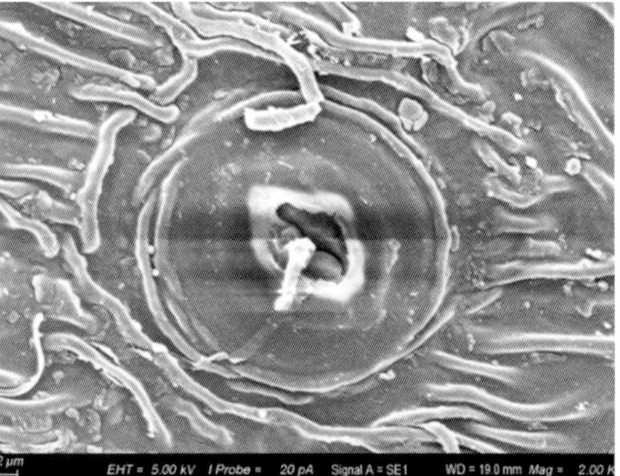

图37-4 叶上表皮示气孔(×1 500)

38. 京大戟 Jingdaji

本品为大戟科植物大戟*Euphorbia pekinensis* Rupr.的根。泻水逐饮，消肿散结。有毒。

根　横切面可见维管射线明显，放射状排列（图38-1）；木栓层和皮层细胞排列疏松（图38-2）；中央有髓，较小（图38-3），韧皮部存在乳汁管（图38-4）；淀粉粒较多（图38-5）；导管为网纹导管（图38-6）。

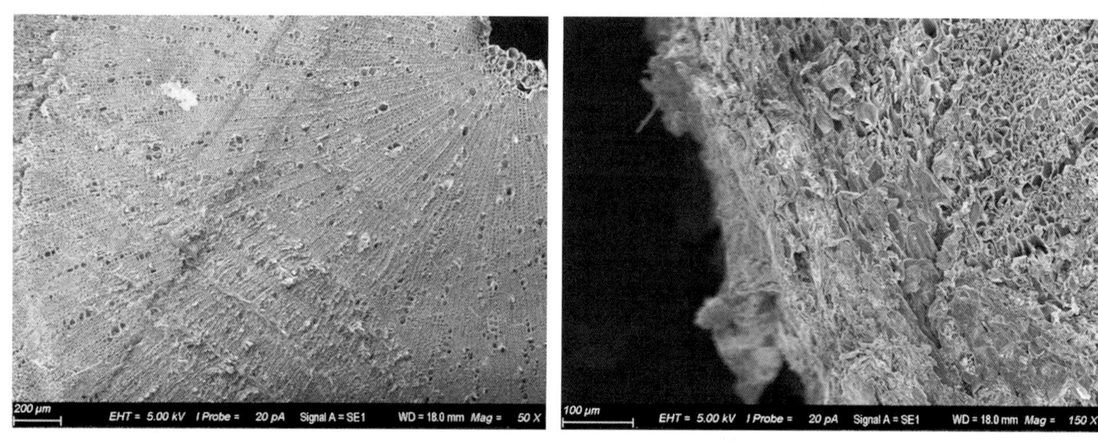

图38-1　根横切面（×50）

图38-2　根横切面（×150）

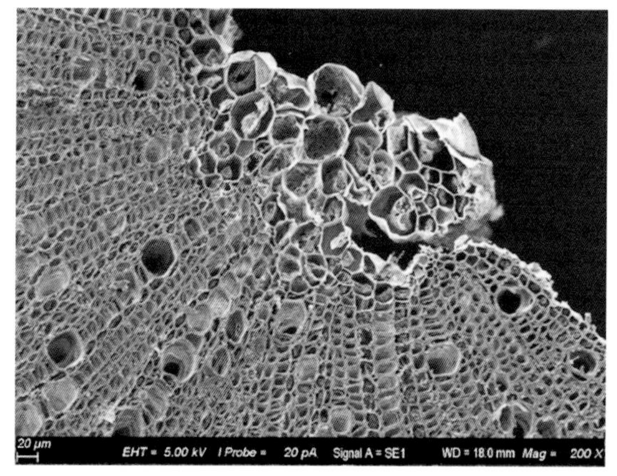

图38-3　根横切面（×200）

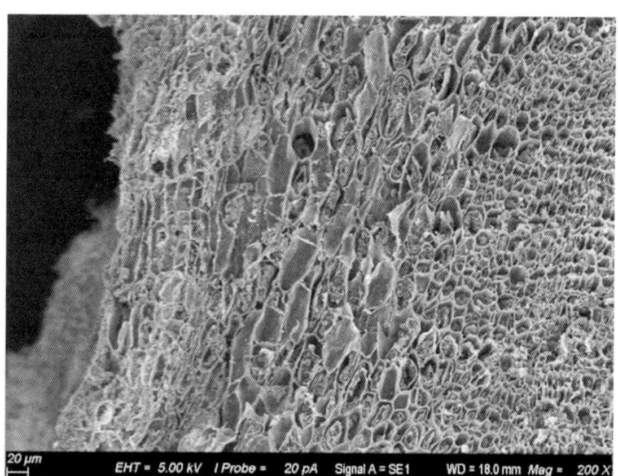

图38-4　乳汁管（×200）

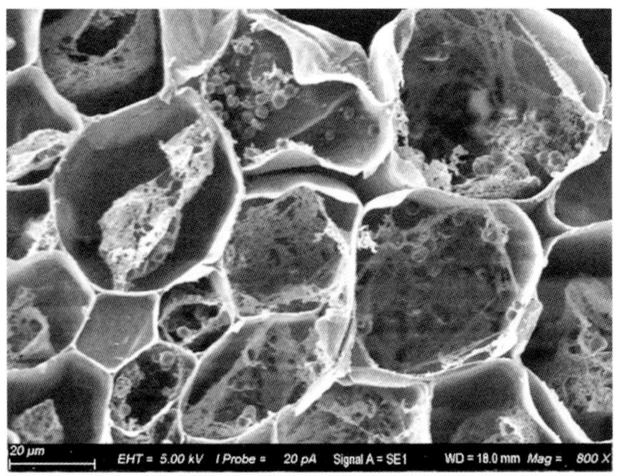

图38-5 淀粉粒（×800）

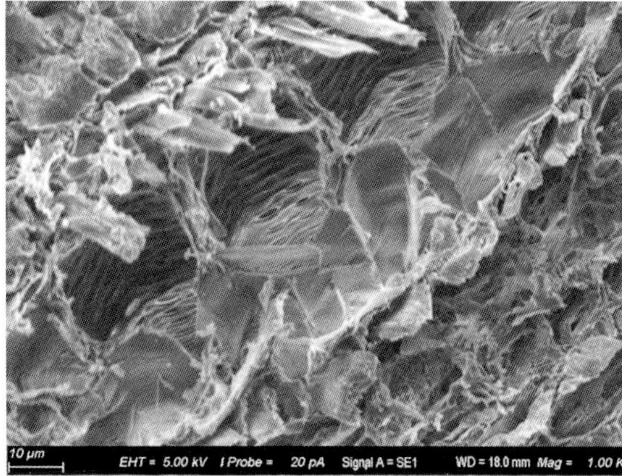

图38-6 网纹导管（×1 000）

K

39. 苦楝皮 Kulianpi

本品为楝科植物楝 *Melia azedarach* L. 的茎皮及根皮。杀虫，疗癣。有毒。

茎皮　表面覆盖着一层角质层（图39-1）；横切面观察到韧皮纤维束分层排列，韧皮射线弯曲，辐射状排列（图39-2）。

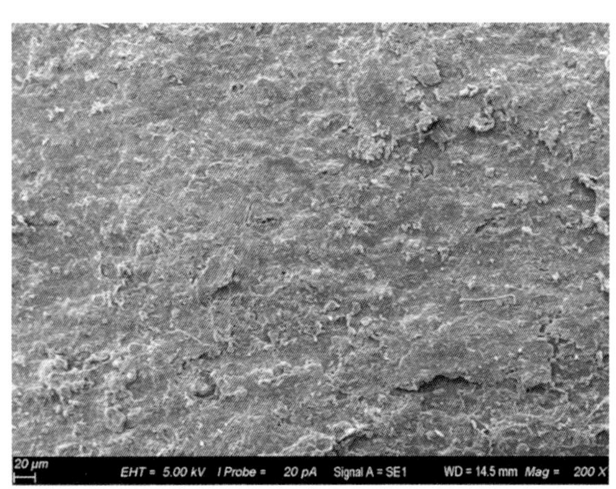

图39-1　茎皮表面（×200）

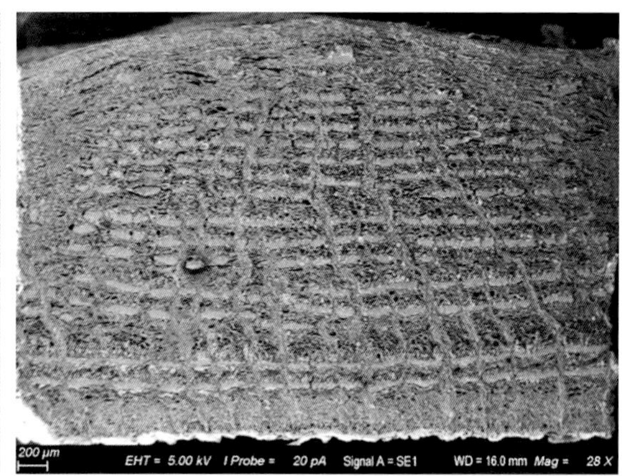

图39-2　茎皮横切面（×28）

根皮　木栓层由多层扁平的细胞构成（图39-3）；在草酸钙簇晶广泛存在于韧皮部晶鞘纤维之外的一些薄壁细胞中（图39-4），大小为10～20 μm，在皮层中零星分布单个石细胞或石细胞群（图39-5）；韧皮纤维成束存在（图39-6），周围薄壁细胞中含有方晶，大小为10～30 μm（图39-7）。韧皮薄壁细胞中有淀粉粒，直径为2～8 μm，纵切可见筛管的筛域（图39-8）。晶鞘纤维束的两侧可见大量的草酸钙方晶（图39-9），晶鞘纤维束之间的薄壁细胞长方形或方形，韧皮射线贯穿其中（图39-10）。

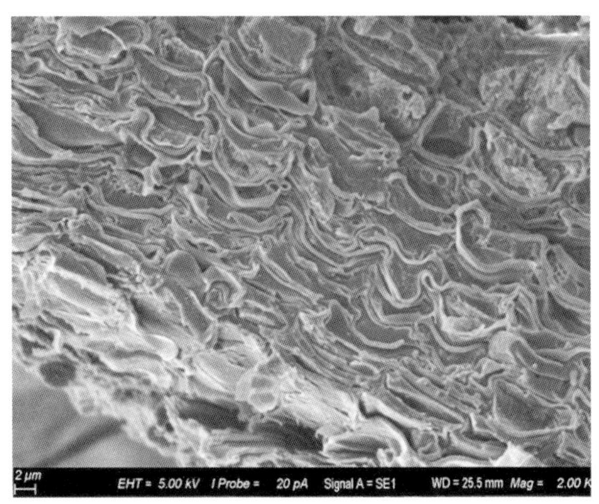

图39-3　木栓层（×2 000）

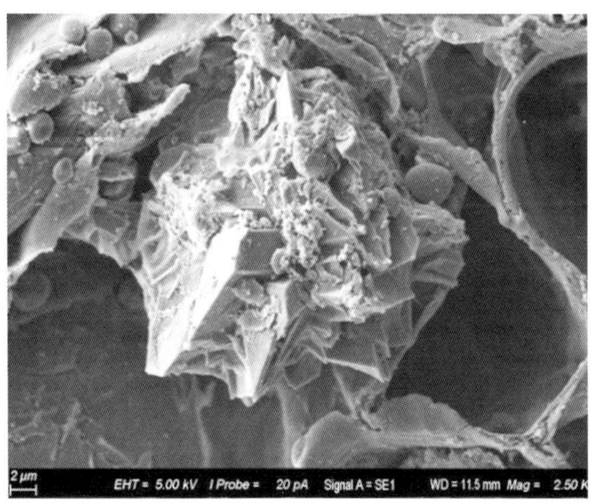

图39-4　簇晶（×2 500）

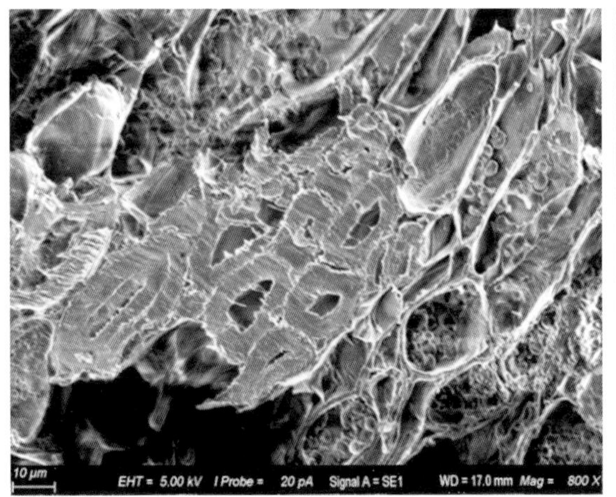

图39-5　石细胞（×800）

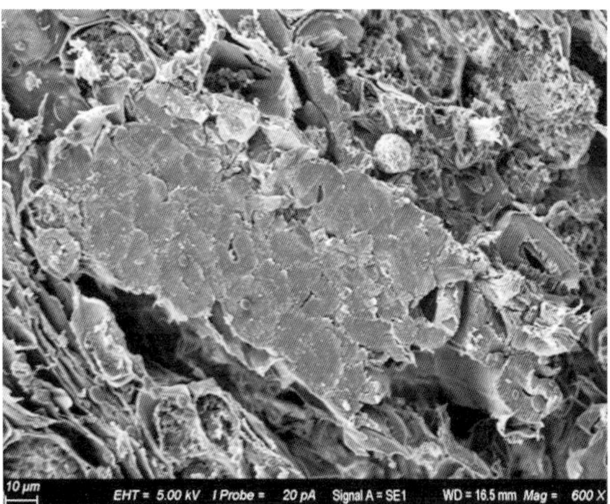

图39-6　纤维束横切面（×600）

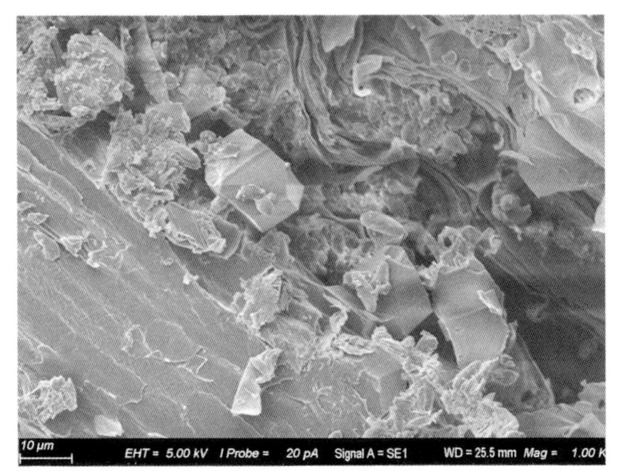

图39-7　薄壁细胞中草酸钙方晶（×1 000）

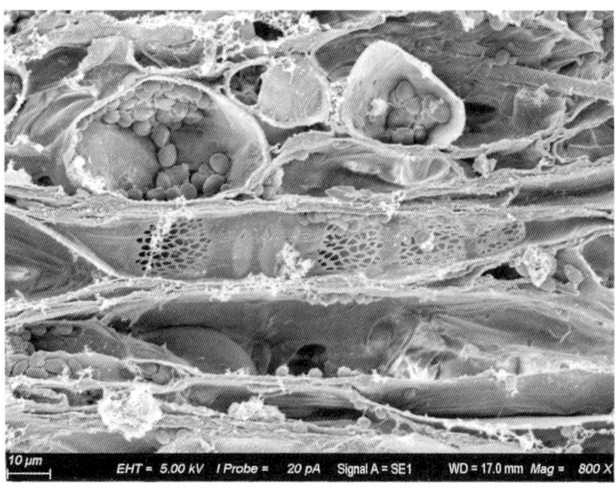

图39-8　淀粉粒和筛管（×800）

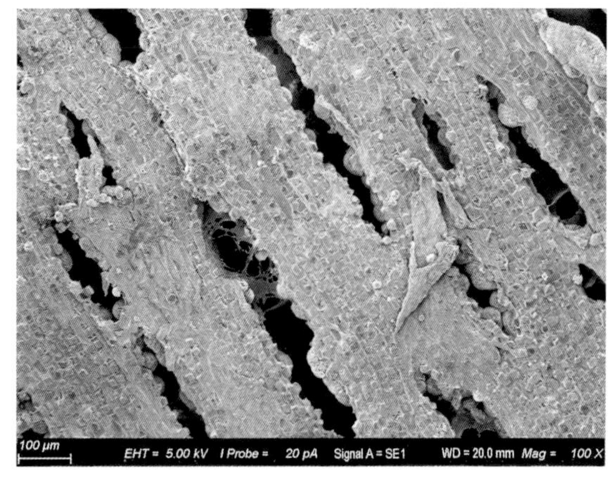

图39-9 纵切面晶鞘纤维（×100）

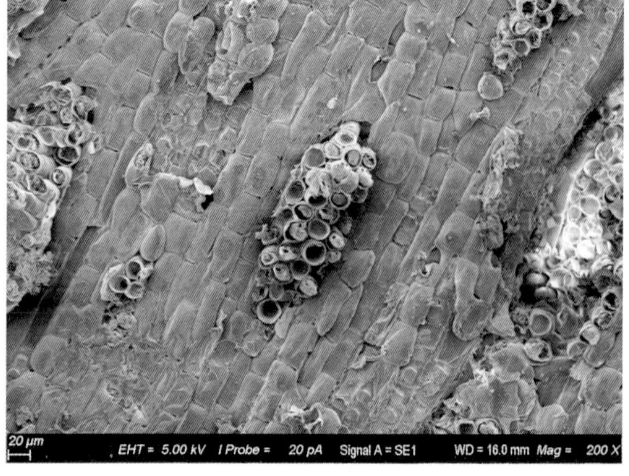

图39-10 纵切面射线细胞（×200）

40. 苦檀子 Kutanzi

本品为豆科植物厚果崖豆藤 *Millettia pachycarpa* Benth.的种子。攻毒止痛，消积杀虫。有毒。

种子 子叶薄壁细胞中可见单粒淀粉粒，呈类圆形或多角形，直径10～30 μm（图40-1）。细胞内存在草酸钙柱晶，长30～40 μm，宽15～20 μm（图40-2）。子叶中可见螺纹导管聚集成束状，直径在15～20 μm（图40-3）。表面观子叶因脱水呈皱缩状（图40-4）。

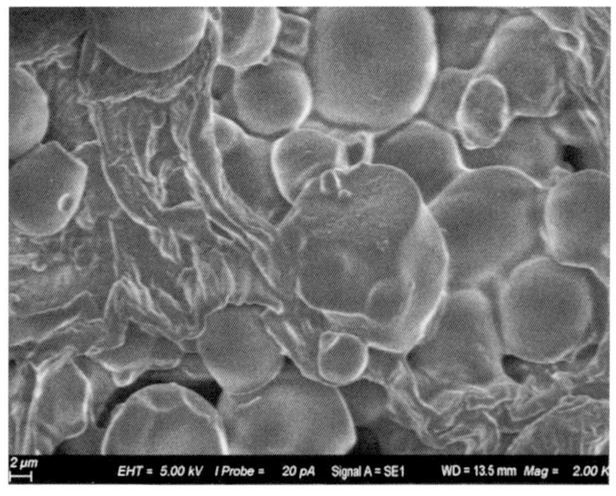

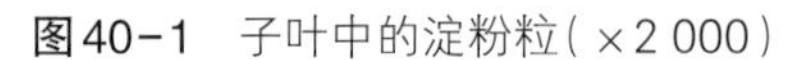
图40-1 子叶中的淀粉粒（×2 000）

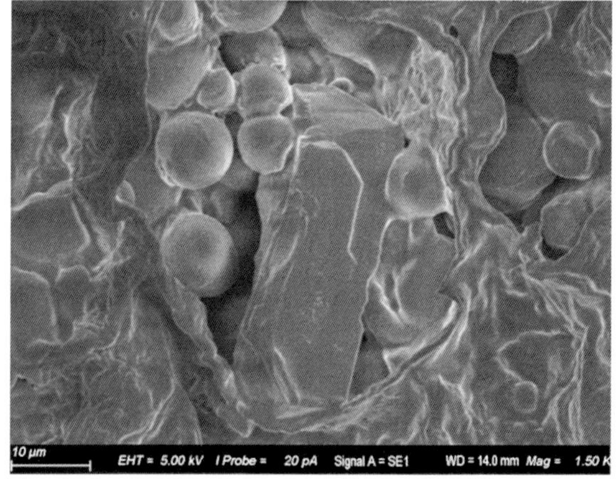

图40-2 子叶中的草酸钙柱晶（×1 500）

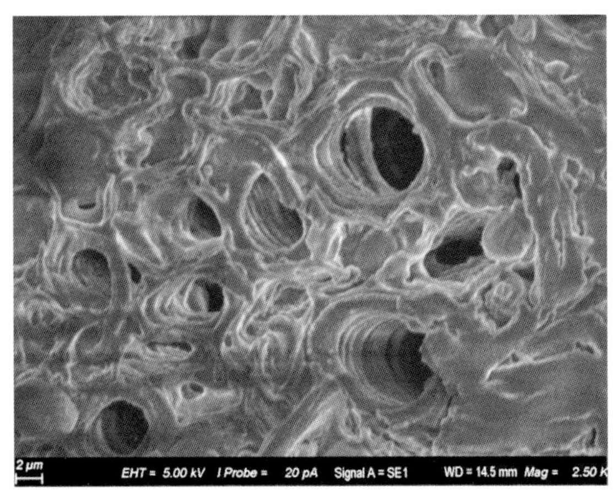

图40-3 子叶中的螺纹导管(×2 500)

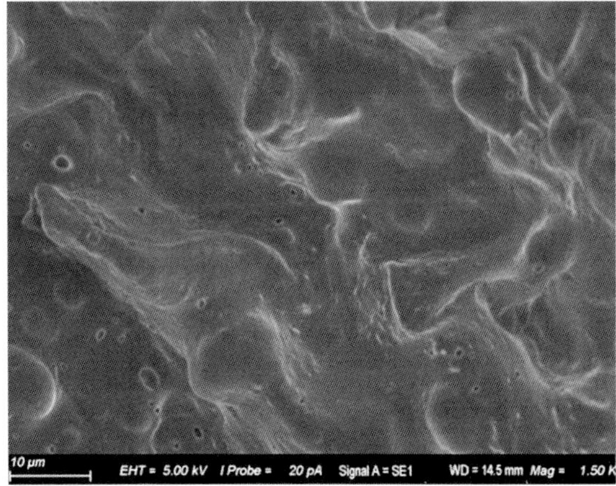

图40-4 子叶表面观(×1 500)

41. 苦杏仁 Kuxingren

本品为蔷薇科植物杏 *Prunus armeniaca* L. 的成熟种子。降气止咳平喘,润肠通便。有小毒。

种子 种皮外表面可见近圆形的石细胞向外凸出,细胞直径在25～60 μm之间,表面草酸钙方晶散在或聚集成簇晶(图41-1)。草酸钙方晶最大直径在15～20 μm之间(图41-2)。种皮内表面较为平整,细胞直径在25～130 μm之间,局部附着大小不等的颗粒(图41-3)。横切面可见数列颓废皱缩的薄壁细胞,为外胚乳(图41-4)。子叶横切面可见螺纹导管束状分布,直径在8～10 μm(图41-5)。子叶薄壁细胞中淀粉粒类圆形,直径在8～10 μm(图41-6)。子叶薄壁细胞中存在较多的油滴(图41-7)。子叶纵切面可见数列螺纹导管(图41-8)。

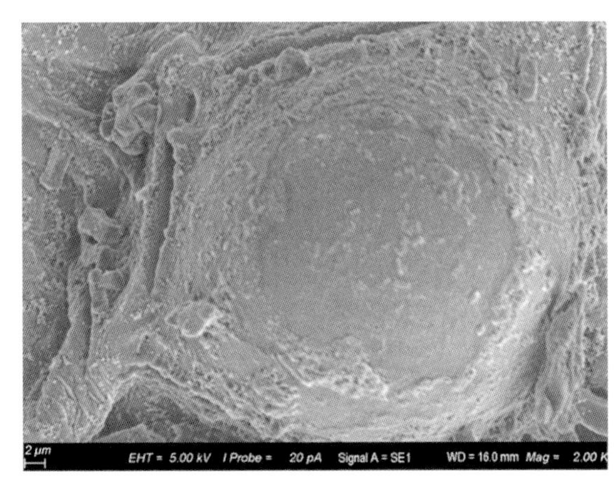

图41-1 种皮外表面细胞表面观(草酸钙方晶)(×2 000)

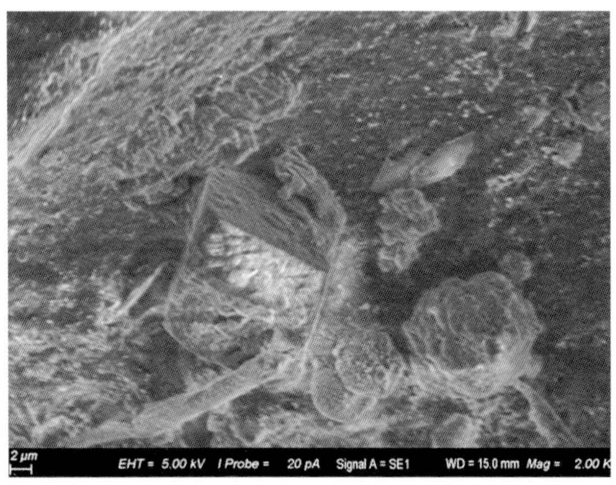

图41-2 大的草酸钙方晶(×2 000)

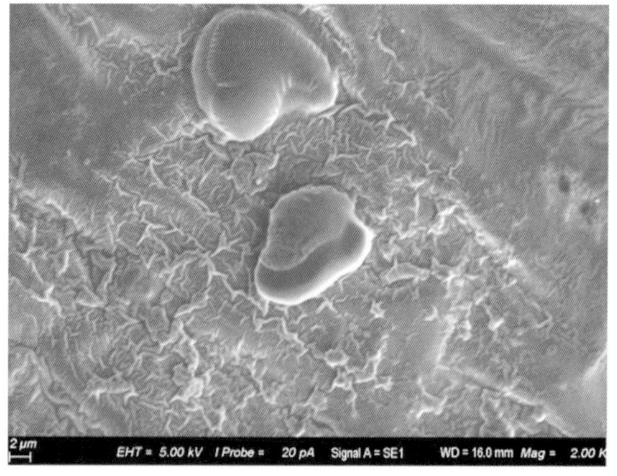

图41-3 种皮内表面的颗粒(×2 000)

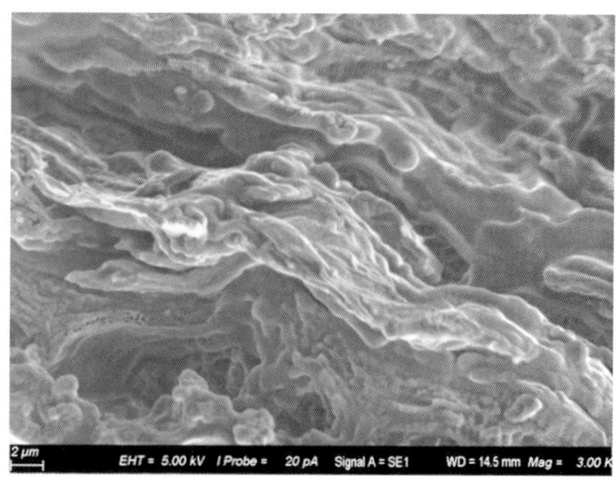

图41-4 外胚乳(×3 000)

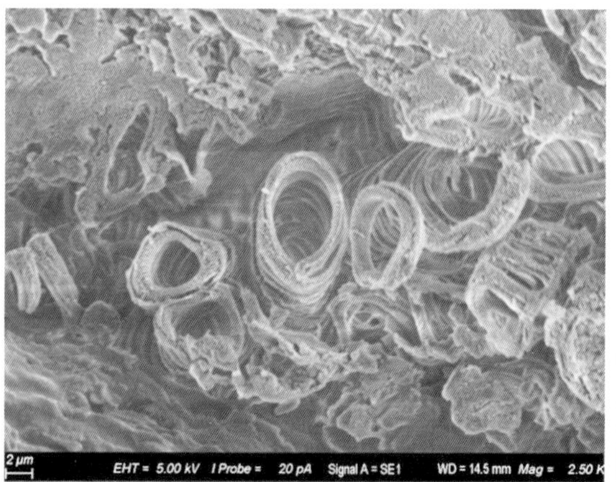

图41-5 子叶横切面螺纹导管(×2 500)

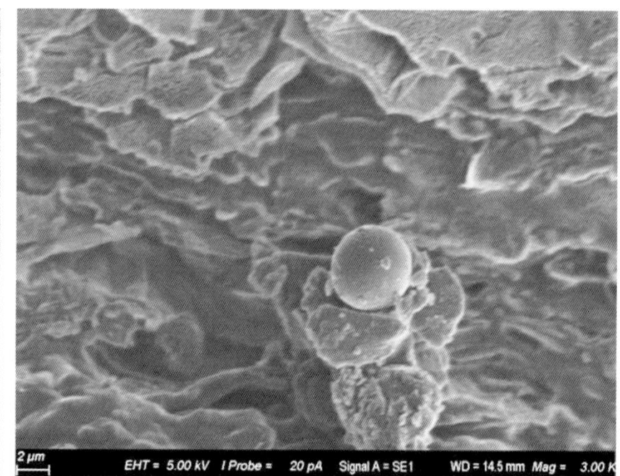

图41-6 子叶横切面淀粉粒(×3 000)

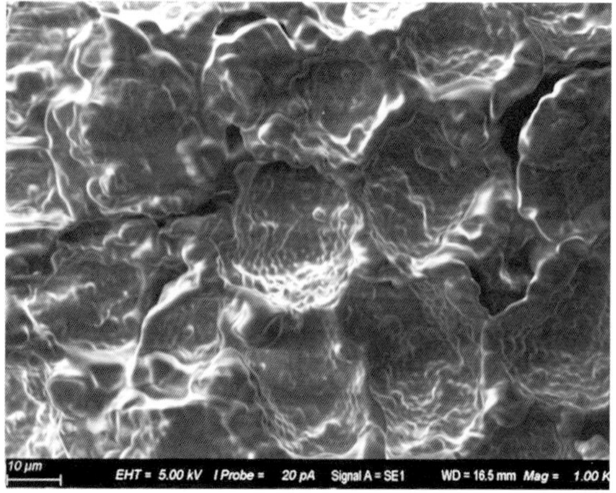

图41-7 子叶横切面油细胞(×1 000)

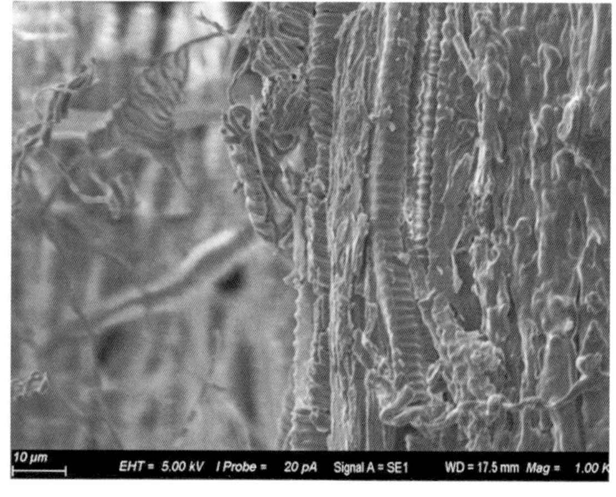

图41-8 子叶横切面螺纹导管(×1 000)

42. 宽叶金粟兰 Kuanyejinsulan

本品为金粟兰科植物宽叶金粟兰 *Chloranthus henryi* Hemsl. 的根。祛风除湿，舒筋活血，消肿止痛，解毒杀虫。有毒。

根 横切面观可见由外到内的结构依次为木栓层、皮层、韧皮部、形成层、木质部和髓部（图42-1）；木质部导管为网纹导管，直径20～80 μm（图42-2）；韧皮部筛管群明显，成束存在（图42-3）。根纵切面观可见木栓层细胞呈扁平状，排列紧密平整，皮层有几层不规则细胞，细胞排列不整齐（图42-4）。

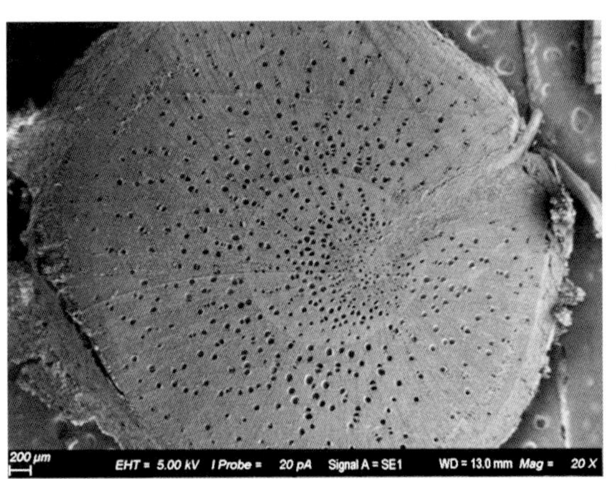

图42-1 根横切面（×20）

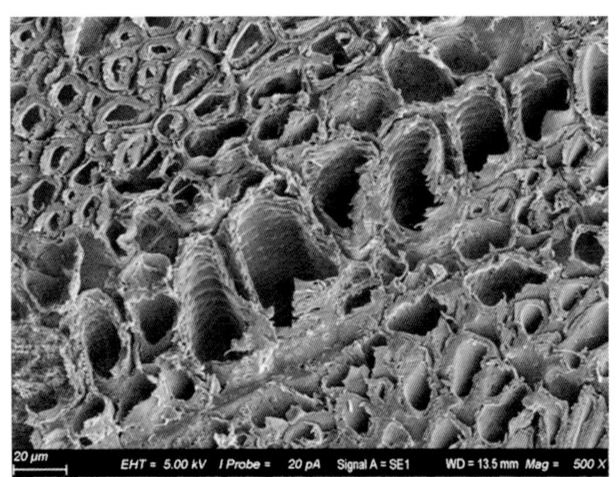

图42-2 根横切面示导管（×500）

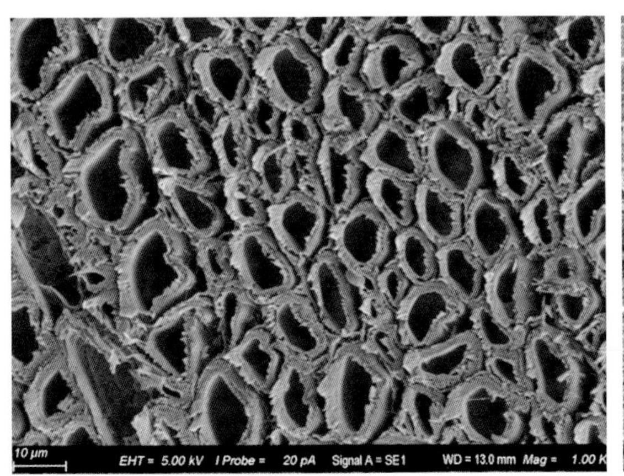

图42-3 根横切面（×1 000）

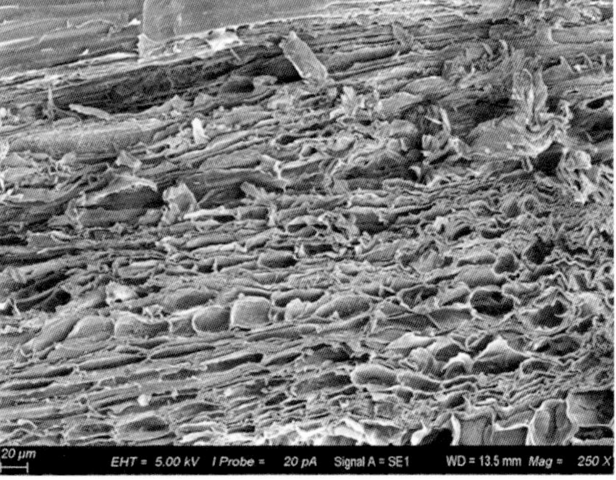

图42-4 根纵切面（×250）

43. 昆明山海棠 Kunmingshanhaitang

本品为卫矛科植物昆明山海棠*Tripterygium hypoglaucum*(Levl.)Hutch.的根。祛风除湿，活血止痛，续筋接骨。有大毒。

根 木栓细胞表面观呈多角形，垂周壁平直，细胞界限不清晰（图43-1）。横切面木栓层由15～35列类长方形细胞组成（图43-2）。皮层狭窄，韧皮部宽广，有石细胞散在，韧皮纤维壁极厚，韧皮射线略呈漏斗状，弯曲而不整齐，形成层排列成环。木质部导管呈类圆形，常单个或2～4个径向稀疏排列，木射线1～7列，有的木薄壁细胞及木射线具纹孔，薄壁细胞中含有大量淀粉粒（图43-3），亦含草酸钙方晶（图43-4）。导管为网纹导管（图43-5）。

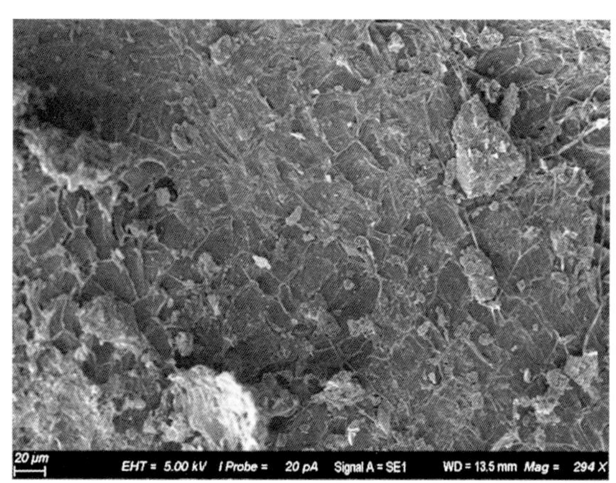

图43-1 木栓细胞表面观（×294）

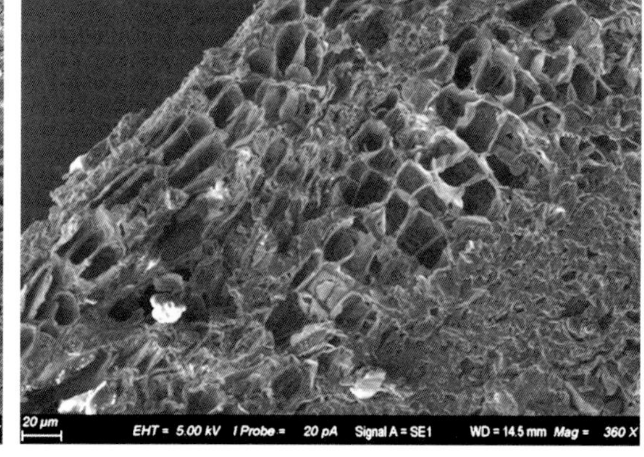

图43-2 木栓层细胞横切面观（×360）

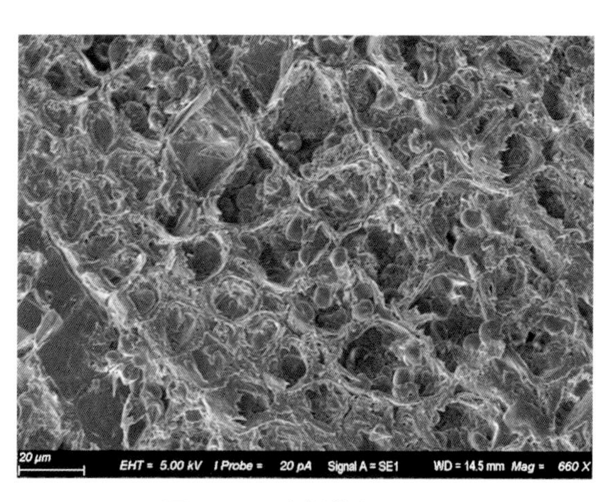

图43-3 淀粉粒（×660）

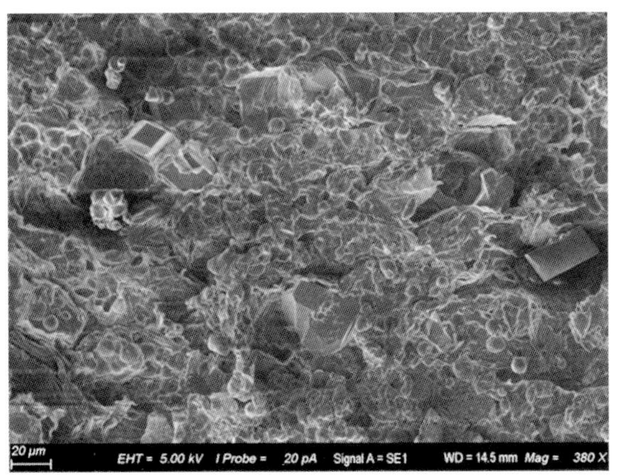

图43-4　草酸钙方晶或柱晶（×380）

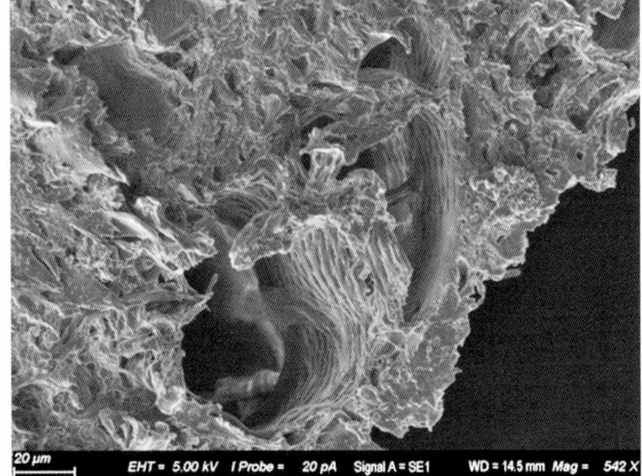

图43-5　网纹导管（×542）

L

44. 狼毒 Langdu

本品为大戟科植物月腺大戟 *Euphorbia ehracteolata* Hayata的根。逐水散结，破积杀虫。有毒。

根 木栓层表面观细胞呈狭长，长70～120 μm，宽约25 μm，平周壁表面较平坦，呈镶嵌状排列，垂周壁明显（图44-1）。根横切面木栓细胞10～30层，在径向方向上成列整齐排列；皮层薄壁细胞呈类长方形，切向延长整齐排列近10层（图44-2）；韧皮部中可见筛管群，韧皮射线宽十数列至数十列细胞；形成层成环状；木质部占整个根的大部分（图44-3），维管束中导管为网纹导管，单个散在或2～4个成群，薄壁组织较发达，导管附近可见乳汁管，木质部薄壁细胞中可见到淀粉粒，多为单粒，直径6～18 μm（图44-4）。

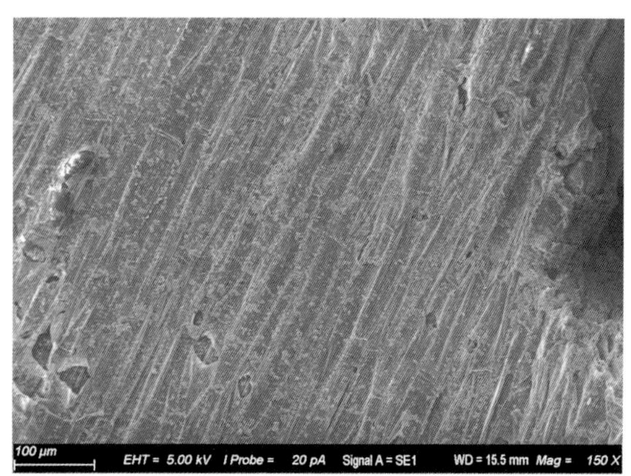

图44-1 木栓层表面观（×150）

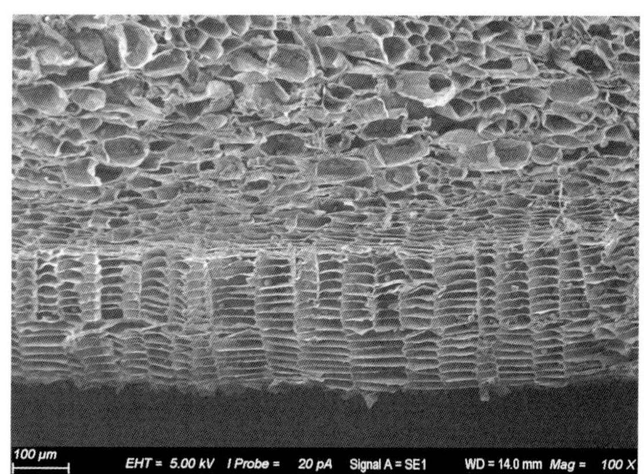

图44-2 横切面示木栓层及皮层（×100）

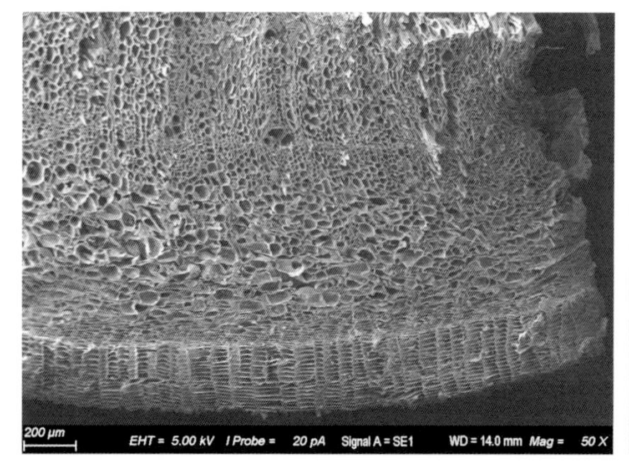

图44-3 根横切面（×50）

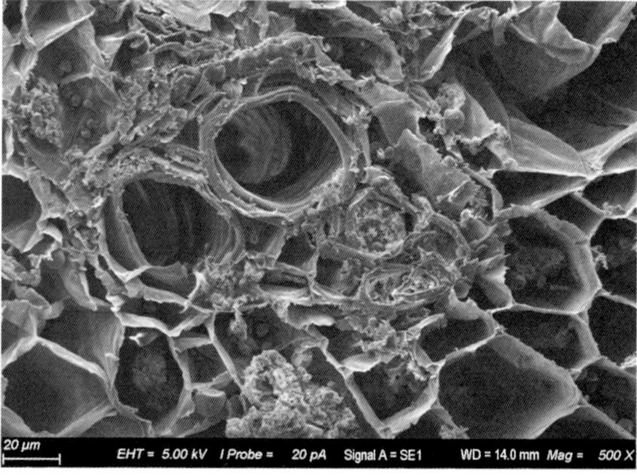

图44-4 横切面示木质部导管及乳汁管（×500）

45. 莨菪子 Langdangzi

本品为茄科植物莨菪*Hyoscyamus niger* L.的成熟种子。解痉止痛,平喘,安神。有大毒。

种子　呈类扁肾形或扁卵形,表皮细胞皱缩凹陷形成细密网纹(图45-1),表皮细胞中央凹陷,细胞壁波状弯曲,细胞直径80～150 μm(图45-2),细胞表面有细小的蜡质颗粒(图45-3)。横切面可见胚乳和种皮(图45-4、图45-5)。

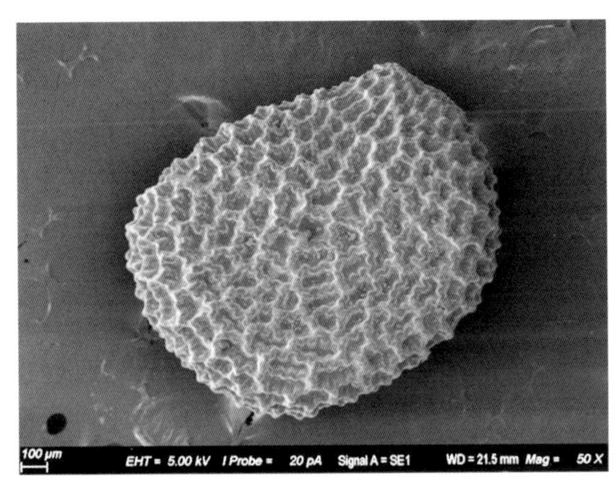

图45-1　种子表面(×50)

图45-2　外表面(×200)

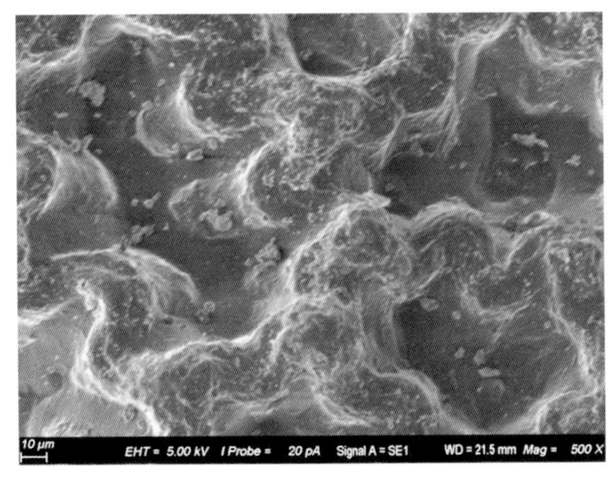

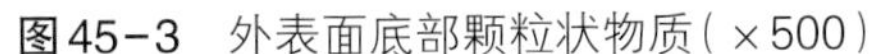

图45-3　外表面底部颗粒状物质(×500)

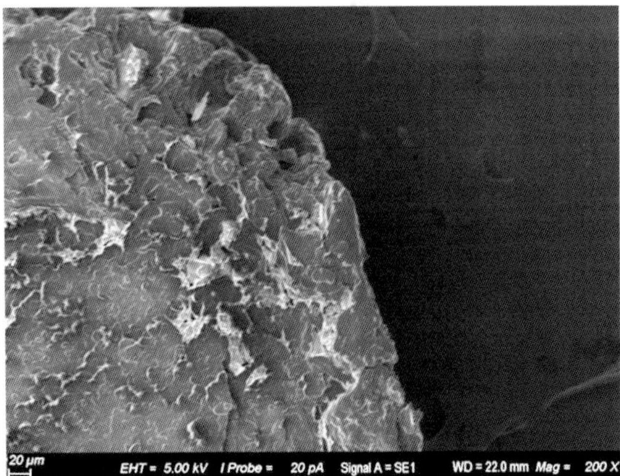

图45-4　种子横切面(×200)

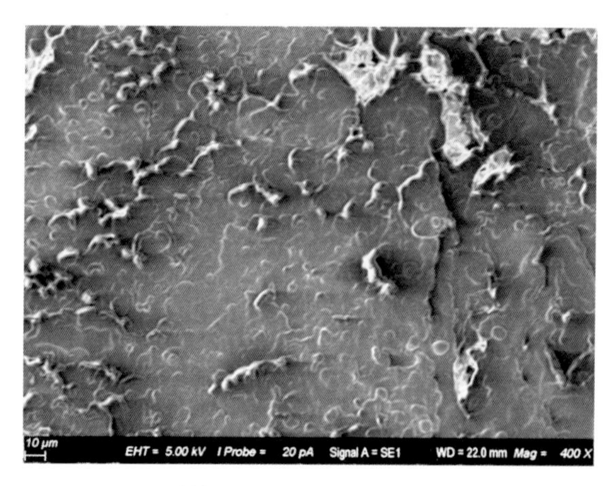

图45-5　胚乳(×400)

46. 雷公藤 Leigongteng

本品为卫矛科植物雷公藤*Tripterygium wilfordii* Hook. f.的根。祛风除湿，活血通络，消肿止痛，杀虫，解毒。有大毒。

根　表面外层木栓细胞易脱落，平周壁表面无明显纹理，细胞界限不清晰(图46-1)。根横切面木栓细胞数十列，皮层薄，与木栓层界限不明显。形成层环明显。木质部导管多单个径向排列，木射线紧密排列(图46-2)，稍弯曲，细胞长方形，散在类球形淀粉粒(图46-3)。导管为网纹导管和具缘纹孔导管(图46-4)。

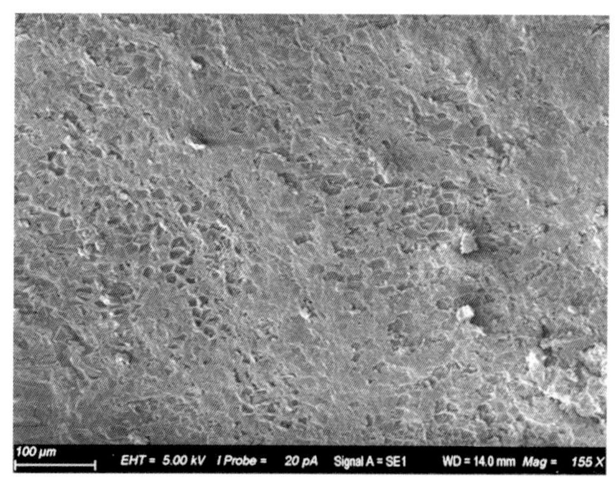

图46-1　周皮细胞(×155)

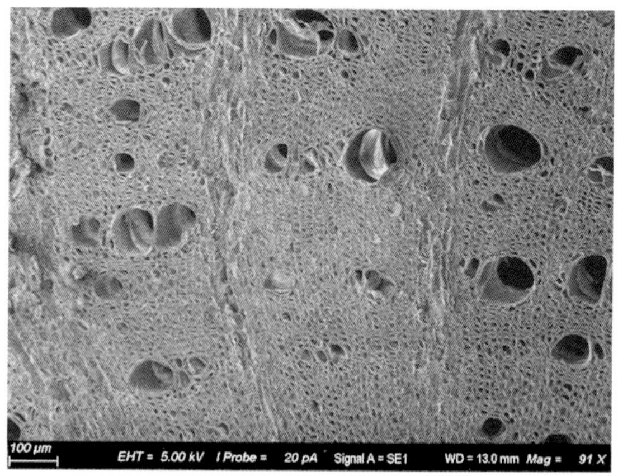

图46-2　根木质部横切面(×91)

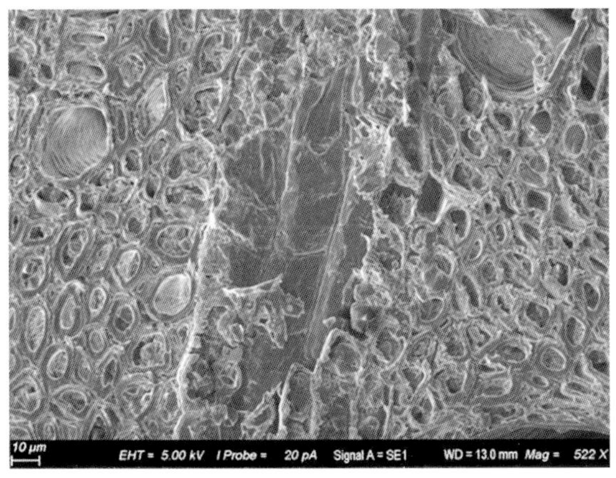

图46-3　根横切面射线细胞及内含淀粉粒（×522）

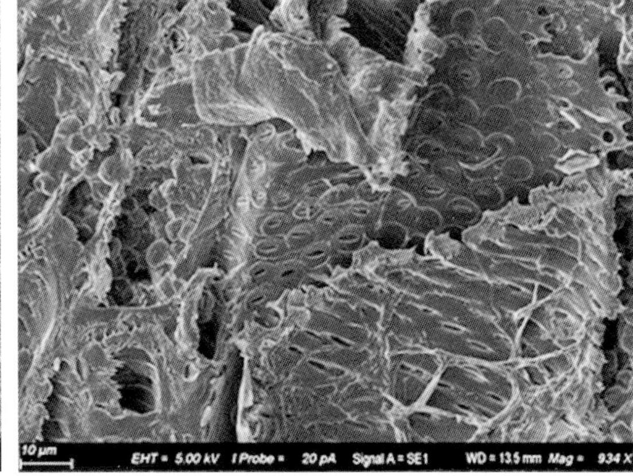

图46-4　具缘纹孔导管（×934）

47. 藜芦 Lilu

本品为百合科植物藜芦 *Veratrum nigrum* L.的根及根茎。涌吐风痰，杀虫疗疮。有毒。

根　横切面皮层薄壁细胞中有淀粉粒，呈类圆形，直径5～7 μm（图47-1）。横切面木质部中梯纹导管直径40～50 μm（图47-2）。纵切面可见梯纹导管、网纹导管，直径30～40 μm（图47-3）。

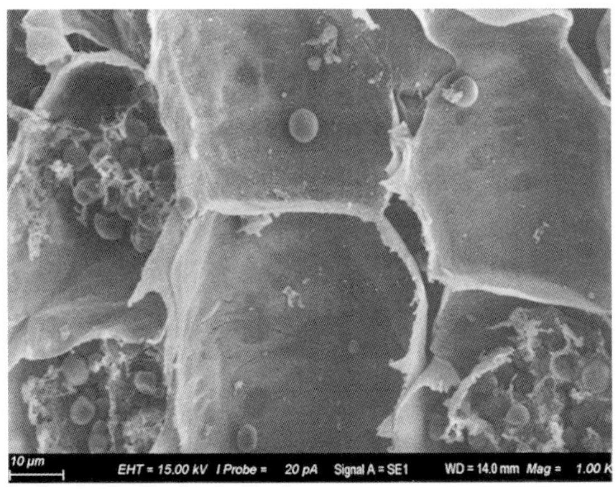

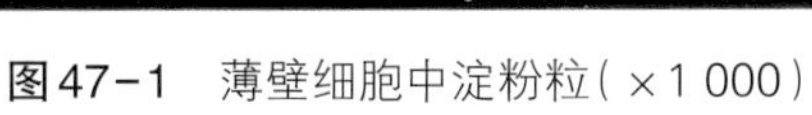
图47-1　薄壁细胞中淀粉粒（×1 000）

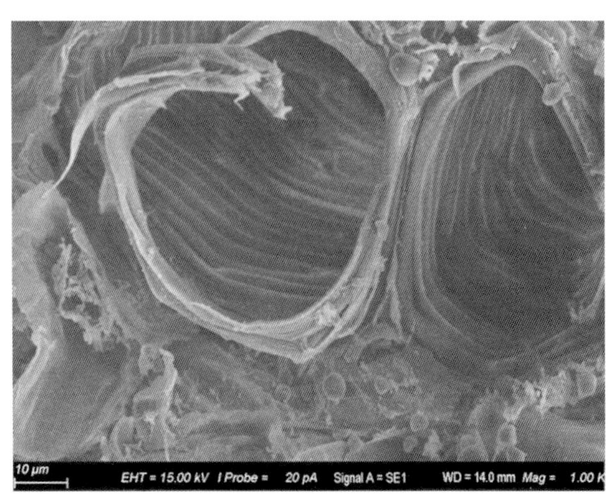

图47-2　横切面中梯纹导管（×1 000）

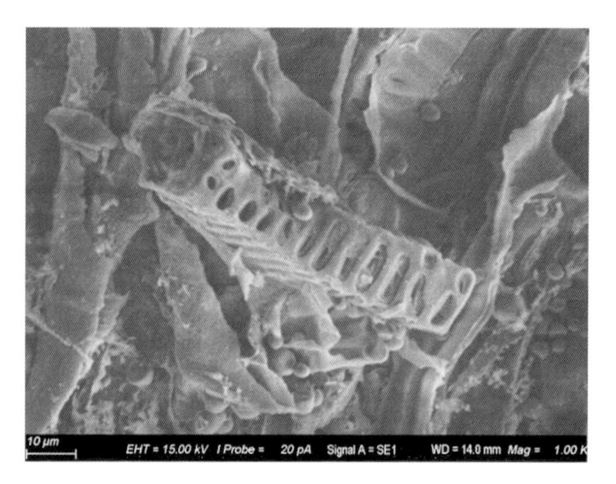

图47-3　纵切面中梯纹导管、网纹导管（×1 000）

48. 凉薯子 Liangshuzi

本品为豆科植物豆薯*Pachyrhizus erosus*（L.）Urban的成熟种子。杀虫止痒。有大毒。

种子　种皮表皮细胞特化为石细胞，表面观垂周壁较平整，被有角质层，有网格状纹理，垂周壁较平直，细胞界限不甚清晰（图48-1）。横切面观表皮细胞呈柱状，高约50 μm，细胞壁厚，胞腔极窄，呈栅栏状排列（图48-2）；内种皮表皮细胞被厚角质层纹，线状纹理纵横交错（图48-3）。纵切面观胚乳细胞呈不规则多边形，大小不一，内含大量淀粉粒及糊粉粒，有网纹和具缘纹孔导管成束分布，导管直径5.7～12.1 μm（图48-4）。种脐处可见输导组织，导管为网纹导管，有管胞，管胞宽度约12.9 μm，直径约4.9 μm（图48-5、图48-6）。

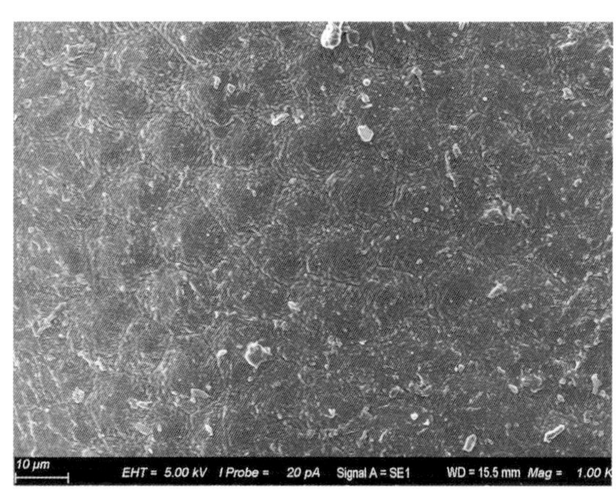

图48-1　外种皮表面观（×1 000）

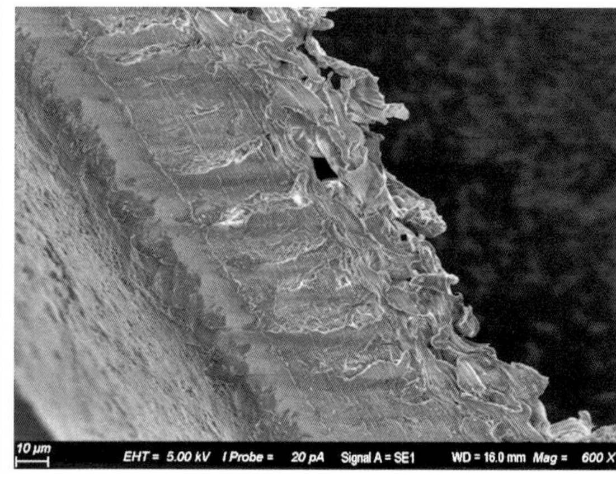

图48-2　外种皮横切面观（×600）

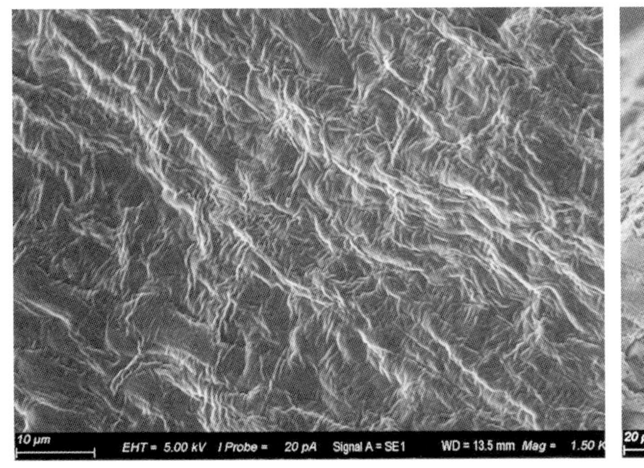

图48-3 内种皮表面（×1500）

图48-4 胚乳细胞（×600）

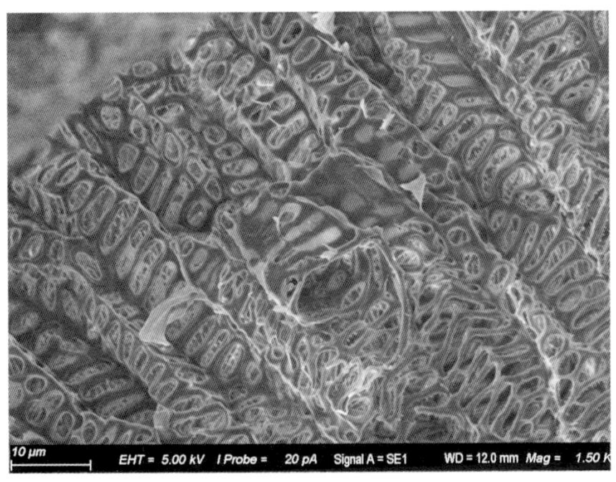

图48-5 种脐横断面示管胞（×1 500）

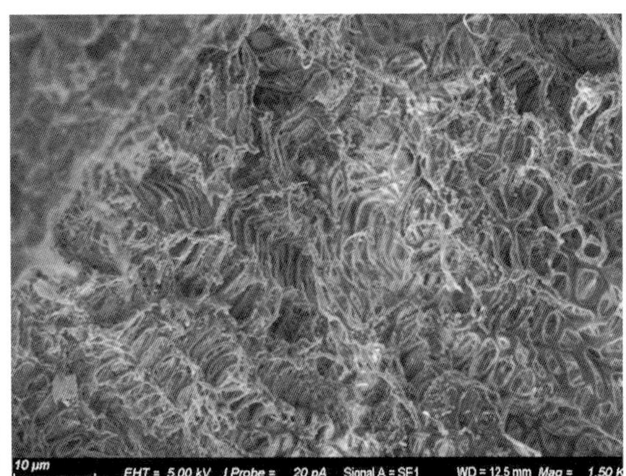

图48-6 种脐横断面示导管（×1 500）

49. 两面针 Liangmianzhen

本品为芸香科植物两面针 *Zanthoxylum nitidum*（Roxb.）DC. 的根。活血化瘀，行气止痛，祛风通络，解毒消肿。有小毒。

根 横切面韧皮部可见少数草酸钙方晶，直径2～5 μm（图49-1）。木质部薄壁细胞中分布有淀粉粒，直径2～5 μm，呈不规则形或球形，单粒或复粒（图49-2）。薄壁细胞中可见少数草酸钙方晶，大小10～20 μm（图49-3）。木质部导管中存在大小不等的侵填体，呈椭球形，直径在20～50 μm（图49-4）。根纵切面薄壁细胞纹孔集中，呈不规则分布，直径在1～2 μm（图49-5），网纹导管直径在2～3 μm（图49-6）。木质部中可见梯纹导管、网纹导管，直径在10～20 μm（图49-7）。具缘纹孔导管大小直径约2 μm（图49-8）。

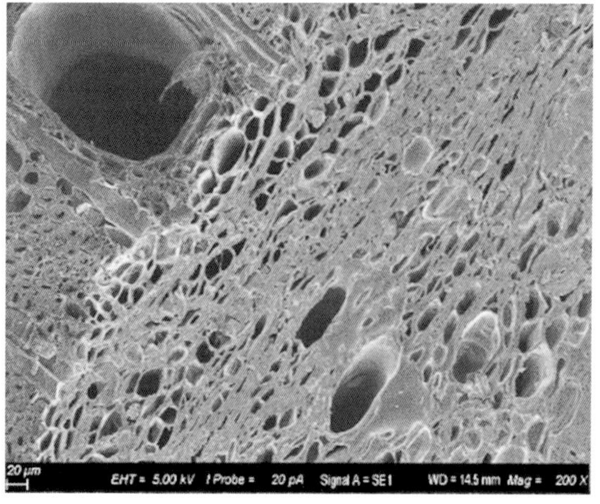

图49-1　根韧皮部草酸钙方晶(×200)

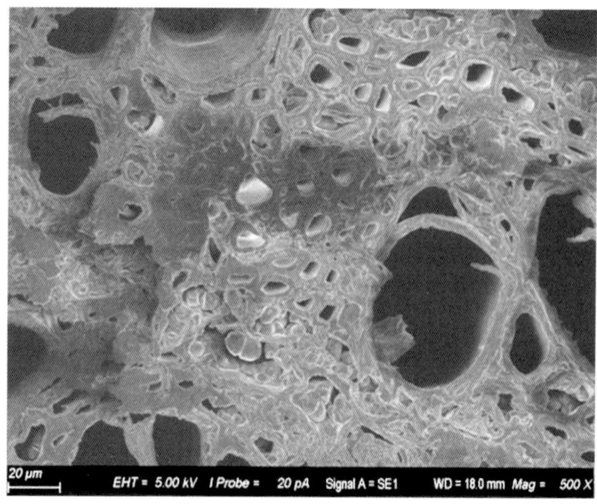

图49-2　木质部薄壁细胞中淀粉粒(×500)

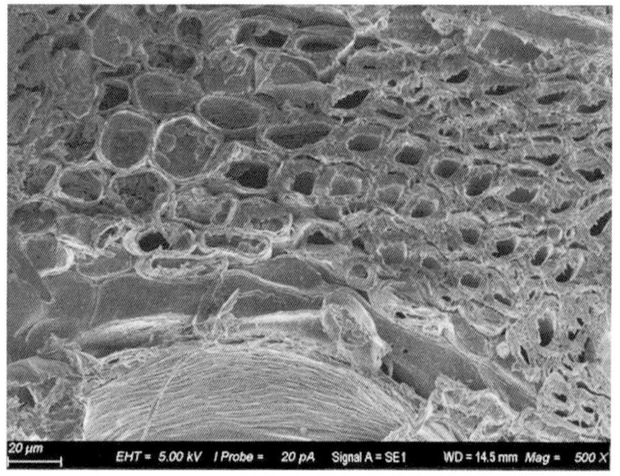

图49-3　根木质部横切面薄壁细胞中草酸钙方晶(×500)

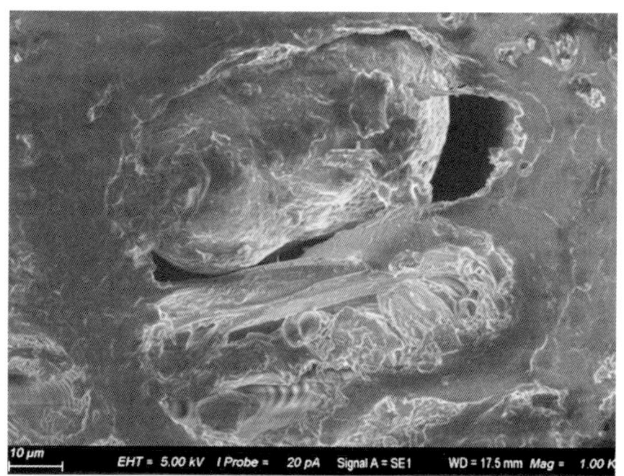

图49-4　导管中侵填体(×1 000)

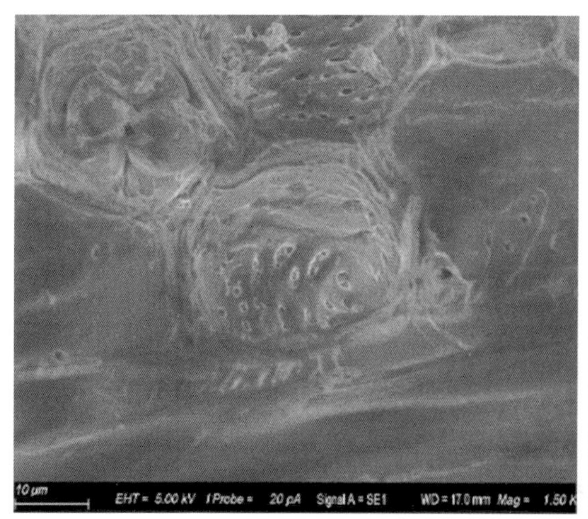

图49-5　纵切面薄壁细胞纹孔(×1 500)

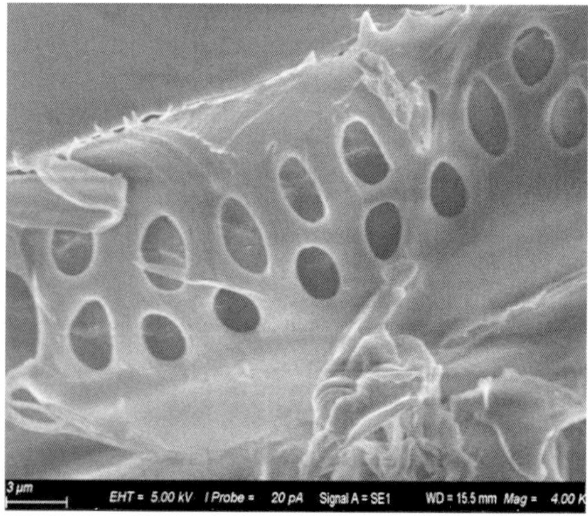

图49-6　纵切面网纹导管(×4 000)

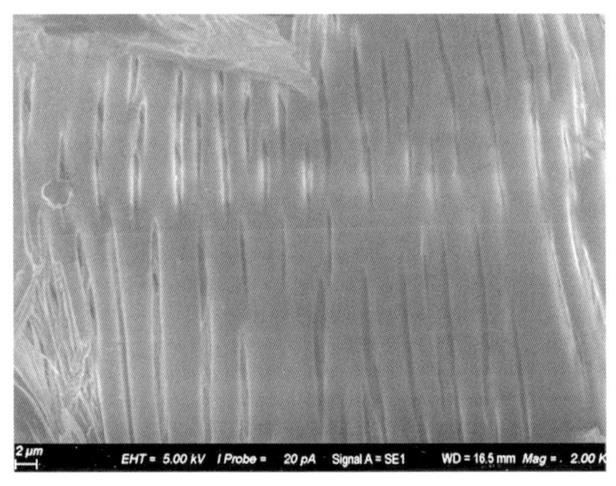

图49-7　梯纹导管、网纹导管（×2 000）

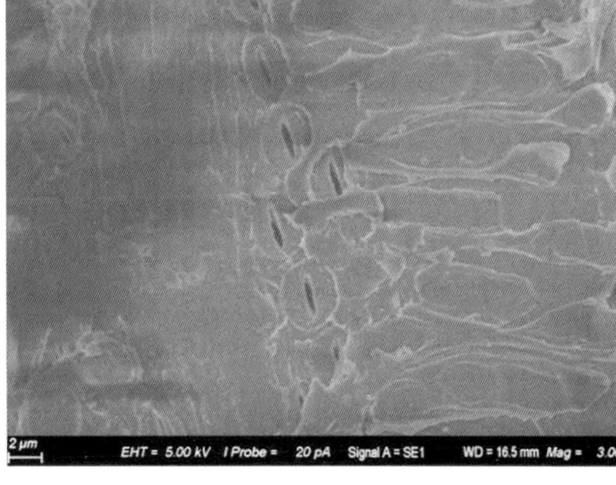

图49-8　具缘纹孔导管（×3 000）

50. 硫黄 Liuhuang

本品为自然元素类矿物硫族自然硫。外用解毒杀虫疗疮；内服补火助阳通便。有小毒。

扫描电镜50倍下，可见不规则块状，棱角分明（图50-1）；300倍下，可见表面有孔洞状凹陷，有纹路，长100～300 μm，宽20～100 μm（图50-2）。

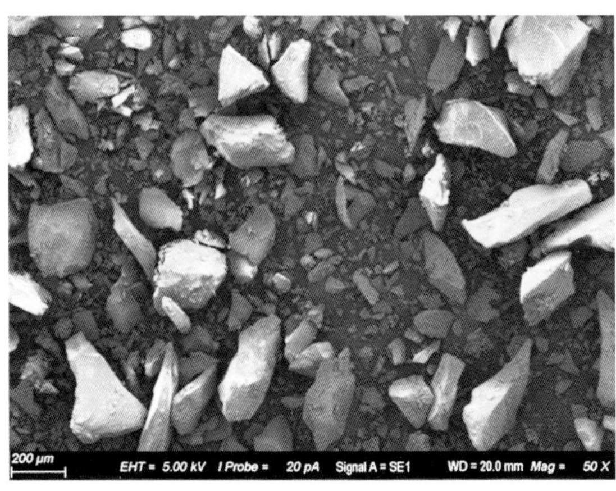

图50-1　硫黄（×50）

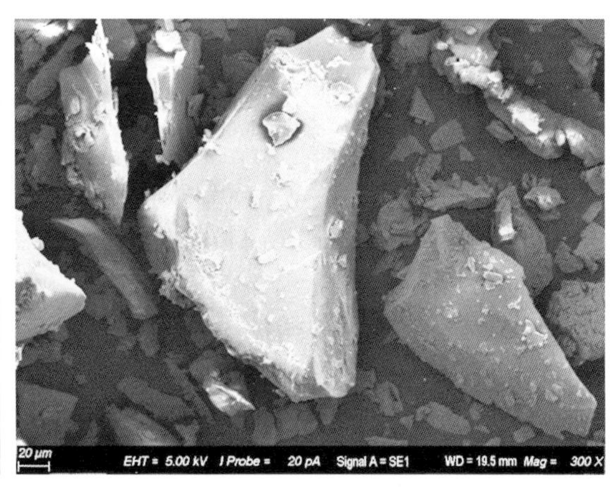

图50-2　硫黄（×300）

51. 龙葵 Longkui

本品为茄科植物龙葵 *Solanum nigrum* L.的地上部分。清热解毒，活血消肿。有毒。

茎　表皮细胞1层，表面观细胞狭长纵向成行排列，表面有疣状凸起，附有腺毛和非腺毛（图51-1、图51-2）。

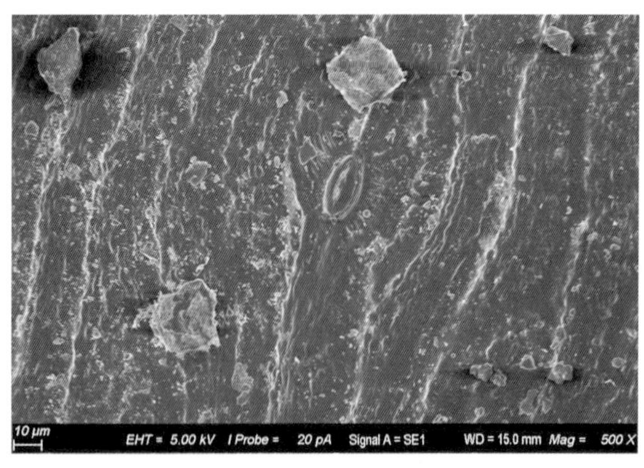

图51-1 茎表皮细胞(×500)

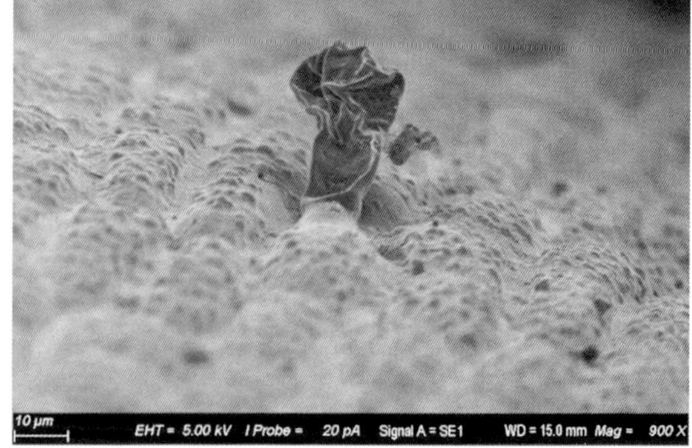

图51-2 茎表皮细胞及腺毛(×900)

叶 上表面表皮细胞垂周壁波状弯曲，排列紧密，壁厚多褶皱，表面有蜡质颗粒(图51-3)。叶脉处表皮细胞凸起于叶片平面，类长方形。下表皮细胞垂周壁波状弯曲，有明显细纹，表面附着大量细小针晶，长约3 μm。气孔不定式，有的气孔副卫细胞呈辐射状排列(图51-4)。上、下表面及叶脉均被有非腺毛，呈匍匐状，表面具疣状凸起，长80～150 μm(图51-5)。叶主脉横切面薄壁细胞中含大量细小砂晶，直径2～10 μm(图51-6)。

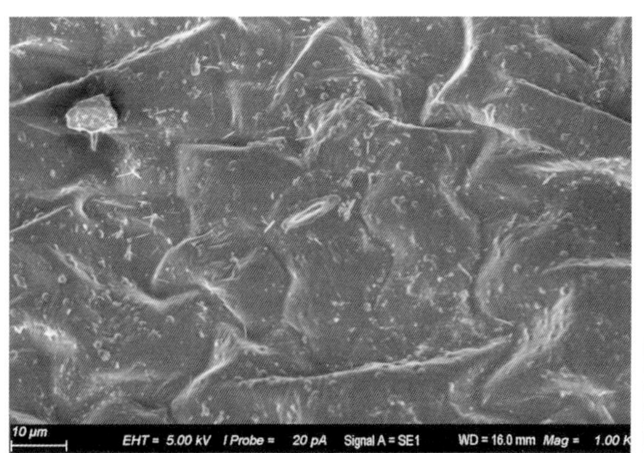

图51-3 叶上表面表皮细胞(×1 000)

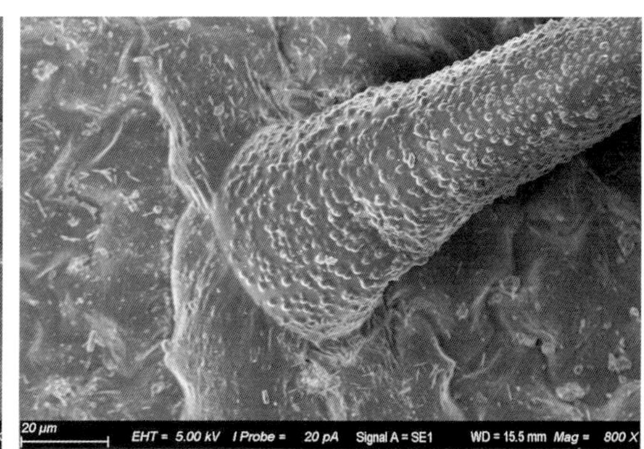

图51-4 叶上表皮非腺毛(×800)

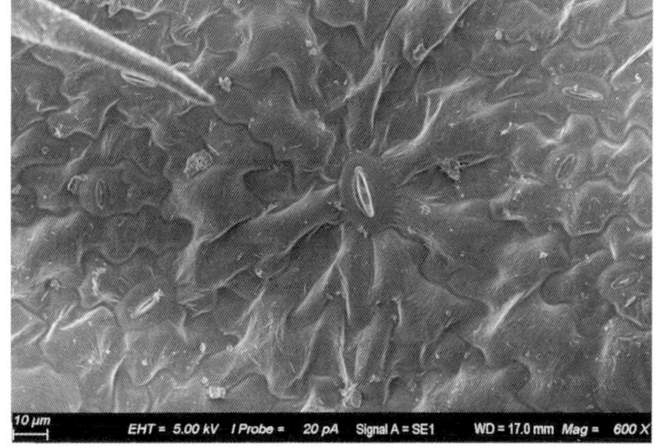

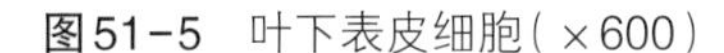

图51-5 叶下表皮细胞(×600)

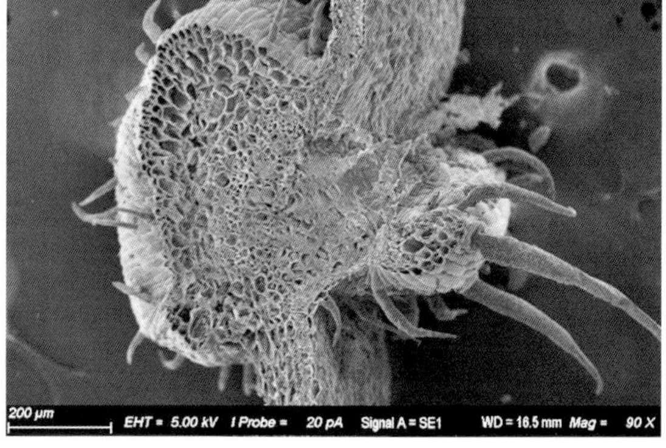

图51-6 叶主脉横切面(×90)

花　花粉粒呈球形，外壁有点状纹饰，直径约15 μm，有萌发孔3个（图51-7）。花冠外侧表皮细胞类圆形，被较多非腺毛，非腺毛由2～3个细胞组成，表面密布疣状凸起（图51-8）。

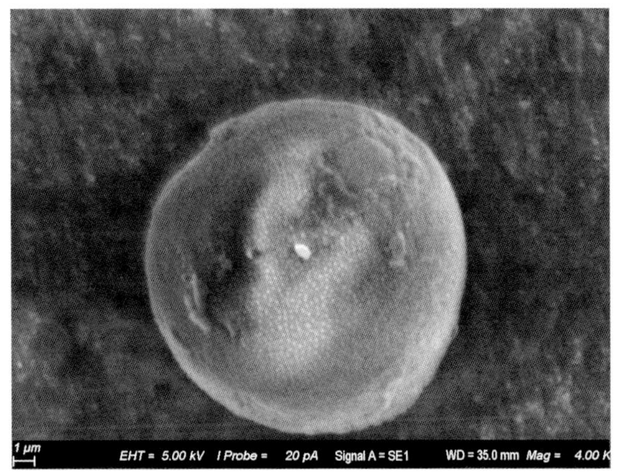

图51-7　花粉粒表面（×4 000）

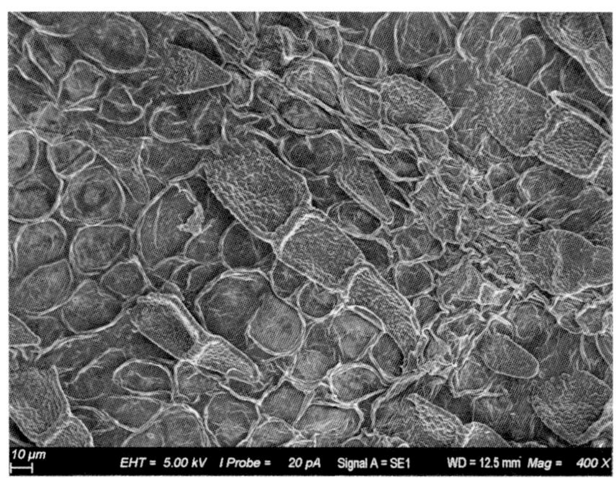

图51-8　花冠外表面表皮细胞及非腺毛（×400）

52. 龙爪豆 Longzhuadou

本品为豆科植物龙爪黧豆*Stizolobium cochinchinense*（Lour.）Tang et Wang的种子。温肾益气。有毒。

种子　种皮外侧角质层厚，表面气孔周围辐射状花纹（图52-1）；种皮内侧细胞皱缩并紧密排列（图52-2）。种皮横切面观察角质层下栅状石细胞排列紧密，其内部有数层细胞（图52-3）。种仁横切面有大量单粒淀粉粒，直径5～40 μm，表面光滑（图52-4）。

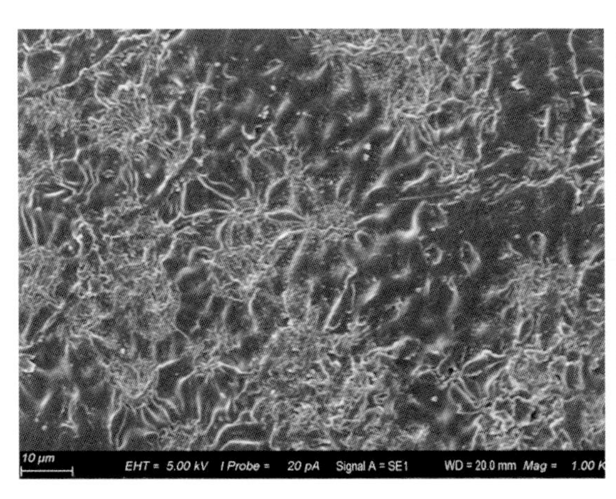

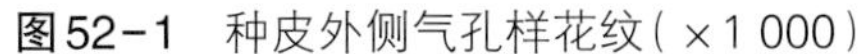
图52-1　种皮外侧气孔样花纹（×1 000）

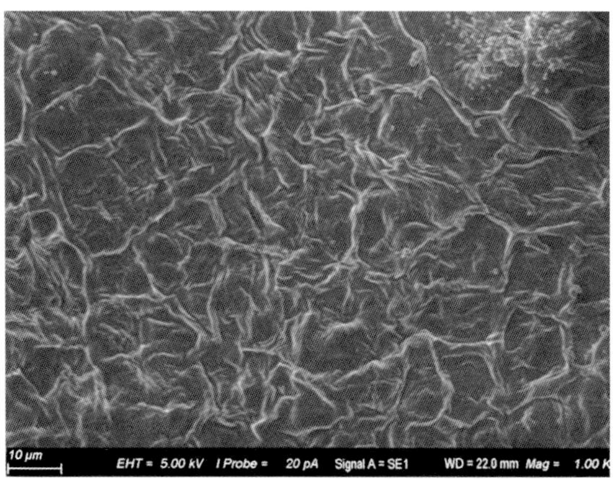

图52-2　种皮内侧细胞（×1 000）

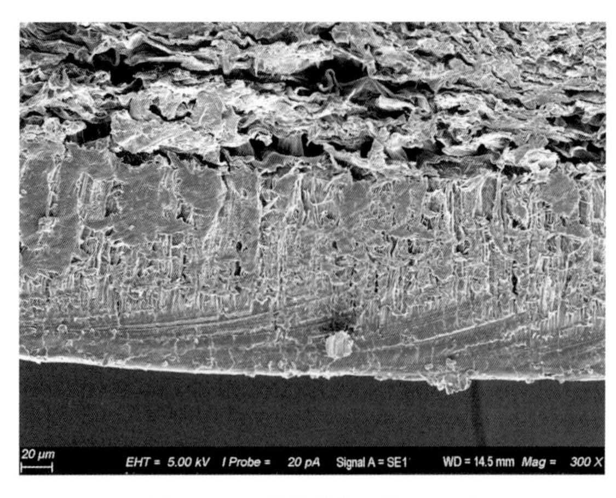

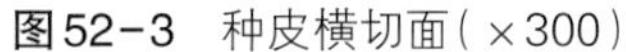
图52-3 种皮横切面(×300)

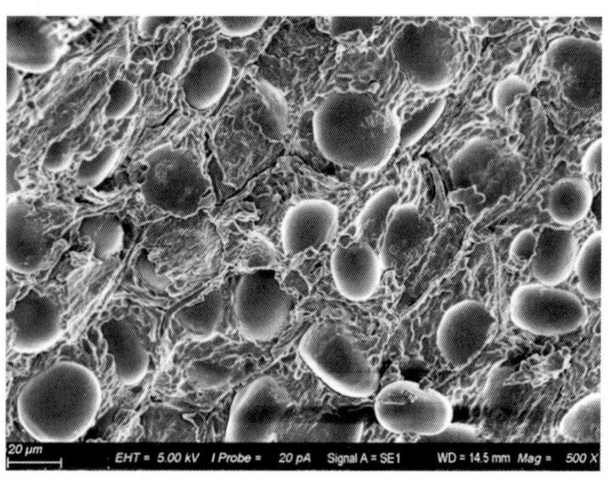

图52-4 种仁横切面示淀粉粒(×500)

53. 绿背桂花 Lvbeiguihua

本品为大戟科植物绿背桂花*Excoecaria formosana* var. *viridis*(Pax et Hoffm.)Merr.的全草。杀虫止痒。有大毒。

叶 横切面可见表皮、栅栏组织、海绵组织、导管、厚角组织(图53-1);上表皮细胞横切为1列2类长方形,栅栏组织排列紧密,海绵组织排列疏松,间隙明显(图53-2);导管直径长10～20 μm(图53-3);厚角组织(图53-4);细胞中含有大量类圆形、扁球形颗粒状内含物,表面附着叶绿体(图53-5)。叶上表皮主脉处可见上表面侧脉纹理清晰,条形微微凸起(图53-6)。叶下表皮可见下表面主脉清晰,可见条形纹路(图53-7);下表皮细胞多边形,大小不等,未见非腺毛(图53-8);气孔平轴式(图53-9)。

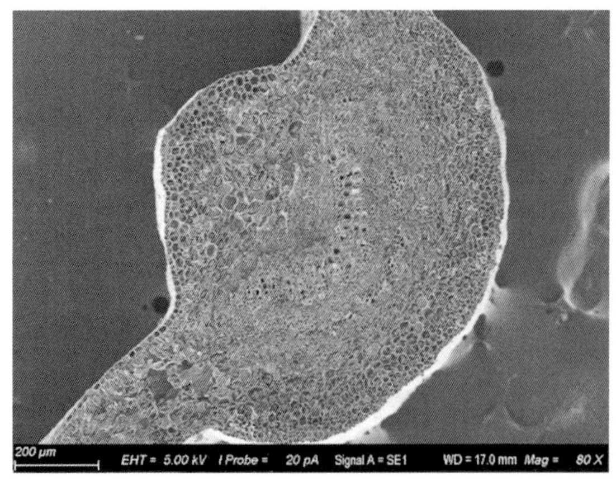

图53-1 叶主脉横切面(×80)

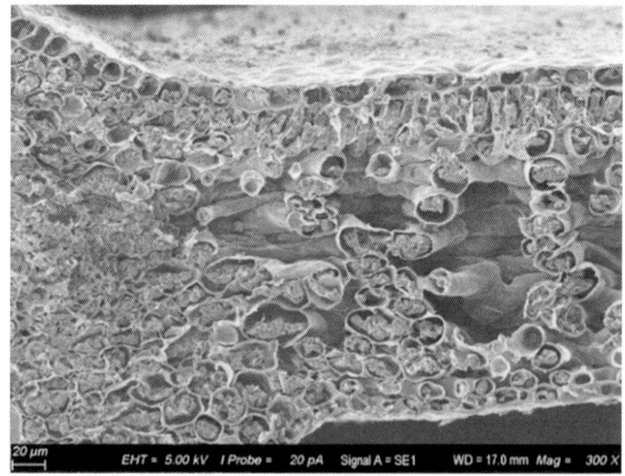

图53-2 叶片横切面(×300)

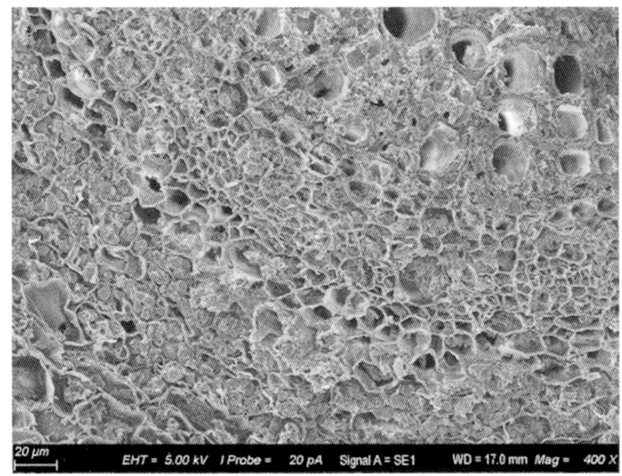

图53-3 叶横切面示导管(×400)

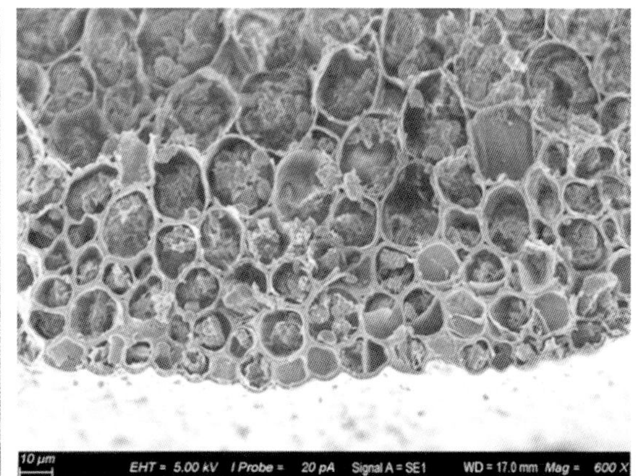

图53-4 叶横切面示厚角组织(×600)

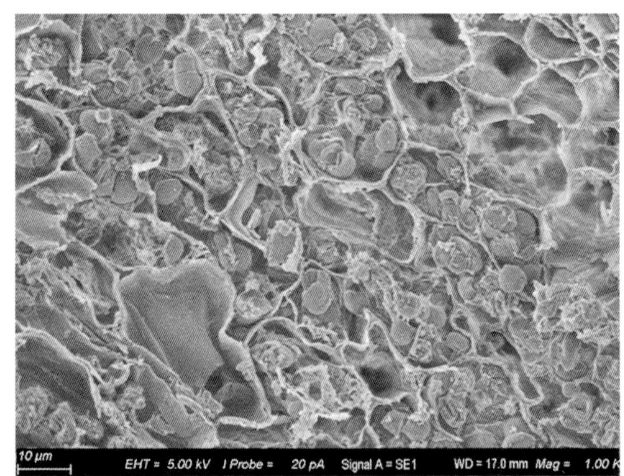

图53-5 叶横切面示颗粒状内含物(×1 000)

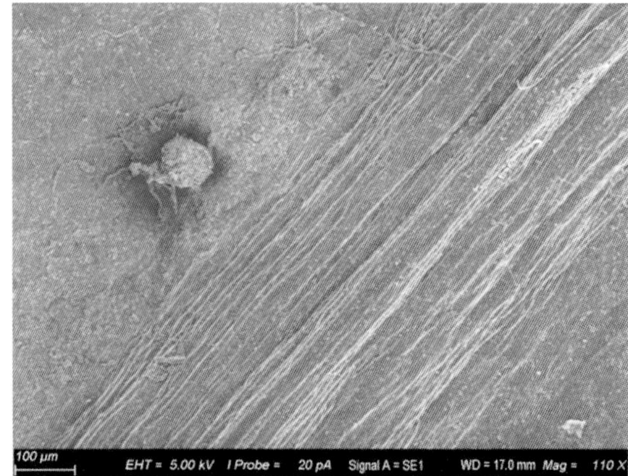

图53-6 叶上表面叶脉(×110)

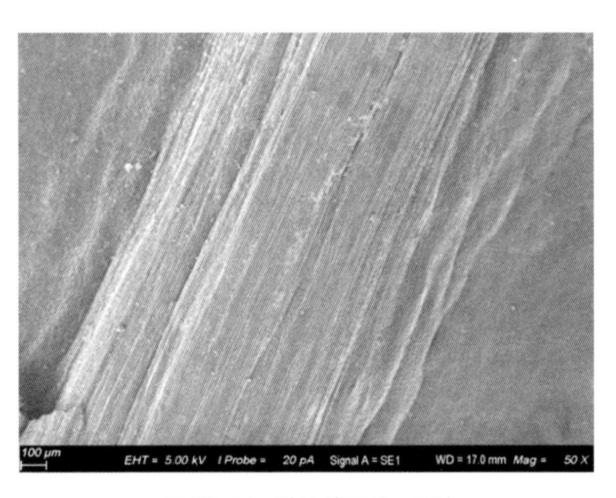

图53-7 叶下表面(×50)

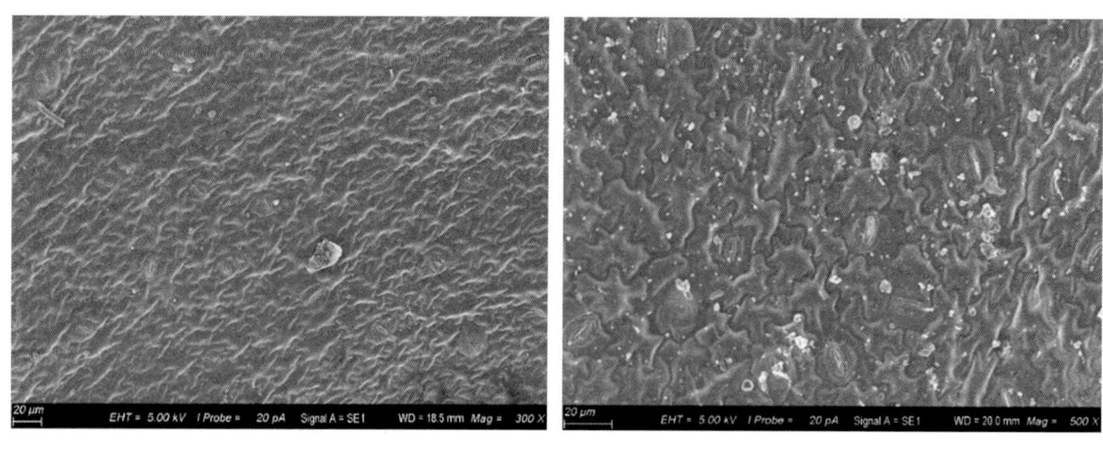

图53-8　叶下表面（×300）

图53-9　气孔（×500）

M

54. 麻柳叶 Maliuye

本品为胡桃科植物枫杨 *Pterocarya stenoptera* C. DC. 的叶。祛风，杀虫，解毒，敛疮。有毒。

叶 上表面较为平整，无气孔，有少量的腺毛，主要分布在叶脉处（图54-1）；表皮细胞近圆形，腺毛为盾状腺毛（图54-2）。下表面分布有气孔和腺毛，气孔类型为无规则型（图54-3），腺毛亦为盾状腺毛，头部由10个以上的细胞构成（图54-4）。

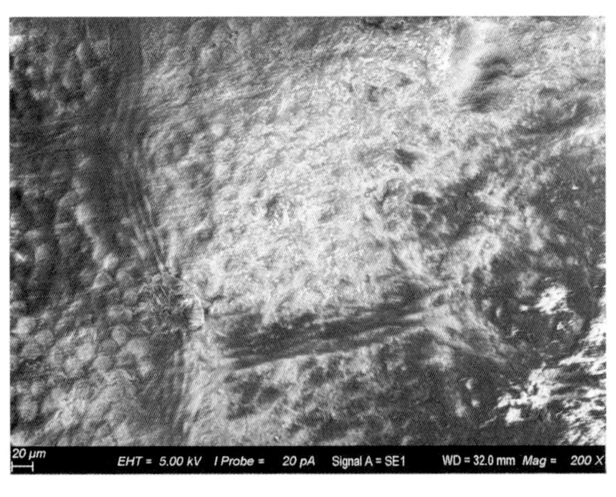

图54-1 叶上表面（×200）

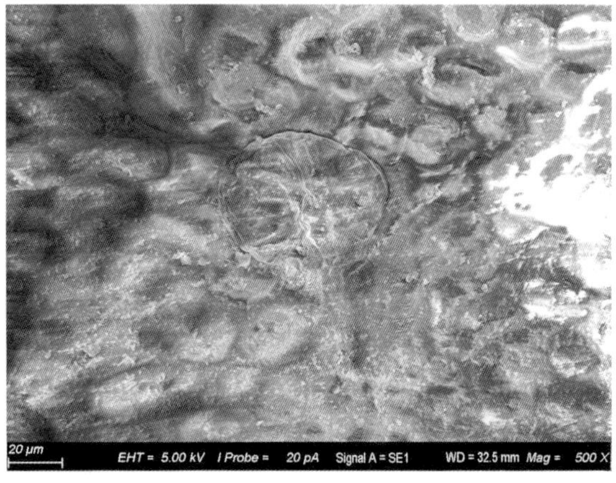

图54-2 叶上表面腺毛和表皮细胞（×500）

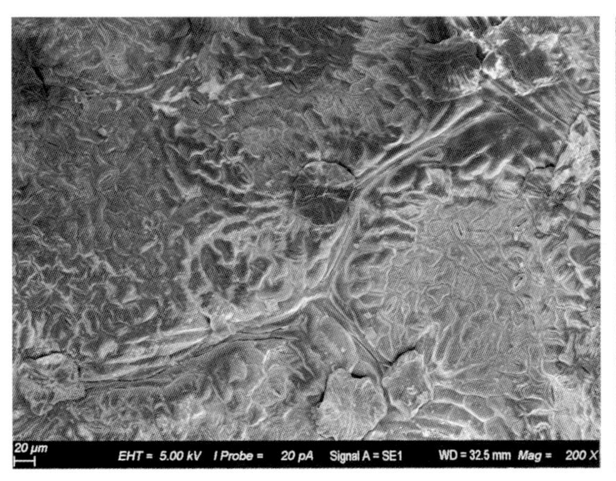

图54-3 叶下表面（×200）

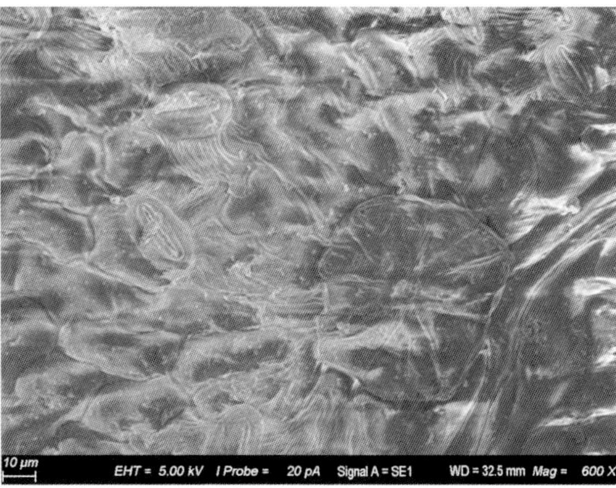

图54-4 叶下表面腺毛和气孔（×600）

55. 马钱子 Maqianzi

本品为马钱科植物马钱*Strychnos nux-vomica* L.的成熟种子。通络止痛,散结消肿。有大毒。

种子 种皮外被大量单细胞非腺毛,长800～1 600 μm,条状,排列整齐紧密,向单一方向倾斜(图55-1),绒毛表面有数条纵肋,平直不扭曲,毛肋不分散(图55-2),顶端钝圆(图55-3)。胚乳细胞多角形,壁厚,内含脂肪油及糊粉粒(图55-4)。

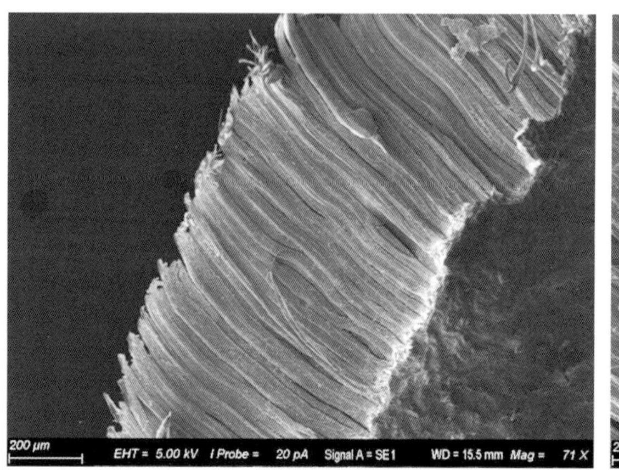

图55-1 种皮非腺毛(×71)

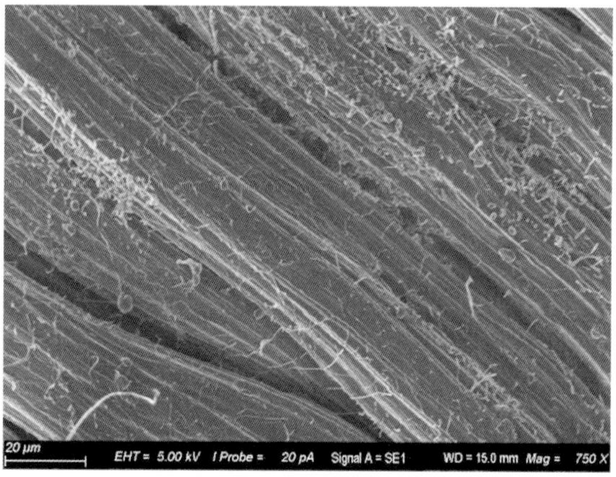

图55-2 种皮非腺毛(×750)

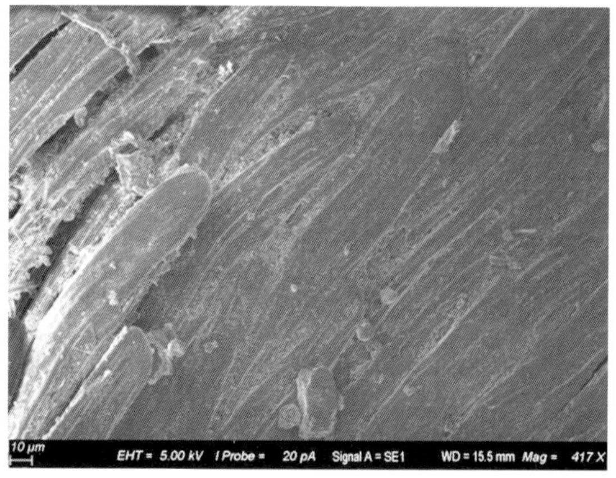

图55-3 非腺毛(×417)

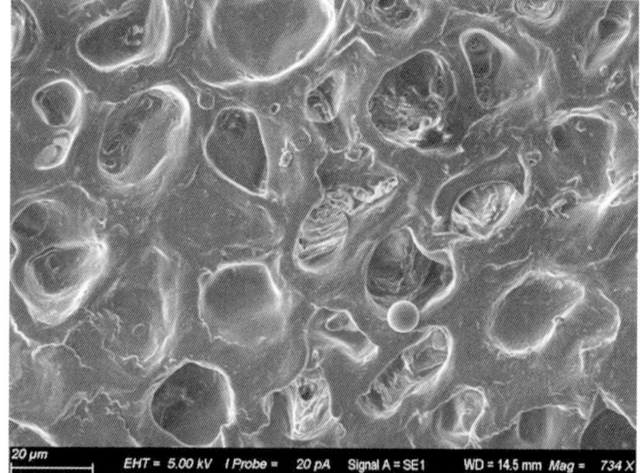

图55-4 胚乳细胞(×734)

56. 马桑 Masang

本品为马桑科植物马桑*Coriaria sinica* Maxim.的叶及根。叶:清热解毒,消肿敛疮,镇痛,杀虫,生肌。根:清热解毒,消肿止痛,散瘀生肌。有毒。

根 木栓细胞表面观呈方形或类方形，排列错落有层次，有的脱落（图56-1）。

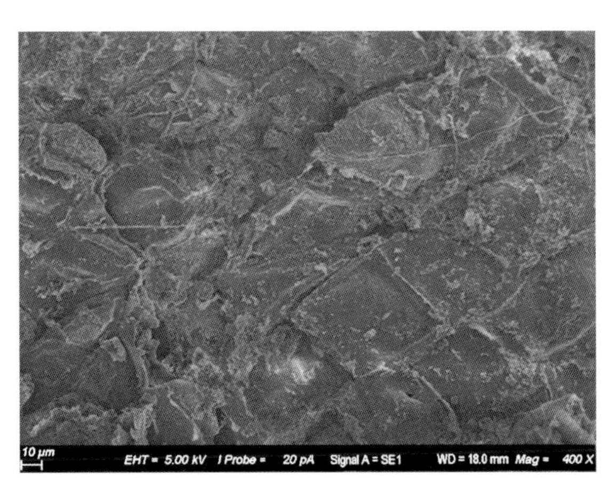

图56-1 根表皮细胞（×400）

叶 叶片近主脉处上表皮细胞形状近方形或长方形，长20～50 μm，宽20～23 μm，细胞排列紧密，界限清晰，平周壁表面凸起，被分枝状角质层纹理（图56-2）；气孔不定式，保卫细胞长24～38 μm，宽10～18 μm，表面有非常明显的近乎垂直于气孔的线形角质层纹理（图56-3）。下表皮细胞为不规则多边形，细胞壁较厚，平周壁表面被少数分枝状线型角质层纹理，垂周壁下陷呈沟壑状；气孔不定式，保卫细胞平周壁被细密线型角质层纹理（图56-4）。上、下表皮叶脉处被有非腺毛；非腺毛被厚角质层，角质层纹理呈自顶端向下的放射状，上端朝叶柄方向弯曲呈钩状，属于钩状毛（图56-5）；下表皮主脉处非腺毛多不弯曲，属于棘毛（图56-6）。

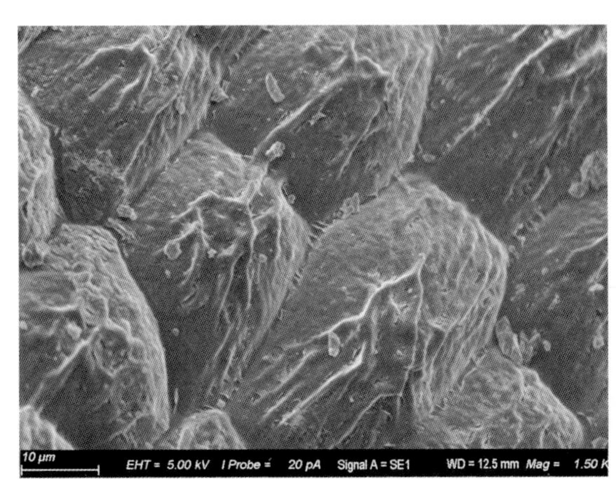

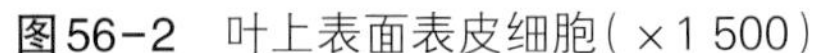

图56-2 叶上表面表皮细胞（×1 500）

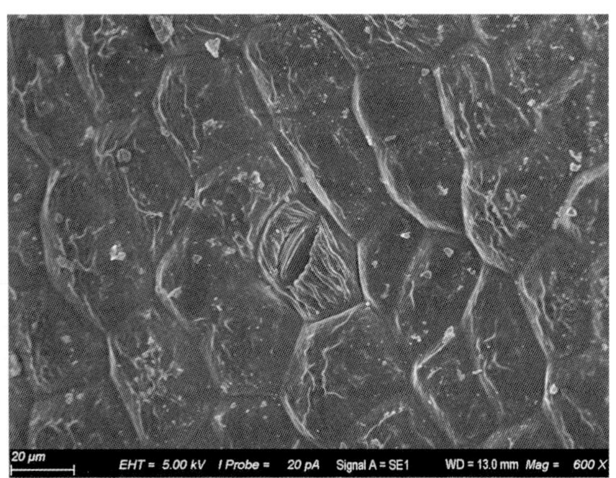

图56-3 叶下表面气孔（×600）

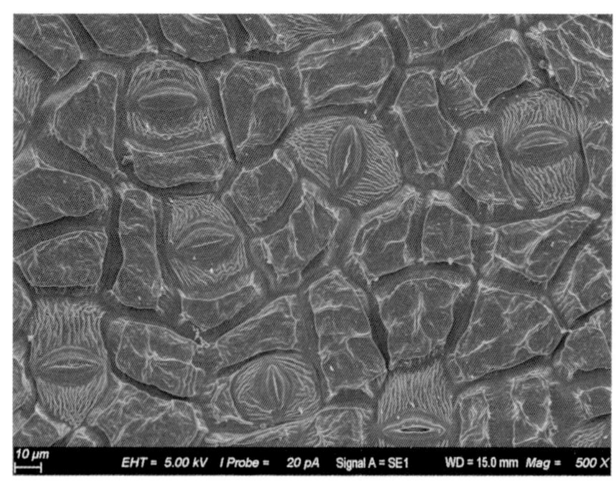

图56-4　叶下表面表皮细胞和气孔（×500）

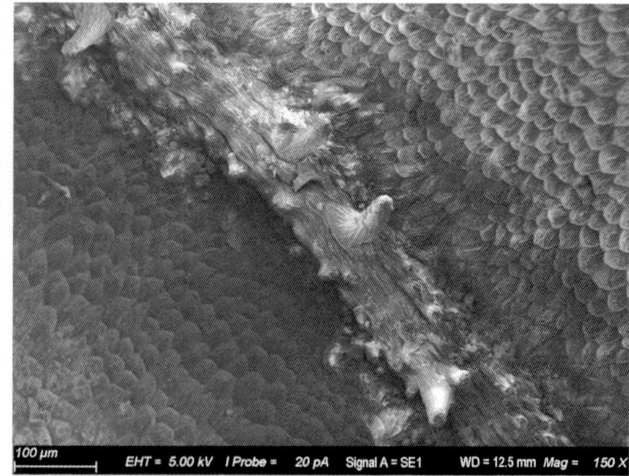

图56-5　叶上表面主脉（×150）

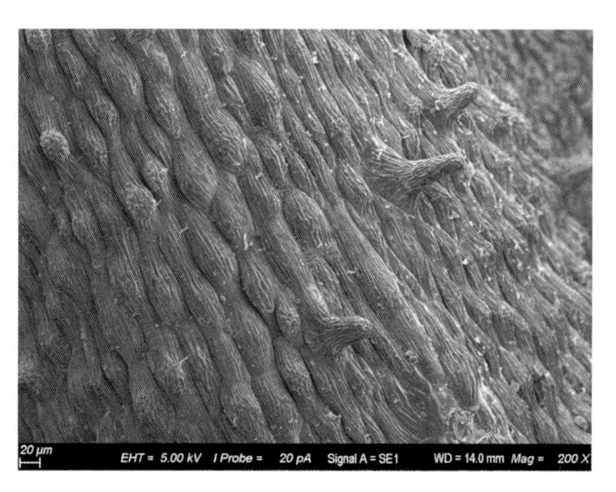

图56-6　叶下表面主脉（×200）

57. 马醉木 Mazuimu

本品为杜鹃花科植物马醉木*Pieris japonica*（Thunb.）D. Don ex G. Don的叶。杀虫。有大毒。

叶　上表皮细胞表面观呈鳞片状排列，被蜡质，垂周壁略弯曲，外平周壁较光滑，未见气孔（图57-1）；叶脉凸起于叶表面，主脉上分布有气孔，密被单细胞非腺毛，长70～100 μm，非腺毛表面具多数疣状突起（图57-2）。叶下表皮细胞排列紧密，垂周壁弯曲，细胞交界处凹陷呈沟状，可见大量不定式气孔分布（图57-3），偶见草酸钙柱晶；中脉处表皮细胞近方形（图57-4），近主脉处可见单细胞腺毛，呈棒状，长约80 μm（图57-5）。

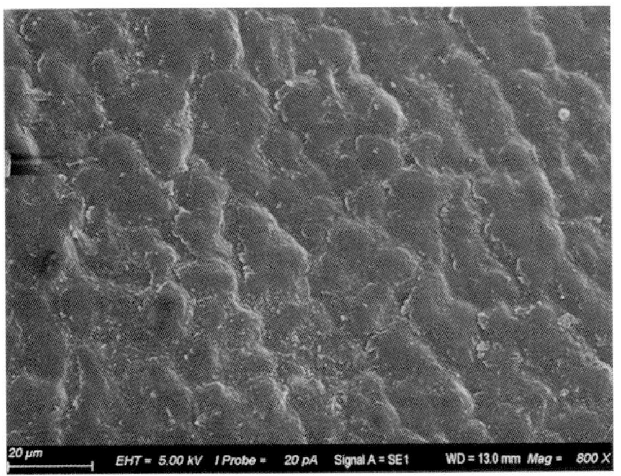

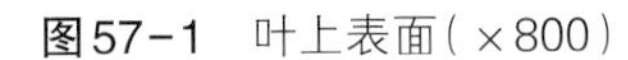
图57-1　叶上表面（×800）

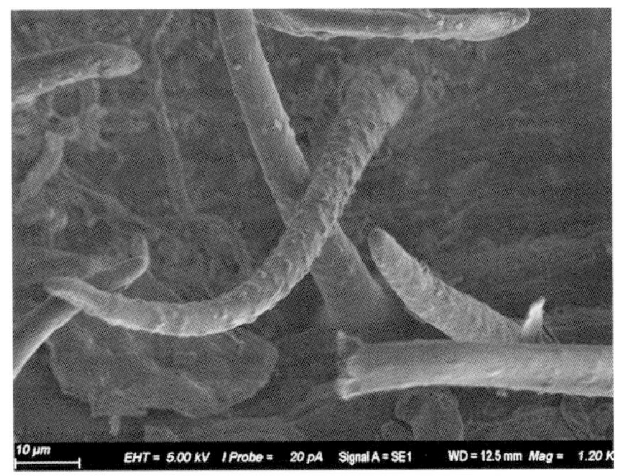

图57-2　叶上表面叶脉处非腺毛（×1 200）

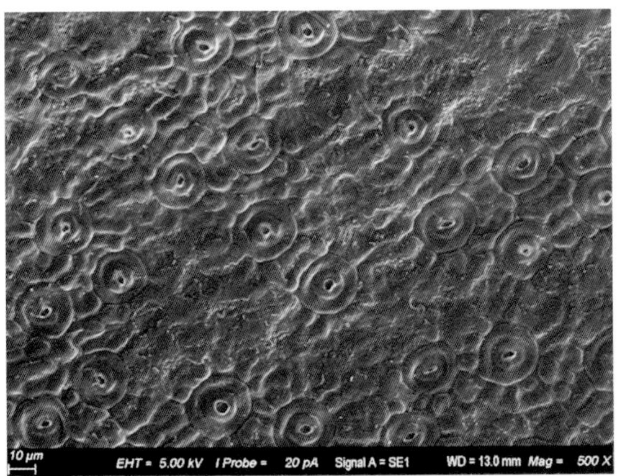

图57-3　叶下表面气孔（×500）

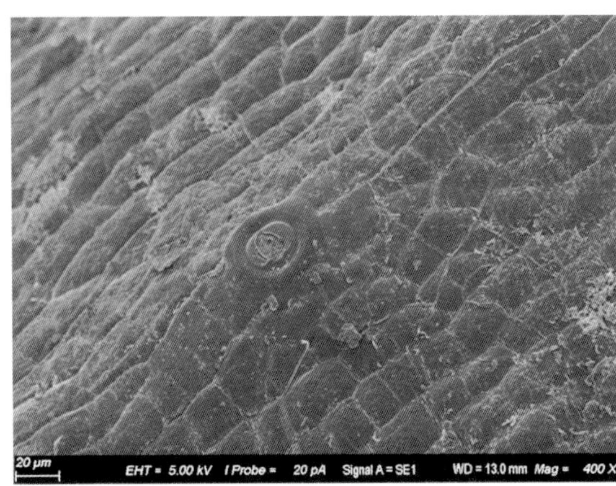

图57-4　叶下表皮叶脉处表皮细胞（×400）

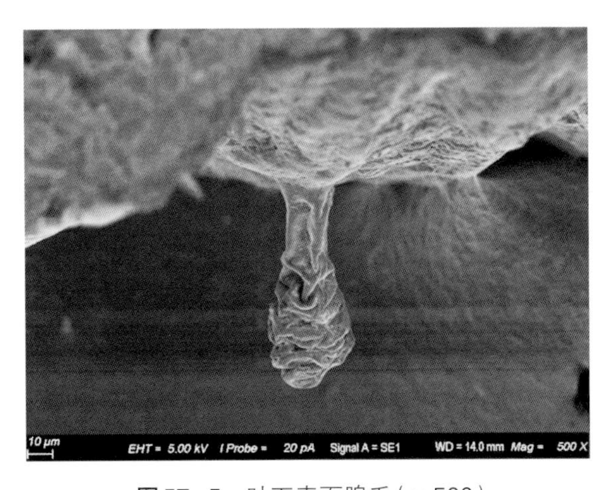

图57-5　叶下表面腺毛（×500）

58. 猫眼草 Maoyancao

本品为大戟科植物猫眼草*Euphorbia esula* L.的全草。镇咳，祛痰，散结，逐水，拔毒，杀虫。有毒。

根 主根形成层明显(图58-1)；导管射线交替排列(图58-2)；木栓层细胞椭圆形，内含圆形颗粒；韧皮部含大量淀粉粒。侧根形成层分裂，髓射线明显；木栓层细胞扁平，排列整齐(图58-3)；韧皮部细胞壁薄，内含有颗粒状物，皮层细胞大小不一，类长方形，径向延长(图58-4)。

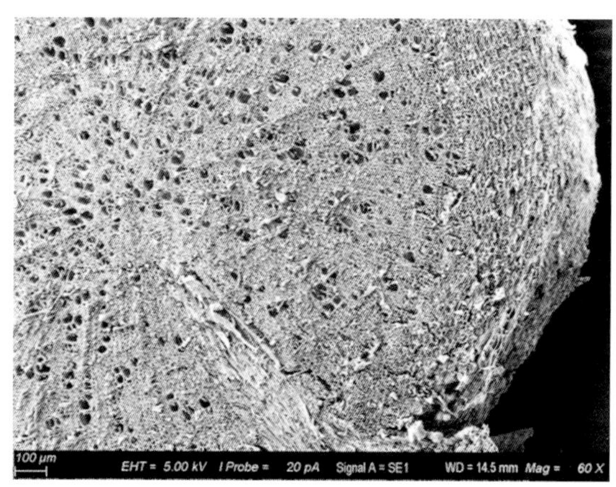

图58-1 主根横切面(×60)

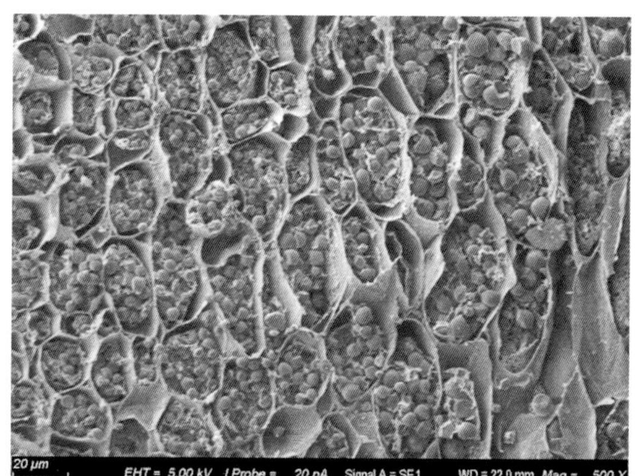

图58-2 主根横切面示导管(×500)

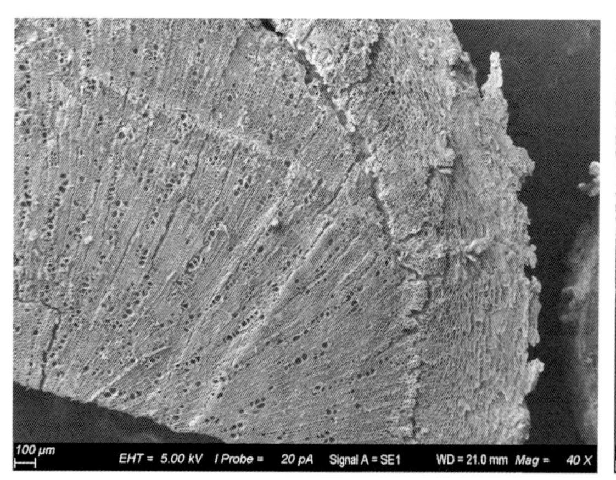

图58-3 侧根横切面示木栓细胞(×40)

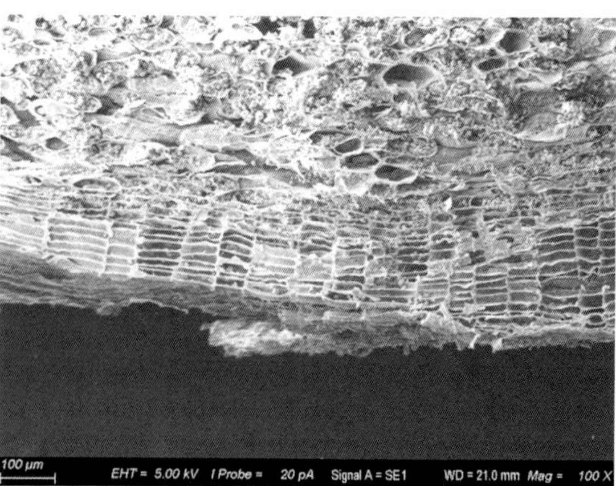

图58-4 侧根横切面示韧皮部薄壁细胞(×100)

茎 茎与根形态类似；表皮为1列类长方形细胞，纵向延长；皮层细胞大小不一，卵圆形，长方形，切向延长；形成层、射线明显；导管大小不一，宽15～50 μm；髓薄壁细胞圆形（图58-5、图58-6）；木纤维形状多样，壁厚。

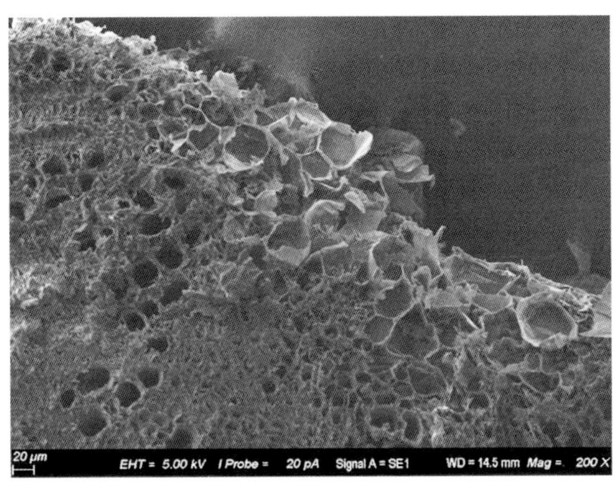

图58-5 茎横切面示表皮（×200）

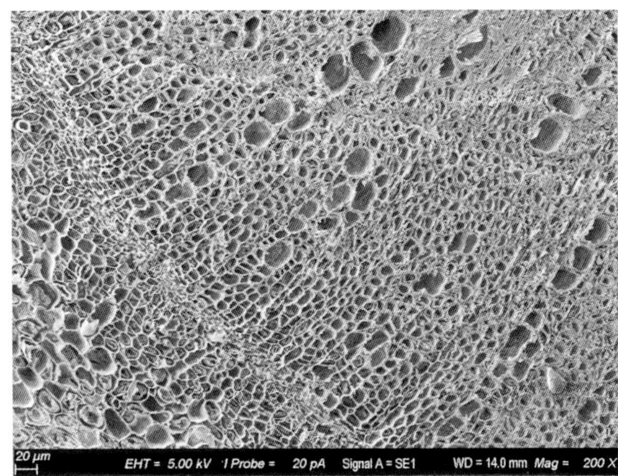

图58-6 茎横切面示皮层细胞（×200）

叶 叶横切面上表皮为1列细胞，类长方形或扁圆形（图58-7）；厚角组织细胞较厚；网纹导管众多，长8～18 μm。叶上表皮可见细胞形状不一，细胞上附着颗粒状蜡质（图58-8）。细胞间隙明显，间隙处颗粒状物较多。叶下表面气孔狭长，嵌在细胞表面，长约15 μm，宽约8 μm；主脉纹理明显可见，长条形凸起，间隙附着颗粒，表面光滑（图58-9）；颗粒状物呈星状或点状（图58-10）。

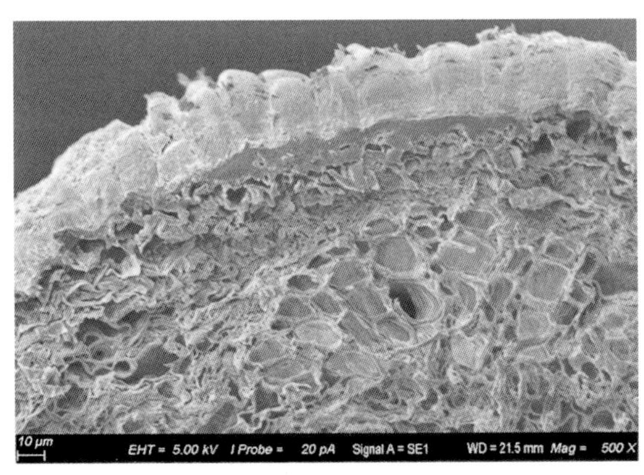

图58-7 叶横切面示上皮细胞（×500）

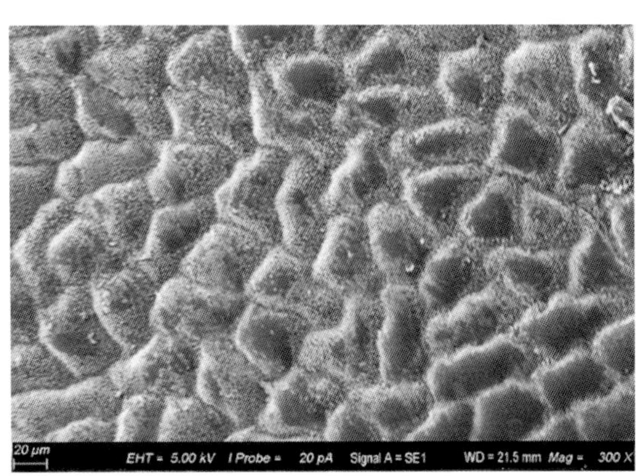

图58-8 叶上表面细胞（×300）

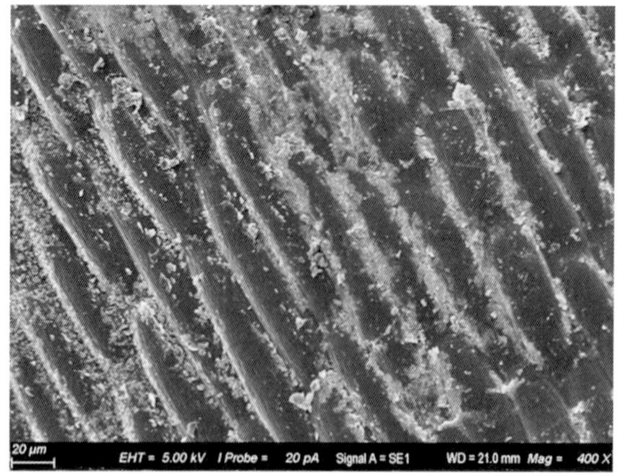

图58-9 叶下表面(×400)

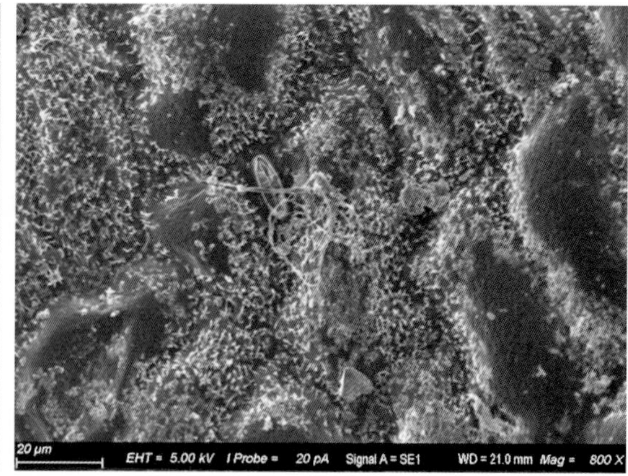

图58-10 叶下表面(×800)

N

59. 南天竹子 Nantianzhuzi

本品为小檗科植物南天竹 *Nandina domestica* Thunb 的成熟果实。敛肺止咳，平喘。有毒。

果实　果皮表面平整，角质层厚，无明显的细胞轮廓，外表面分布有稀疏的气孔和细小蜡质纹饰（图59-1），果皮内表面细胞多为四边形，长40～180 μm，宽10～40 μm（图59-2）。种仁表面细胞皱缩，凸凹不平（图59-3）；胚乳细胞表面沿垂周壁略呈壳状翘起，细胞直径20～80 μm（图59-4）。

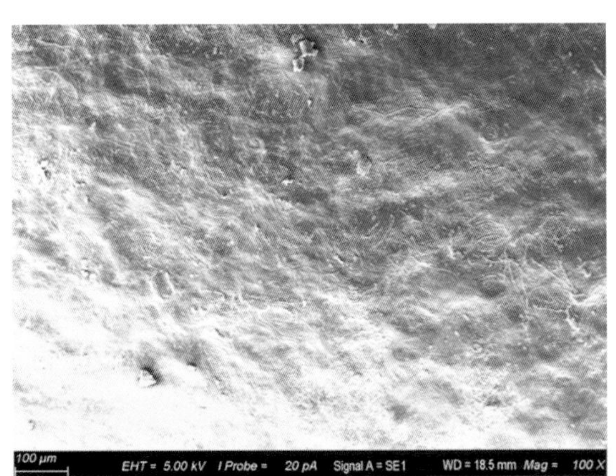

图59-1　果皮外表面（×100）

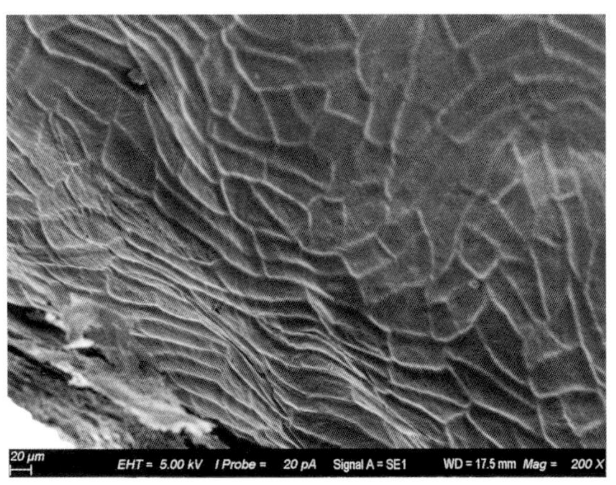

图59-2　果皮内表面细胞（×200）

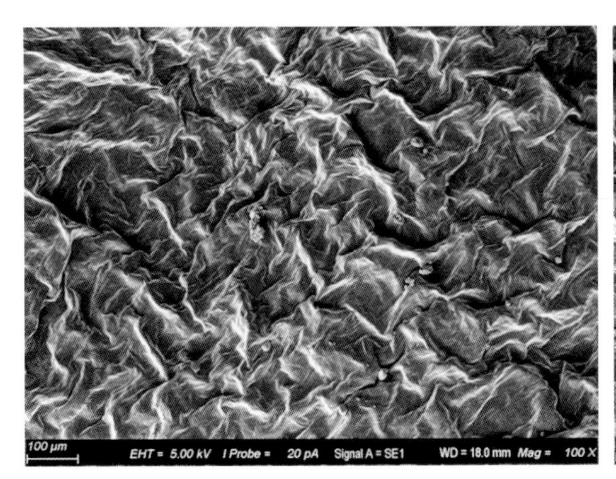

图59-3　种仁表面细胞（×100）

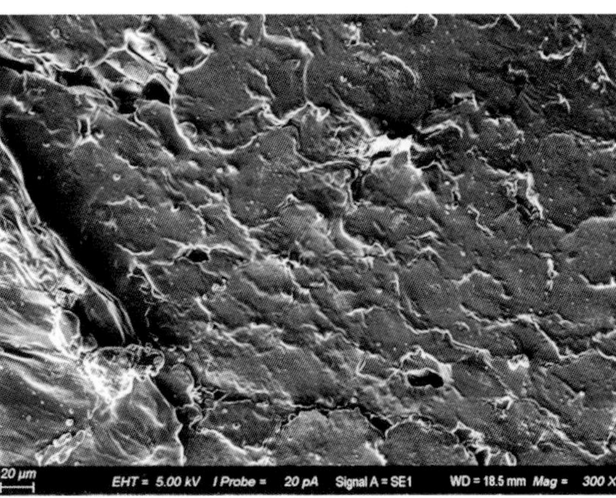

图59-4　胚乳细胞（×300）

60. 牛角瓜 Niujiaogua

本品为萝藦科植物牛角瓜*Calotropis gigantea*(L.) Dry.ex Ait.f.的叶。解毒杀虫，祛痰定喘咳。有大毒。

叶 上表面有较多的非腺毛残基(图60-1)，同时也有少量的草酸钙砂晶(图60-2)。叶背面有大量非腺毛(图60-3)；非腺毛细胞壁较薄(图60-4)。叶脉横切面可观察到其上、下面均有较厚非腺毛(图60-5)，维管束的一些薄壁细胞中有草酸钙簇晶(图60-6)。

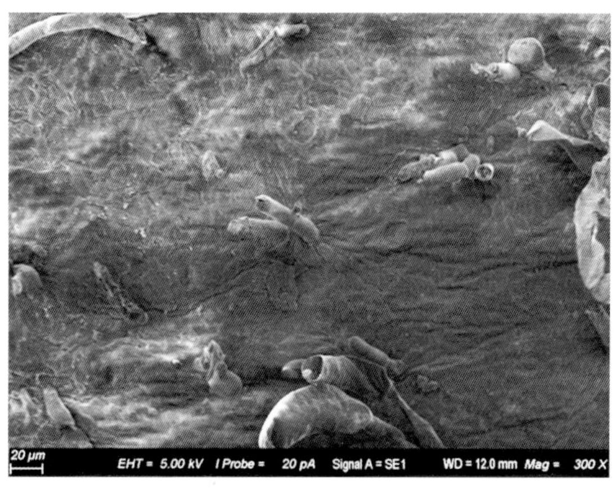

图60-1 叶上表面示非腺毛残基(×300)

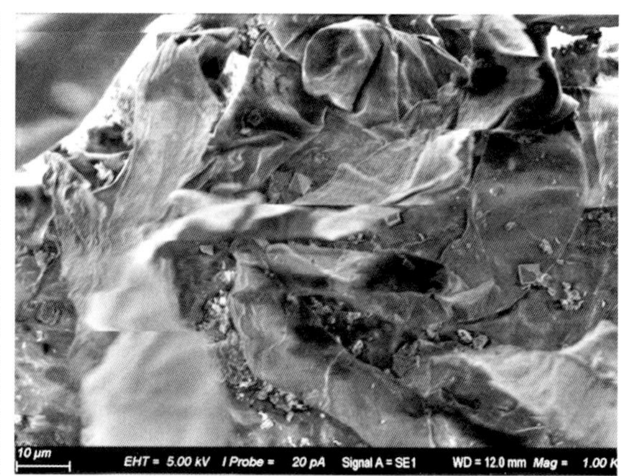

图60-2 叶上表面示草酸钙砂晶(×1 000)

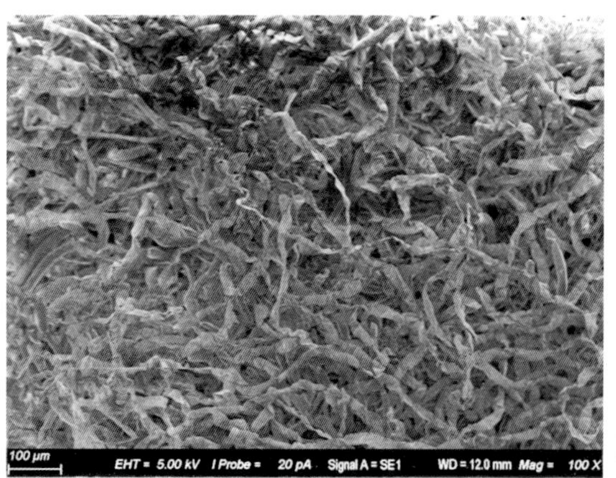

图60-3 叶下表面(×100)

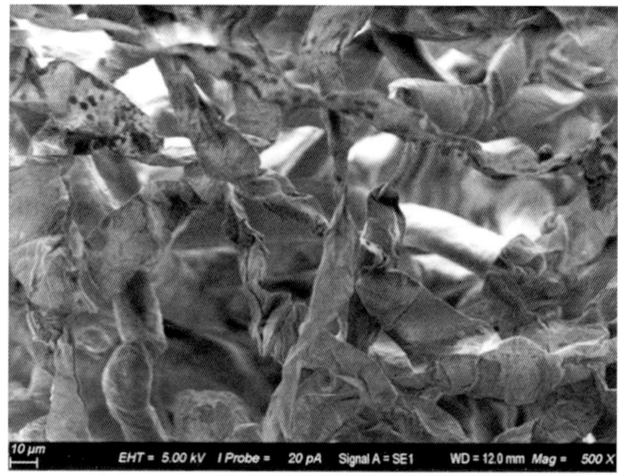

图60-4 叶下表面示非腺毛(×500)

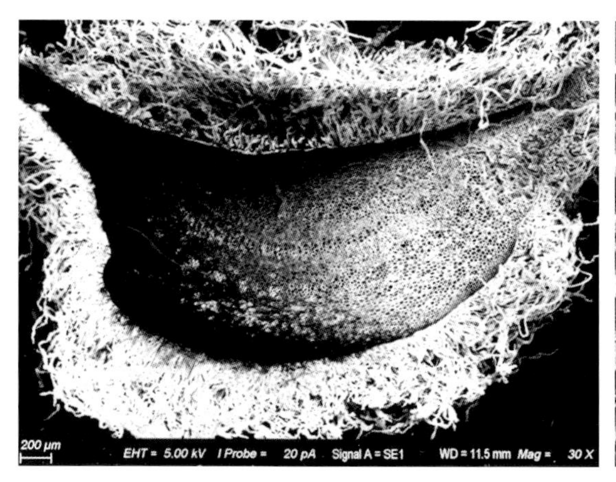

图60-5　叶中脉横切面（×30）

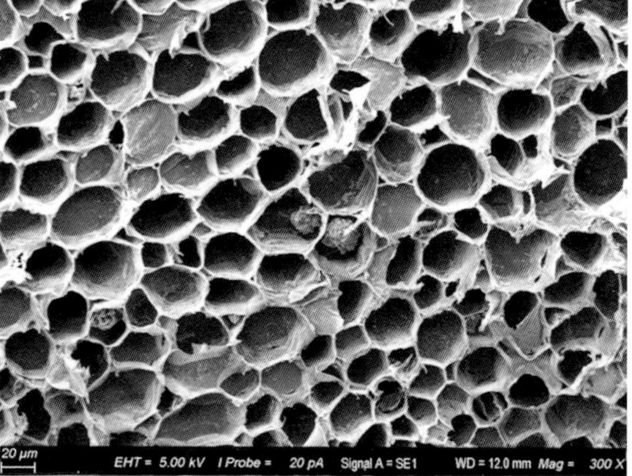

图60-6　叶中脉横切面（×300）

P

61. 蒲葵 Pukui

本品为棕榈科植物蒲葵*Livistona chinensis* R. Brown的根及种子。活血化瘀，软坚散结。有小毒。

根 根外部多层细胞木栓化，较为坚硬，内侧皮层细胞排列疏松，较为松脆（图61–1），维管柱中木质部导管口径大而明显，木纤维细胞排列紧密，中央有明显的髓部（图61–2）；皮层中薄壁细胞向内细胞变大（图61–3）；木质部木纤维壁厚，越靠近髓部，壁越薄（图61–4）；木纤维细胞壁有层纹样结构（图61–5），髓部细胞较大，直径10～60 μm（图61–6）；根皮细胞表层木质化清晰可见（图61–7）；导管类型为孔纹、梯纹组成的导管（图61–8）。

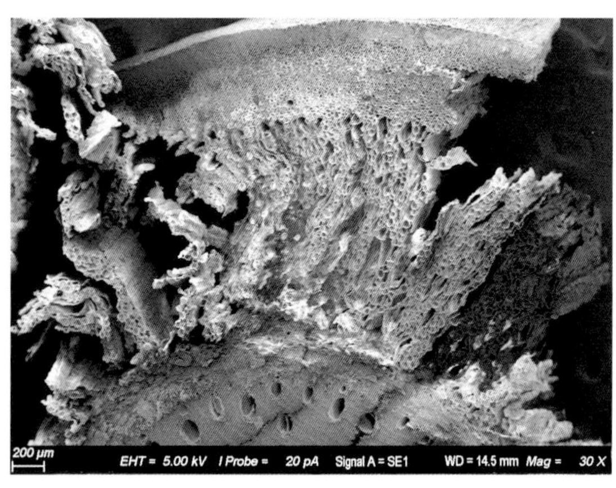

图61–1　根横切面示皮层（×30）

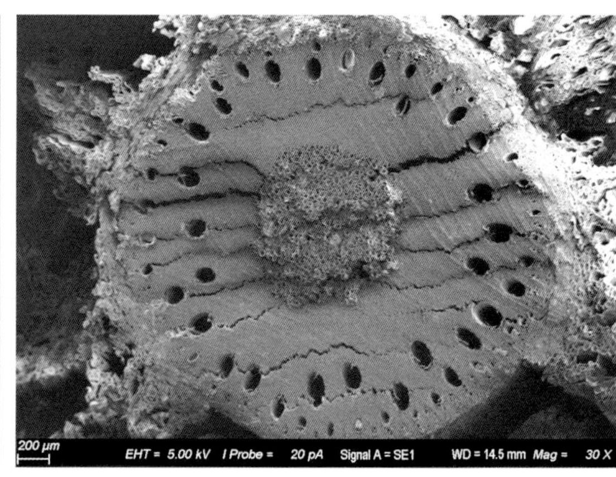

图61–2　根横切面示木质部和髓部（×30）

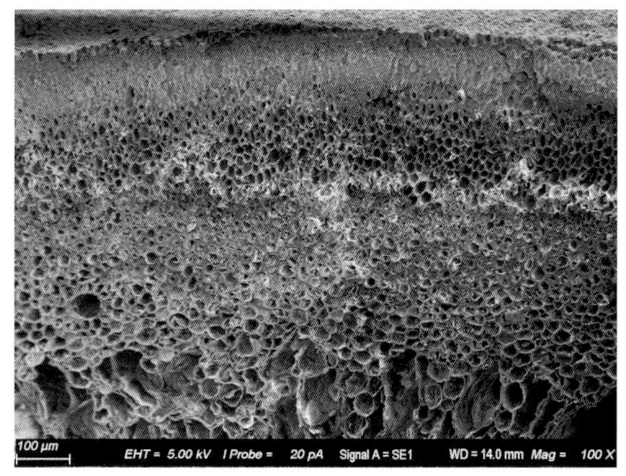

图61–3　皮层（×100）

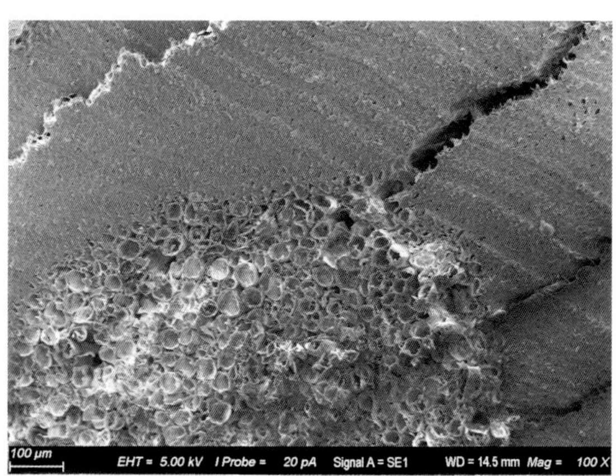

图61–4　木纤维和髓部（×100）

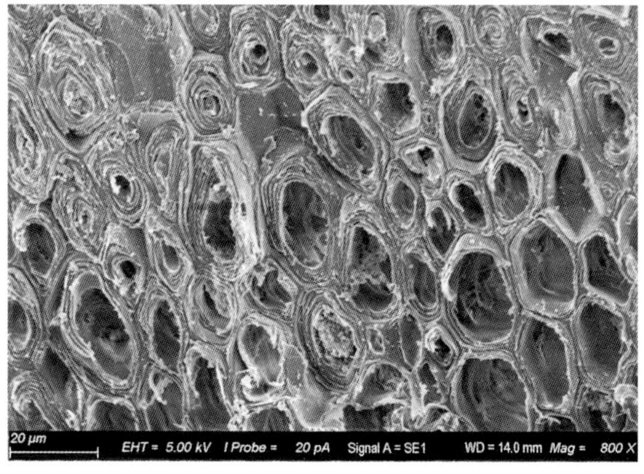

图61-5 木纤维细胞壁（×800）

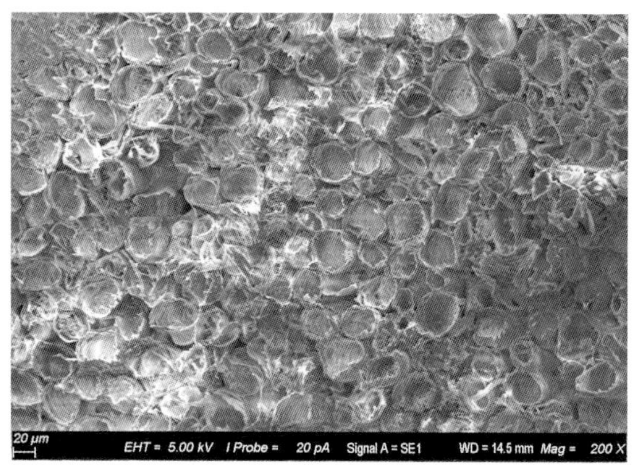

图61-6 髓部细胞（×200）

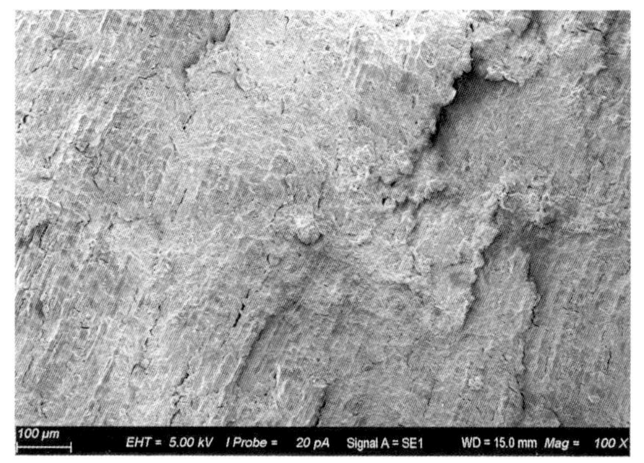

图61-7 根皮表面（×100）

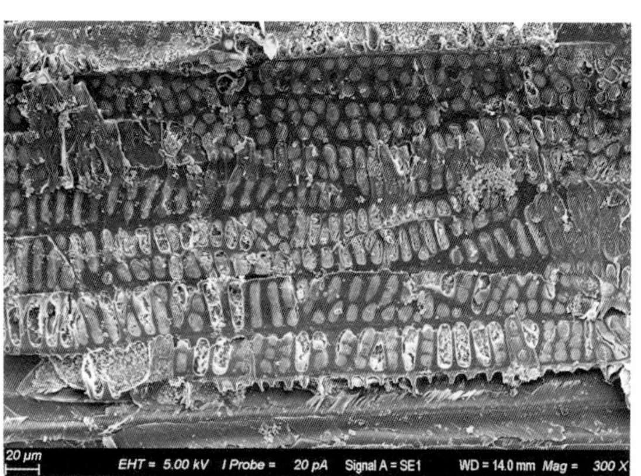

图61-8 根纵切面示导管（×300）

种子 果皮外表面有皱缩条纹及颗粒状物质（图61-9）；果皮内表面呈层片状，有的部位有圆形凸起（图61-10）；果皮横切可见薄壁细胞中有草酸钙方晶（图61-11）。种皮外表面角质层呈片状（图61-12）；种皮横切可见种皮细胞棱角分明（图61-13）；种仁表面细胞短棒状（图61-14）；种仁横切外侧几层细胞呈长条状（图61-15）；种仁横切面细胞腔呈空洞状（图61-16）。

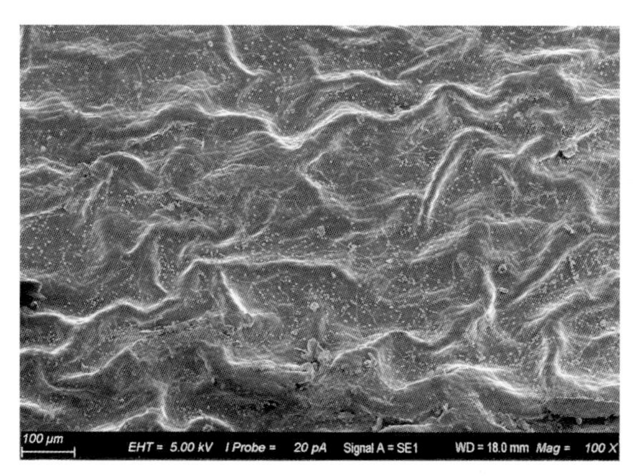

图61-9 果皮外表面（×100）

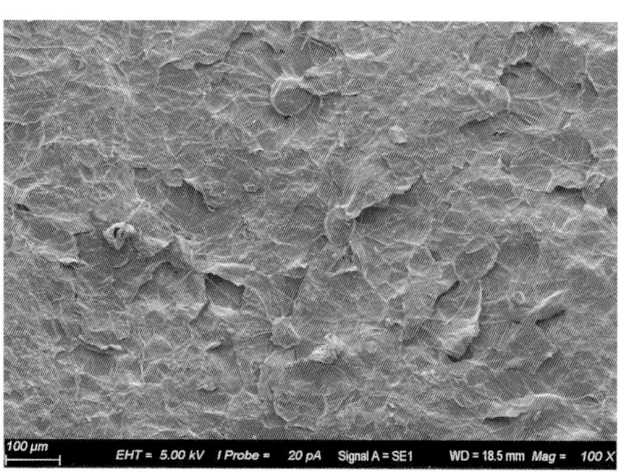

图61-10 果皮内表面（×100）

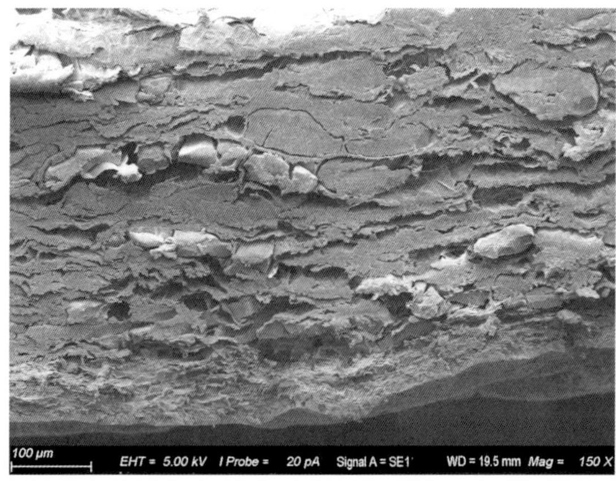

图61-11　果皮横切面（×150）

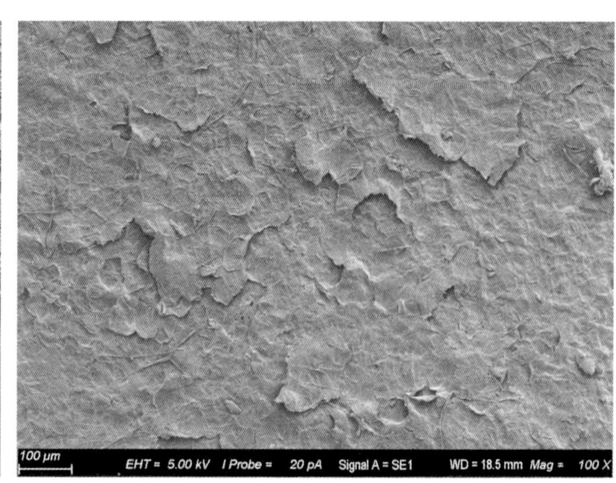

图61-12　种皮外表面（×100）

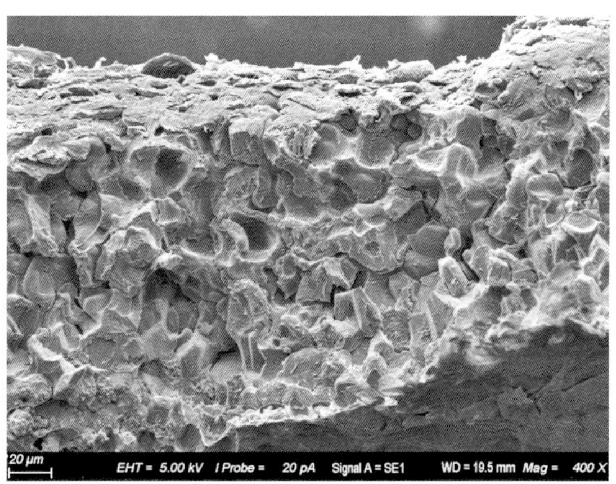

图61-13　种皮横切面（×400）

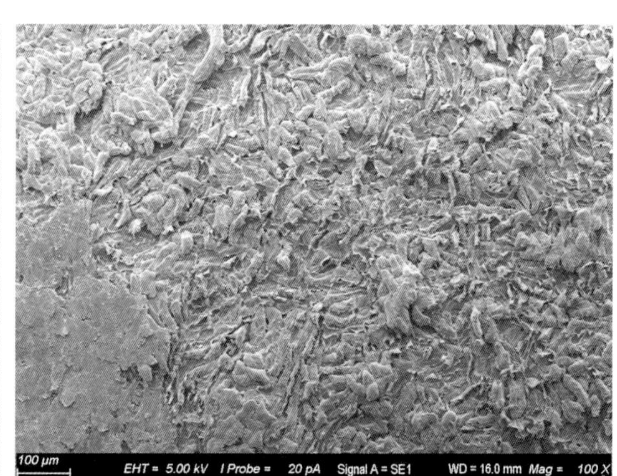

图61-14　种仁表面（×100）

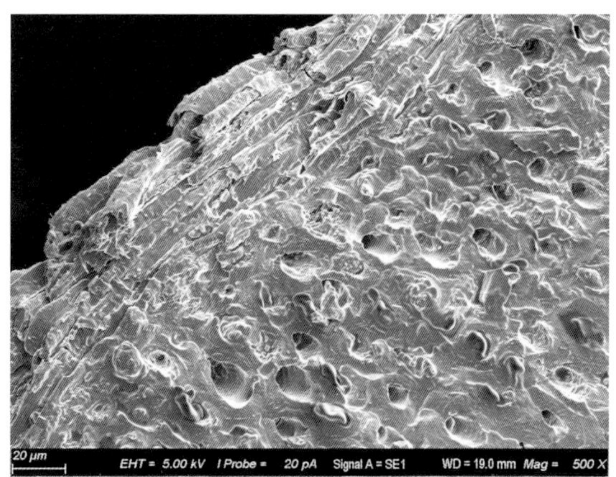

图61-15　种仁横切外侧（×500）

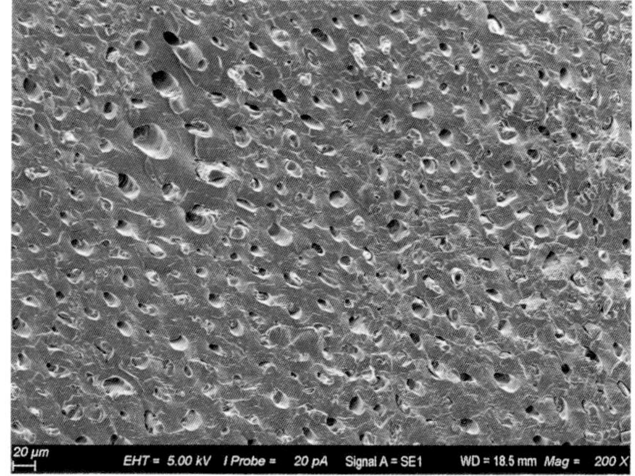

图61-16　种仁横切面（×200）

Q

62. 千里光 Qianliguang

本品为菊科植物千里光*Senecio scandens* Buch.-Ham.的地上部分。清热解毒，明目，利湿。有小毒。

茎　横切面皮层薄壁细胞大多呈近圆形(图62-1)。韧皮部薄壁细胞直径18～20 μm，可见内含物(图62-2)。木质部导管和射线明显(图62-3)，木射线细胞类方形，可见单纹孔(图62-4)，导管类型多为网纹导管(图62-5)和孔纹导管(图62-6)。髓部宽广，约占横切面的2/3，薄壁细胞直径30～100 μm(图62-7)。

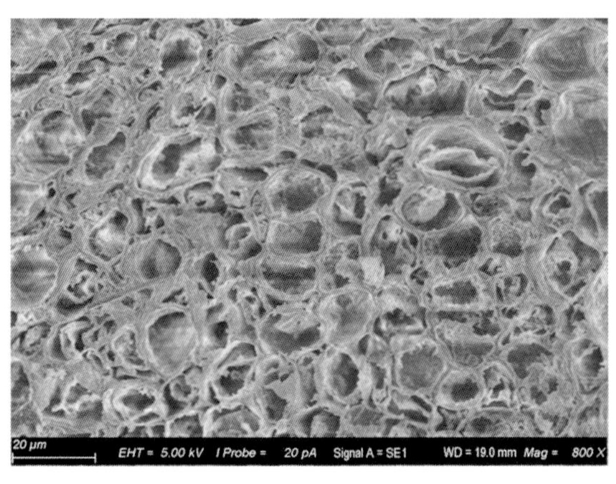

图62-1　皮层薄壁细胞(×800)

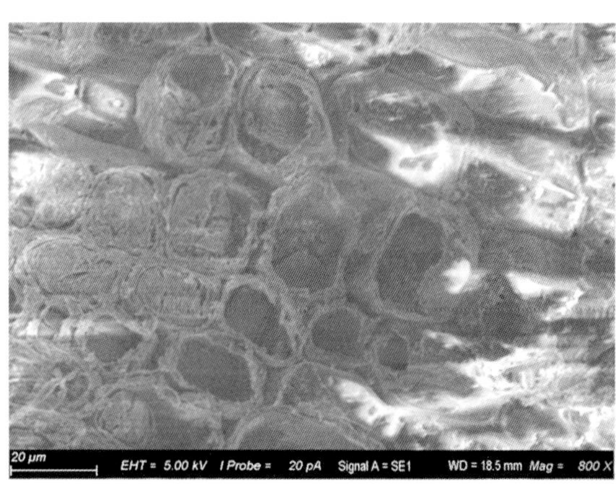

图62-2　韧皮部薄壁细胞内含物(×800)

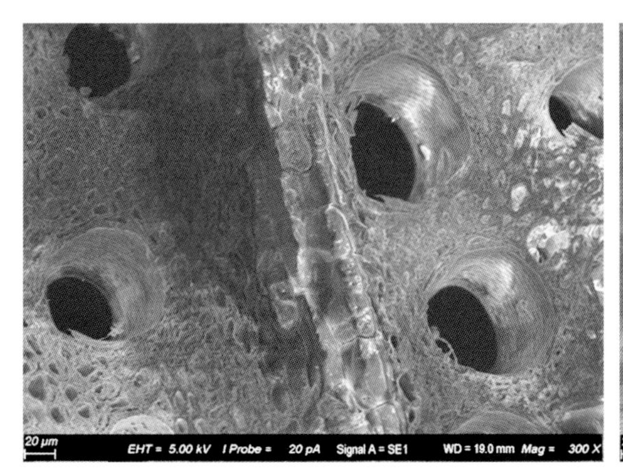

图62-3　木质部(×300)

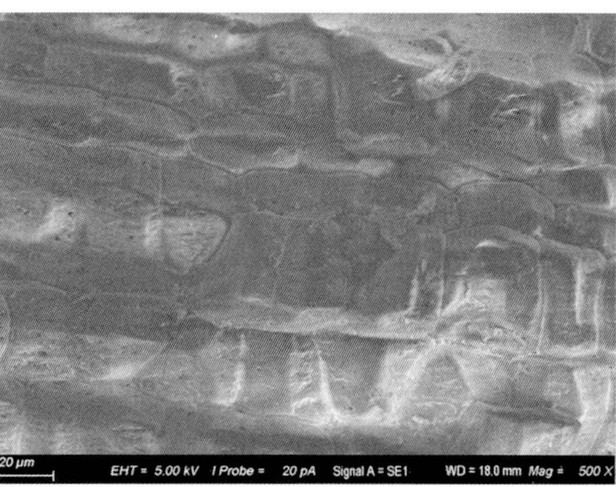

图62-4　木射线细胞(×500)

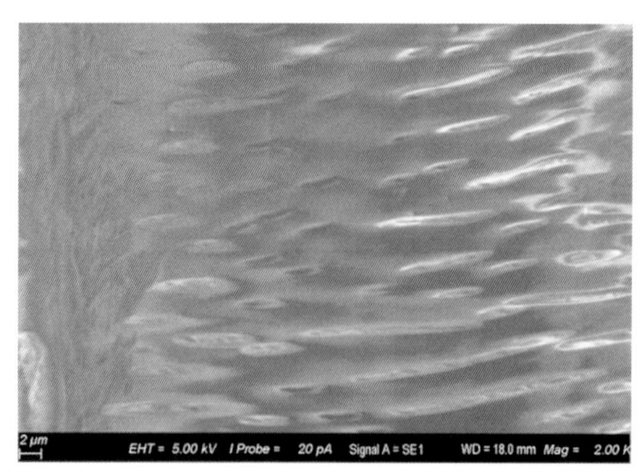

图62-5　网纹导管(×2 000)

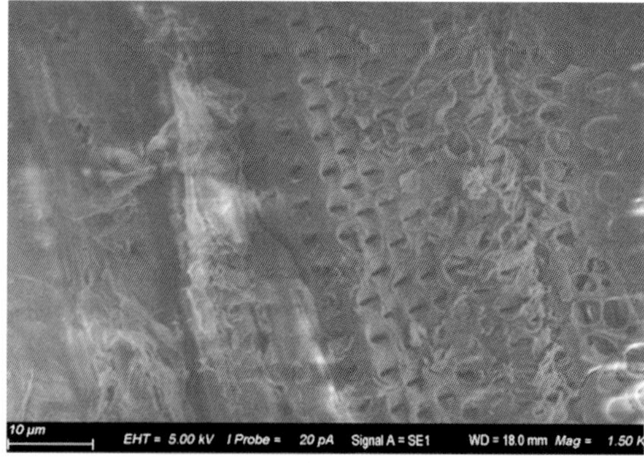

图62-6　孔纹导管(×1 500)

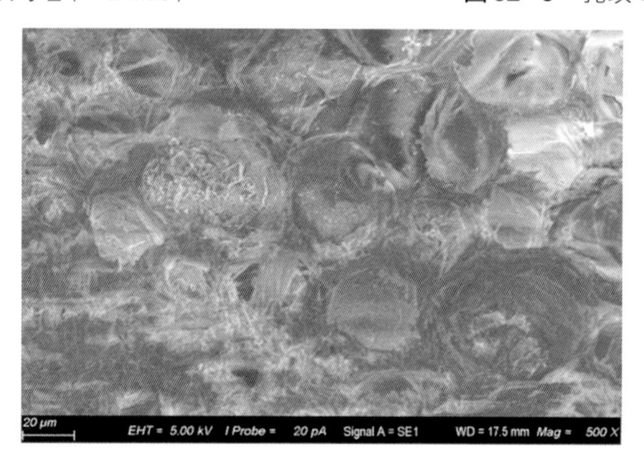

图62-7　髓部薄壁细胞(×500)

叶　上表皮细胞狭长而不规则,垂周壁微波状弯曲(图62-8)。有少量的不定式气孔(图62-9)。上表面稀疏分布有长短不一的单列性多细胞非腺毛(图62-10)。千里光叶下表皮叶脉处布满非腺毛(图62-11)。下表皮细胞形状不规则,垂周壁波状弯曲,长短不一的非腺毛直立或弯曲状存在(图62-12)。可见多数不定式气孔,气孔内缘有纹饰(图62-13)。

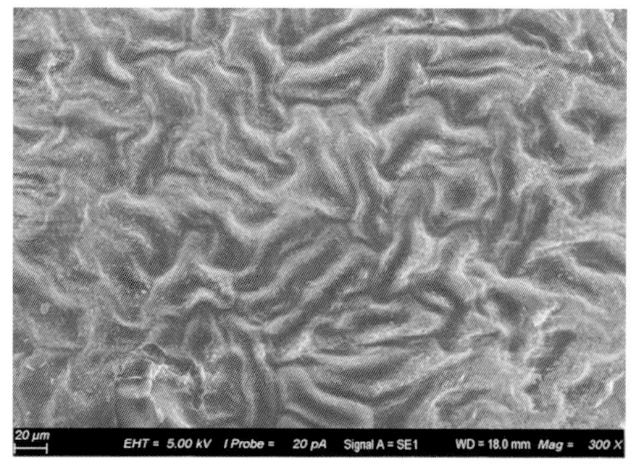

图62-8　叶上表皮细胞(×300)

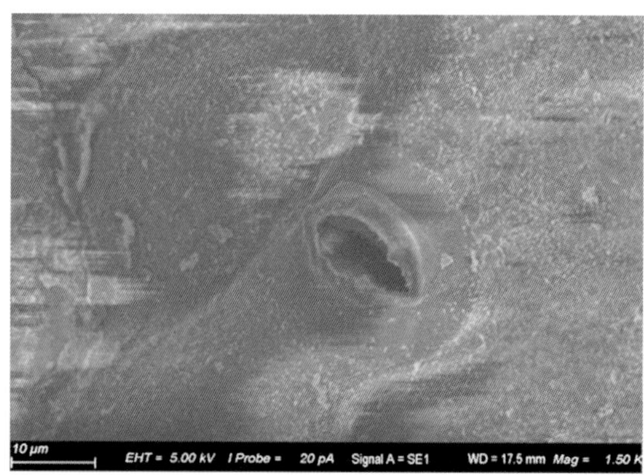

图62-9　叶上表面不定式气孔(×1 500)

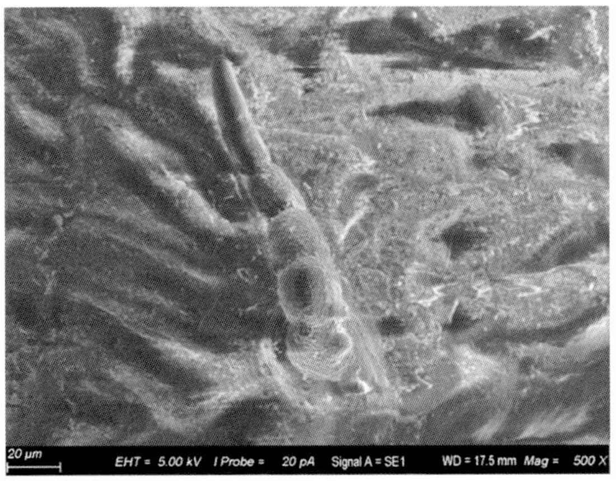

图62-10 多细胞非腺毛（×500）

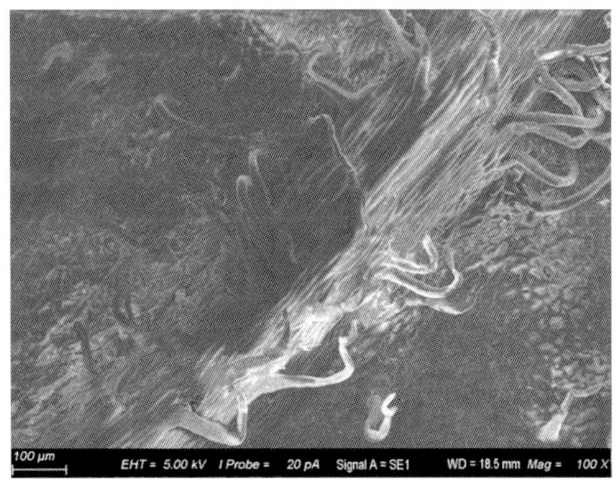

图62-11 下表面叶脉处非腺毛（×100）

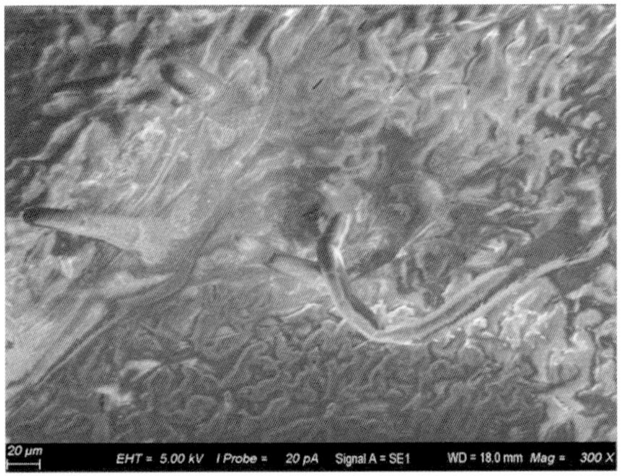

图62-12 叶下表面（×300）

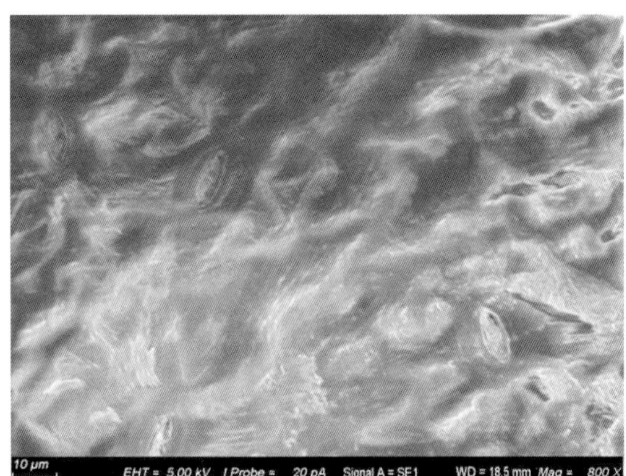

图62-13 不定式气孔（×800）

63. 牵牛子 Qianniuzi

本品为旋花科植物裂叶牵牛*Pharbitis nil*（L.）Choisy或圆叶牵牛*Pharbitis purpurea* (L.) Vogit的干燥成熟种子。泻水通便，消痰涤饮，杀虫攻积。有毒。

种子 表面粗糙，表皮细胞垂周壁凸起；簇状分布的单细胞非腺毛扁平，长30～100 μm，宽12～25 μm（图63-1）；种脐处非腺毛密集（图63-2）。横切面可见2子叶呈折叠状（图63-3）；内种皮为1列排列紧密的栅状细胞，长70 μm左右（图63-4）。

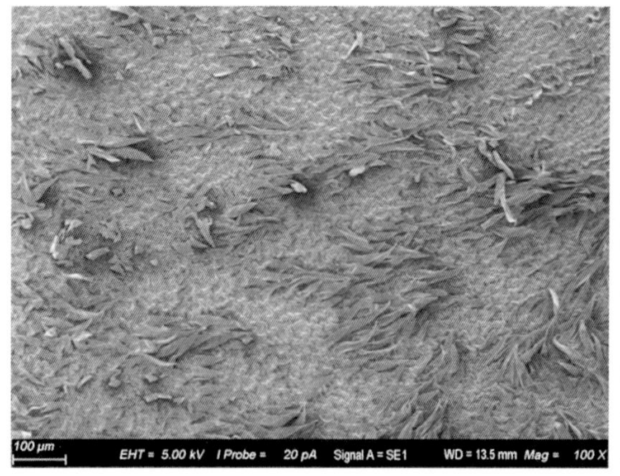

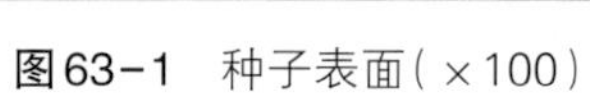
图63-1 种子表面(×100)

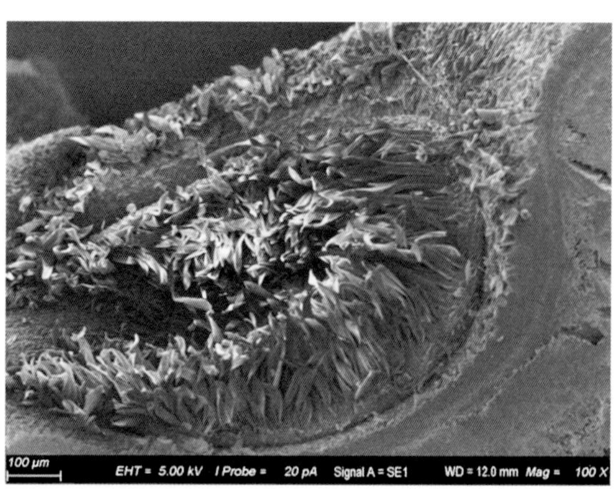

图63-2 种脐处非腺毛(×100)

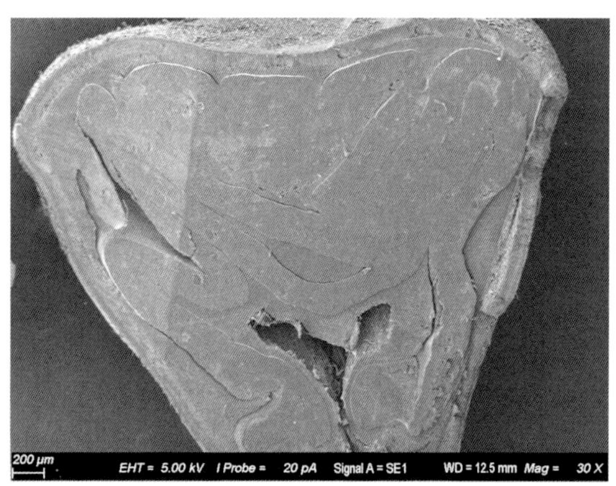

图63-3 种子横切面(×30)

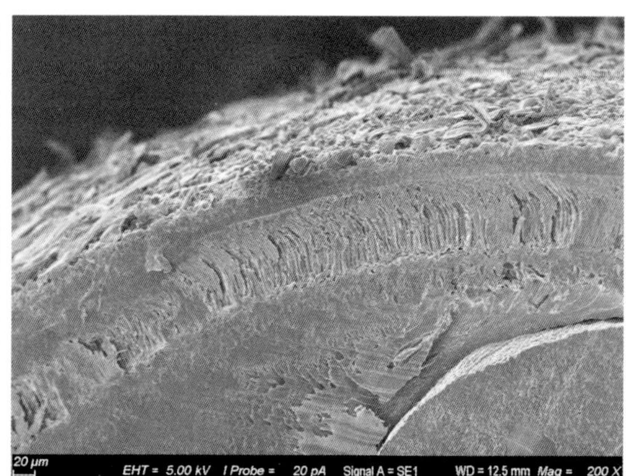

图63-4 栅状细胞(×200)

S

64. 山菅兰根 Shanjianlangen

本品为百合科植物山菅兰 *Dianella ensifolia*（L.）DC.的根。拔毒消肿。有毒。

根 横切面皮层薄壁细胞12～15层，维管柱后生木质部导管孔径较大，有明显的内皮层，中央具髓部（图64-1）。表皮和外皮层都为1列细胞，细胞形状相似。皮层薄壁细胞近圆形，细胞壁薄，细胞间隙大。根表面观表皮细胞为长方形，表面有附着物（图64-2）。木质部导管类型有梯纹导管（图64-3）、孔纹导管（图64-4）和梯网纹导管（图64-5）。

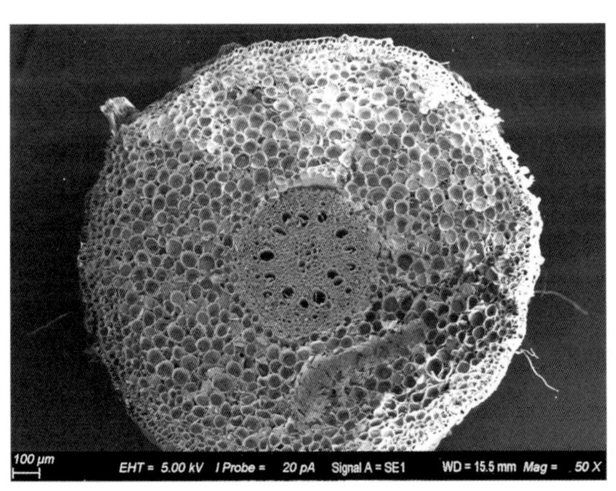

图64-1 根横切面（×50）

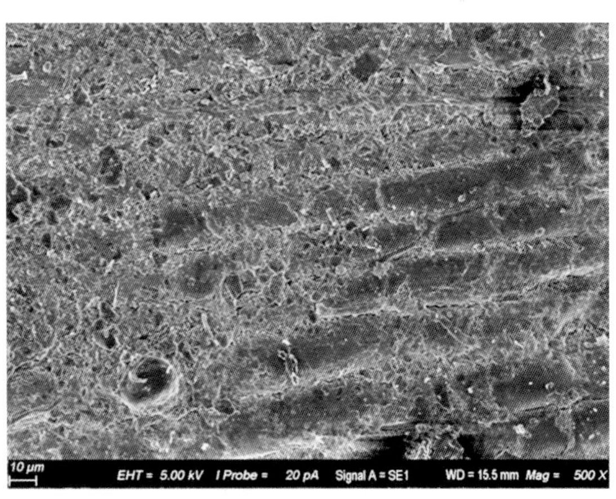

图64-2 表皮细胞的大量附着物（×500）

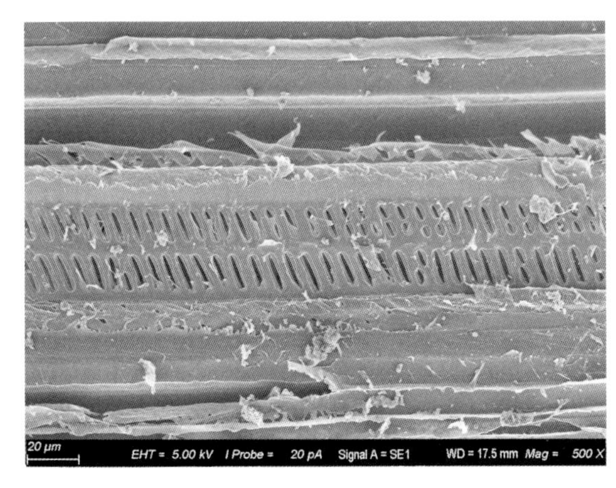

图64-3 纵切面梯纹导管（×500）

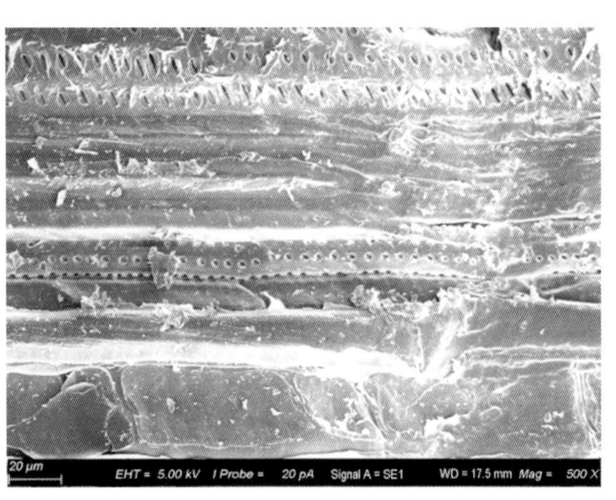

图64-4 纵切面孔纹导管（×500）

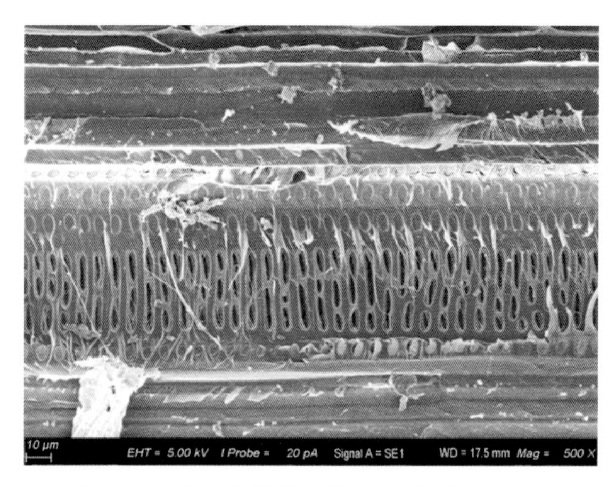

图64-5 纵切面梯纹导管、网纹导管（×500）

65. 珊瑚豆 Shanhudou

本品为茄科植物珊瑚樱*Solanum pseudocapsicum* var. *diflorum*（Vell.）Bitter的成熟果实。祛风湿，通经络，消肿止痛。有毒。

果实 横切面可见外果皮较薄，有1～2层细胞，果肉细胞多层，还可见多个室分隔开成多个隔室，内含多粒种子，内果皮极薄而未木质化（图65-1）。胚乳细胞内含淀粉粒。导管为网纹导管（图65-2）。

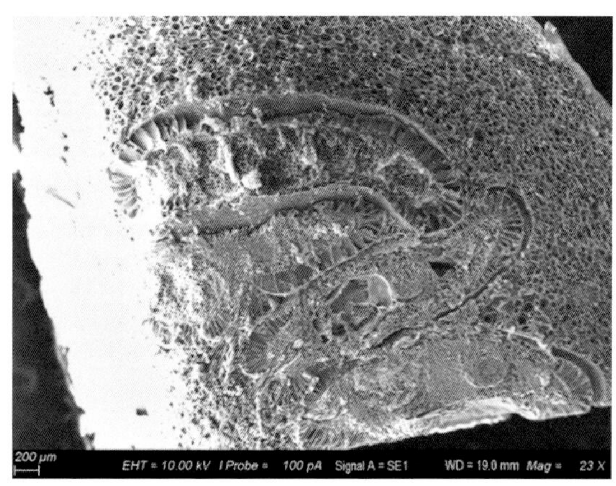

图65-1 果实横切面（×23）

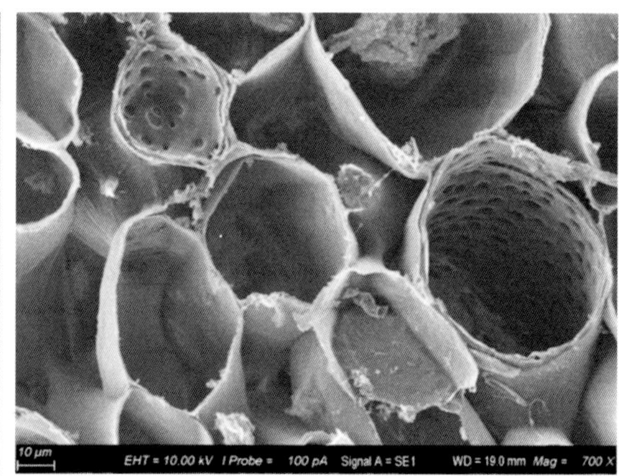

图65-2 果实横切面示导管（×700）

66. 商陆 Shanglu

本品为商陆科植物垂序商陆*Phytolacca americana* L. 的根。逐水消肿，通利二便；外用解毒散结。有毒。

根 横切面可见薄壁细胞草酸钙针晶成束存在，针晶束长40～90 μm（图66-1）。有些薄壁细胞中可见草酸钙方晶，直径10～15 μm（图66-2）。薄壁细胞中淀粉粒常呈球形，为单粒淀粉粒，直径6～10 μm（图66-3）。横切面可见木质部中螺纹导管，直径30～40 μm（图66-4）。纵切面可见网纹导管，直径30～40 μm（图66-5）。

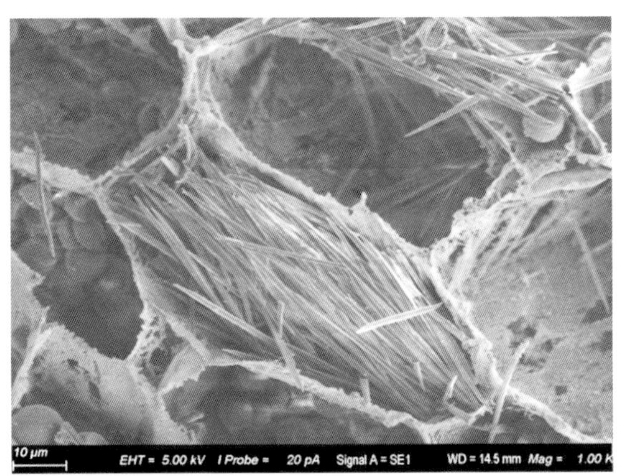

图66-1 薄壁细胞中草酸钙针晶束（×1 000）

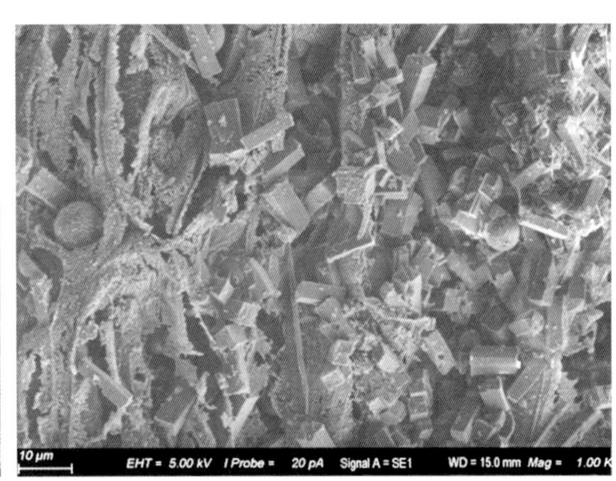

图66-2 薄壁细胞中草酸钙方晶（×1 000）

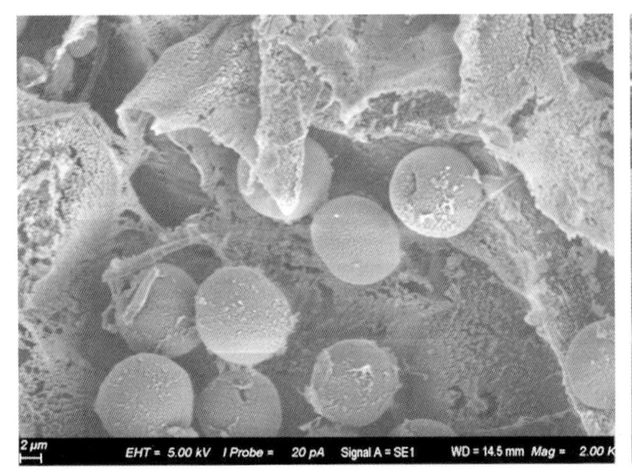

图66-3 薄壁细胞中淀粉粒（×2 000）

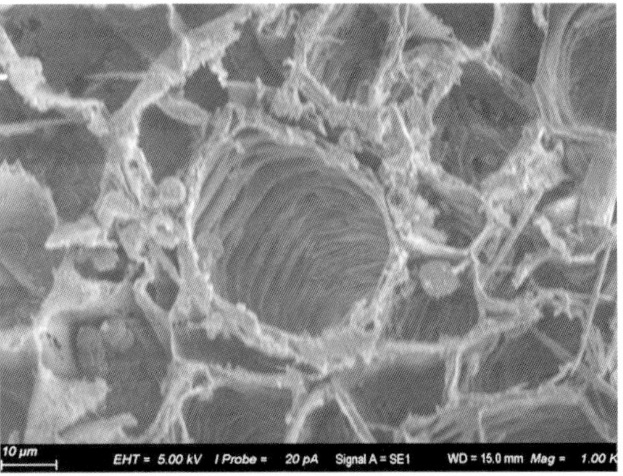

图66-4 横切面螺纹导管（×1 000）

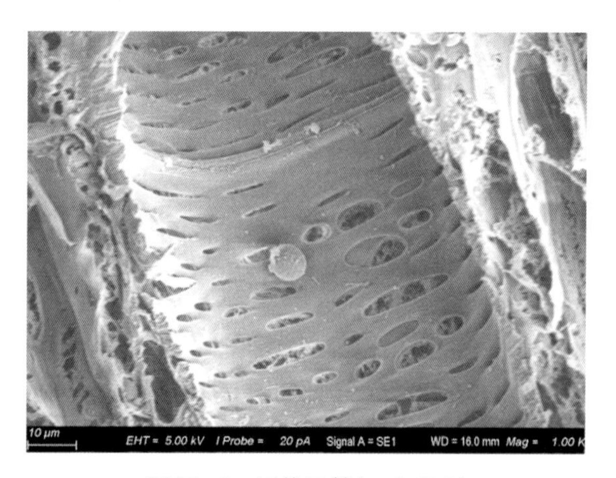

图66-5 网纹导管(×1 000)

67. 蛇床子 Shechuangzi

本品为伞形科植物蛇床 *Cnidium monnieri*(L.)Cuss. 的成熟果实。燥湿祛风,杀虫止痒,温肾壮阳。有小毒。

果实 分果有突起的脊线5条(图67-1)。脊线上有颗粒状附着物,横切面观察到其内的薄壁细胞较为密集(图67-2),不规则网状纹理底部具有细小颗粒状附着物(图67-3);果皮脱离后,仍可见种子一侧的结合面平整,另一侧有脊线(图67-4),胚乳细胞形状不规则,其中糊粉粒和脂肪粒呈颗粒状(图67-5),胚乳与种皮明显分离(图67-6)。

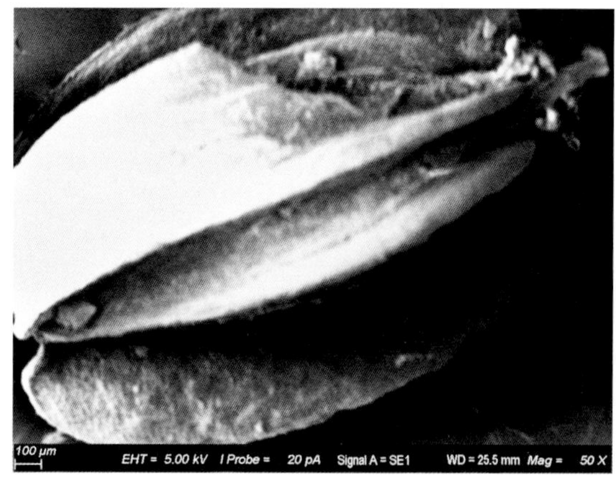

图67-1 果实突起的脊线(×50)

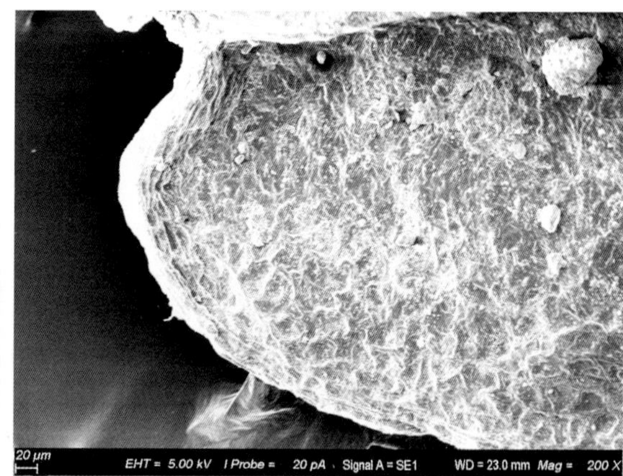

图67-2 果实横切面脊线部分的细胞(×200)

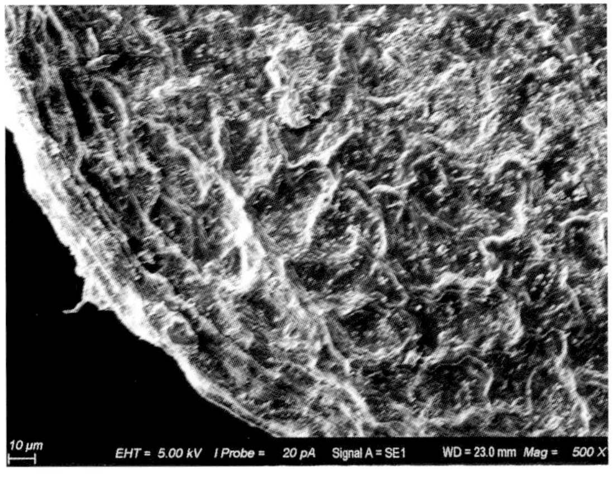

图67-3 横切面细小颗粒状附着物（×500）

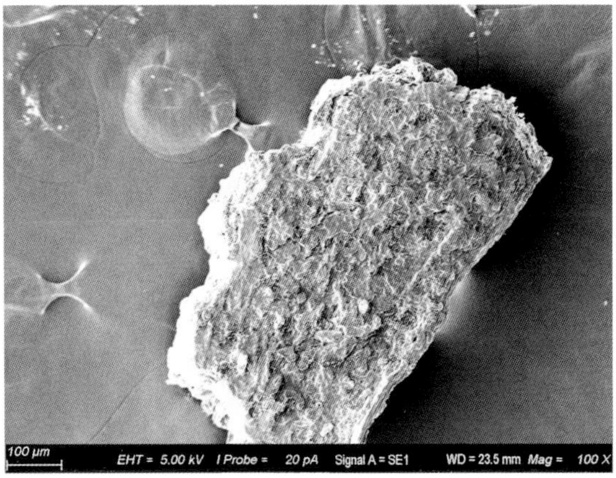

图67-4 种子横切面（×100）

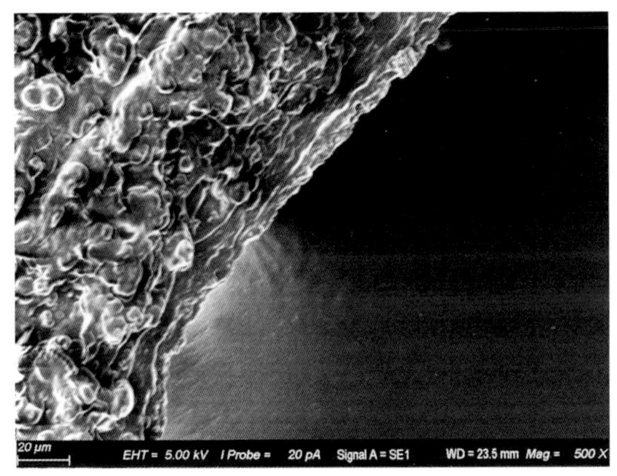

图67-5 胚乳（×500）

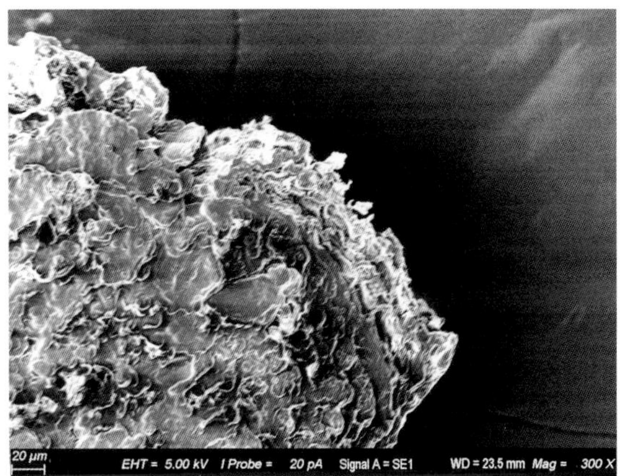

图67-6 胚乳和种皮（×300）

68. 蛇莓 Shemei

本品为蔷薇科植物蛇莓*Duchesnea indica*（Andr.）Focke的全草。清热，凉血，消肿，解毒。有小毒。

叶 上表面和下表面均有非腺毛和腺毛（图68-1、图68-2），非腺毛长200～1 000 μm，主要存在于叶脉处（图68-2），腺毛为长柄的头状腺毛，气孔分布于下表面，下表皮细胞垂周壁波状弯曲（图68-3），气孔保卫细胞周围有6～8个表皮细胞呈辐射状排列（图68-4），叶横切可见中脉向外突出，中央有一维管束（图68-5），导管类型一般为螺纹导管（图68-6）。

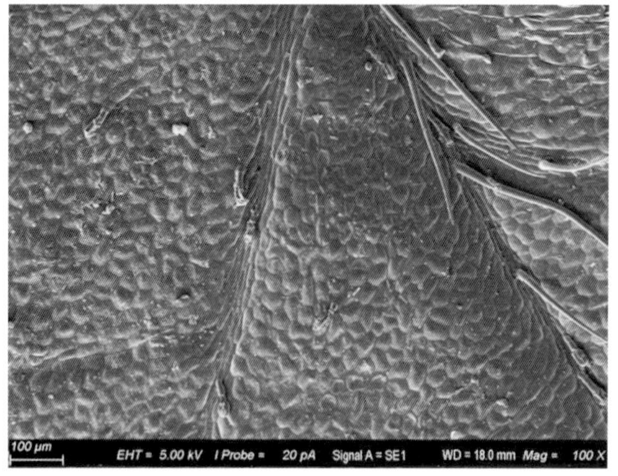

图68-1 叶上表面（×100）

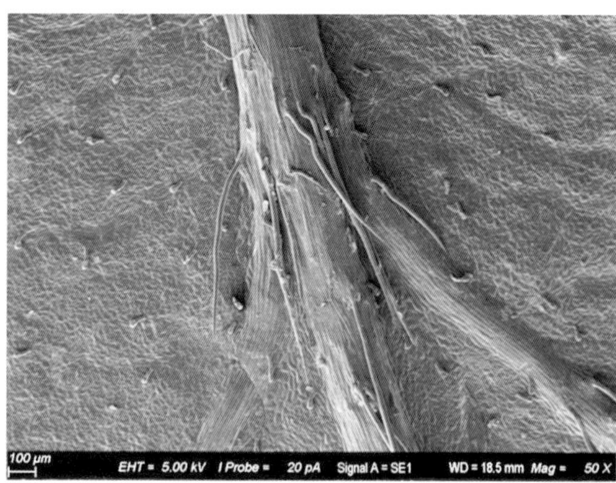

图68-2 叶下表面（×50）

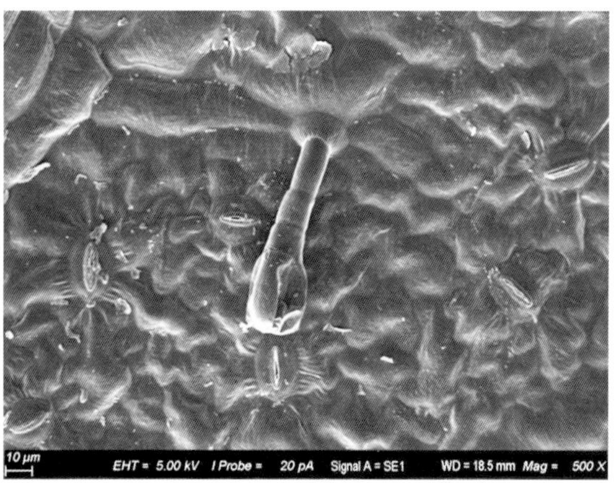

图68-3 叶下表面腺毛（×500）

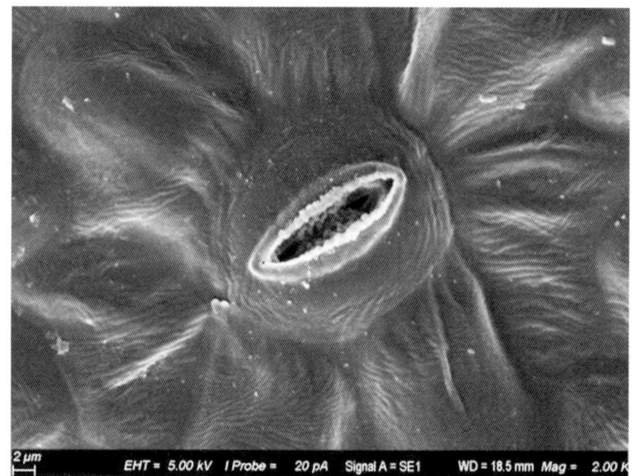

图68-4 叶下表面气孔（×2 000）

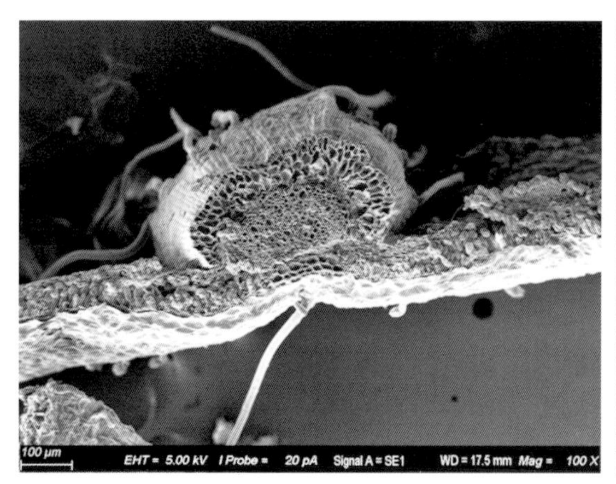

图68-5 叶横切面（×100）

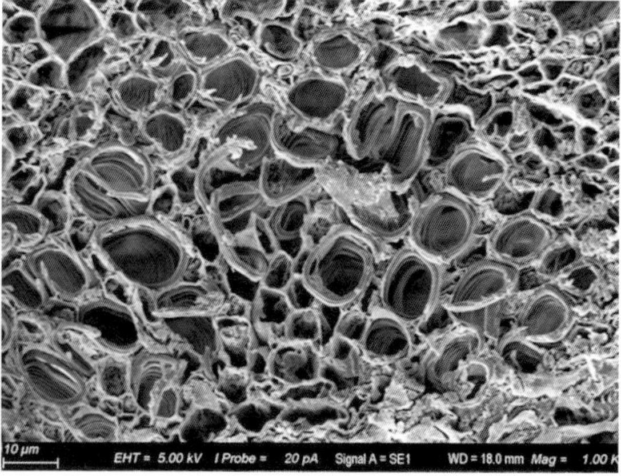

图68-6 叶中脉中的导管（×1 000）

69. 石楠叶 Shinanye

本品为蔷薇科植物石楠*Photinia serrulata* Lindl.的叶。祛风,通经,益肾。有小毒。

叶 上表皮角质层厚,有大小不等的蜡质颗粒,表皮细胞垂周壁隐约可见,表皮细胞多为六边形(图69-1),下表皮分布有大量的气孔,气孔类型为环列型。气孔大小不一。下表皮角质层较厚,表皮细胞垂周壁不明显(图69-2)。

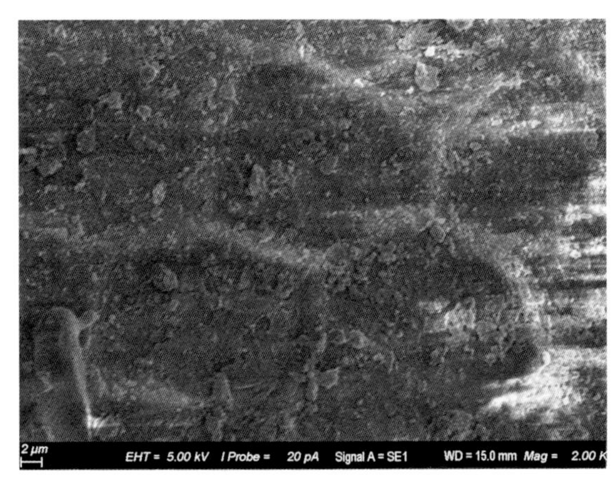

图69-1 叶上表皮(×2 000)

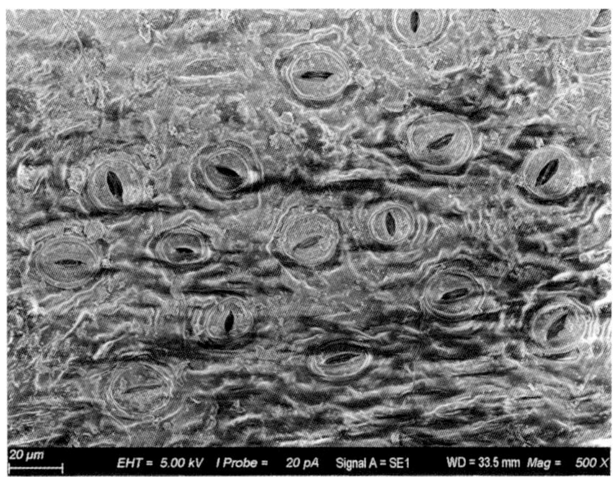

图69-2 叶下表皮(×500)

70. 苏铁 Sutie

本品为苏铁科植物苏铁*Cycans revoluta* Thunb.的叶、根、花及种子。清热、平肝、止血、散瘀。有毒。

叶 上表面光滑,角质层厚,散布有草酸钙方晶,长4～12 μm,宽2～6 μm(图70-1);叶下表面有非腺毛,扁平扭曲,长500～700 μm(图70-2),叶背面有下陷的气孔,仅见开口(图70-3);从叶横切可见叶边缘向背部反卷,下表面中脉凸起(图70-4);叶上表皮为复表皮,栅栏组织细胞较长,海绵细胞平铺,排列紧密,下表皮下栅栏组织细胞较短(图70-5);叶脉维管束周围薄壁细胞中有草酸钙方晶(图70-6)。

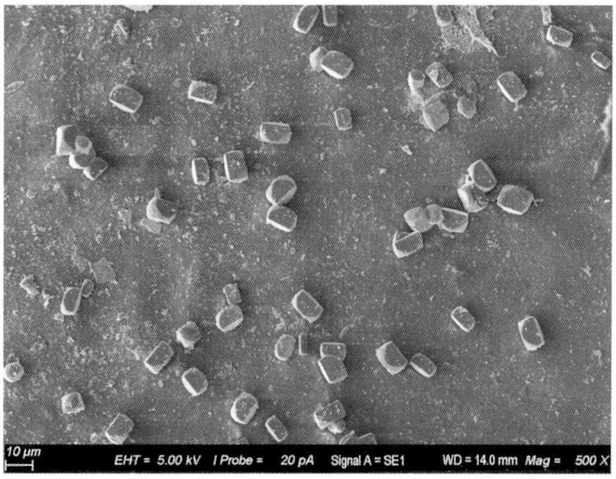

图70-1　叶上表面（×500）

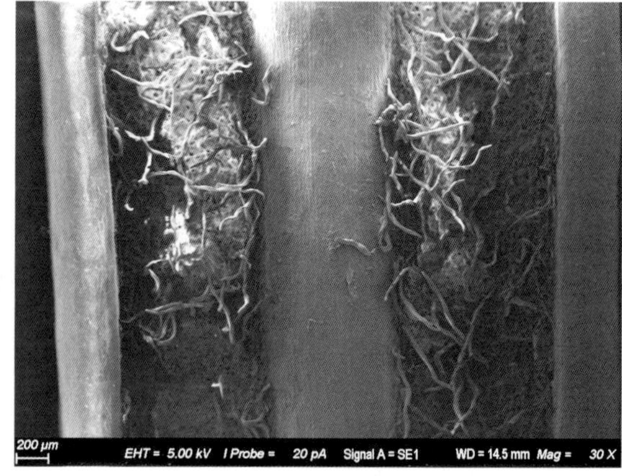

图70-2　叶下表面（×30）

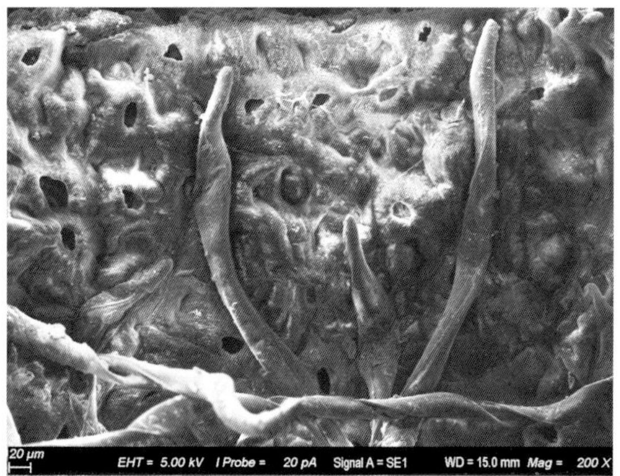

图70-3　叶下表面的气孔（×200）

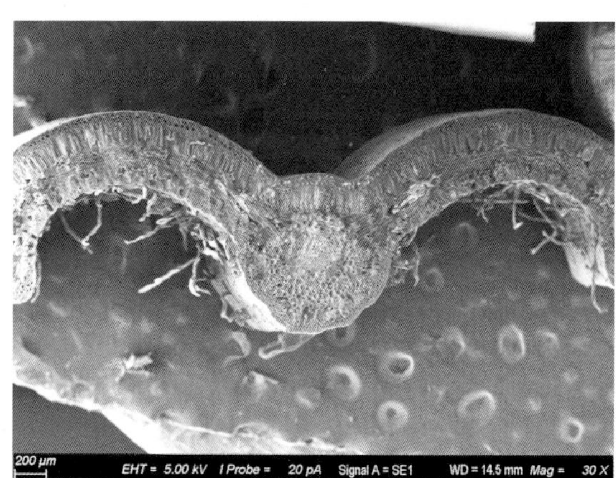

图70-4　叶横切面（×30）

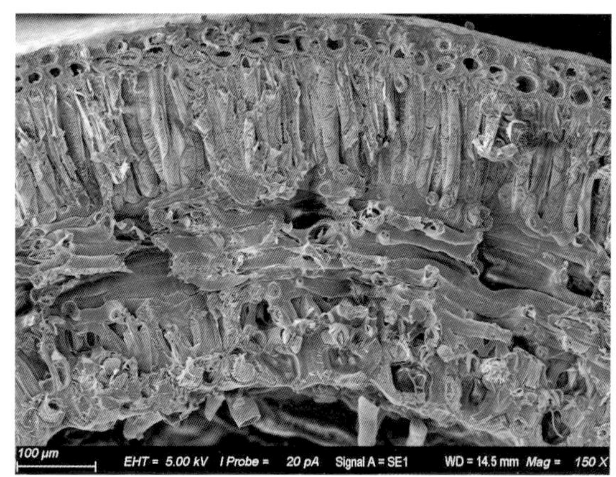

图70-5　叶横切面（×150）

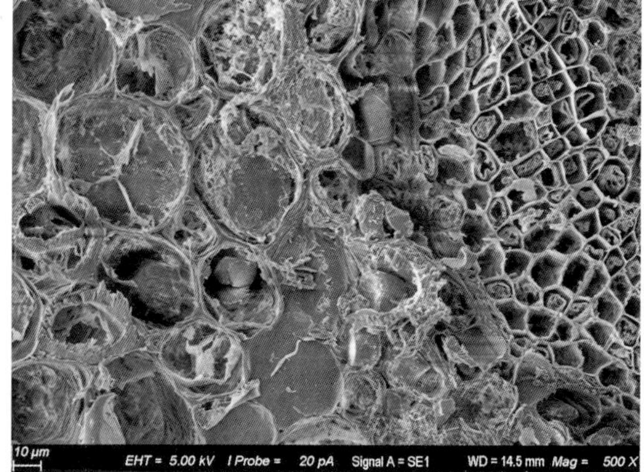

图70-6　叶脉维管束周围薄壁细胞内草酸钙方晶（×500）

种子　外表面角质层厚，有小孔（图70-7）；外种皮内侧面有片状薄膜（图70-8）；内种皮外侧呈层片状，有线状物（图70-9）；内种皮内侧和外侧相似（图70-10）；内种皮横切可见细胞层次分明（图70-11）；种仁表面皱缩（图70-12）；种仁横切面有较多的球形淀粉粒，直径5～20 μm（图70-13）。

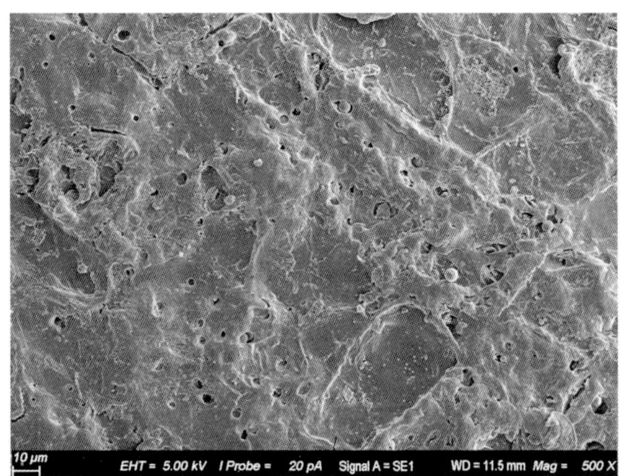

图70-7　种子外表面（×500）

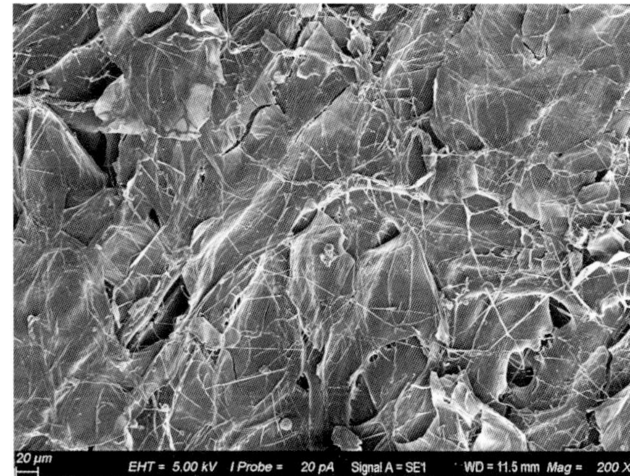

图70-8　种皮内表面（×200）

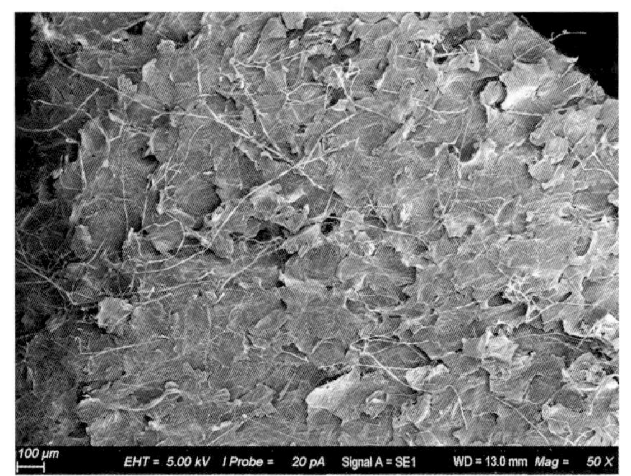

图70-9　内种皮外侧（×50）

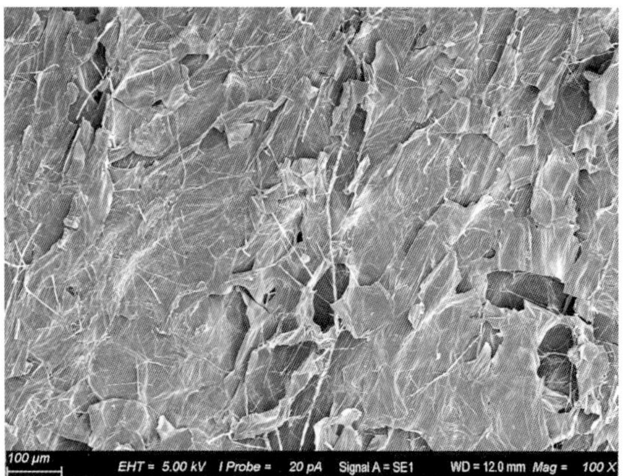

图70-10　内种皮内侧（×100）

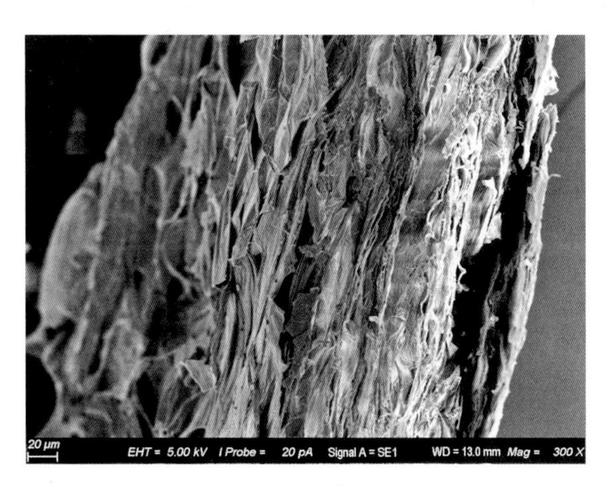

图70-11　内种皮横切面（×300）

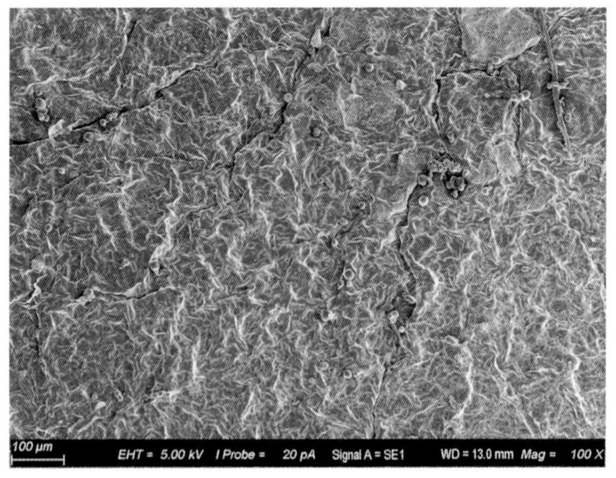

图70-12　种仁表面（×100）

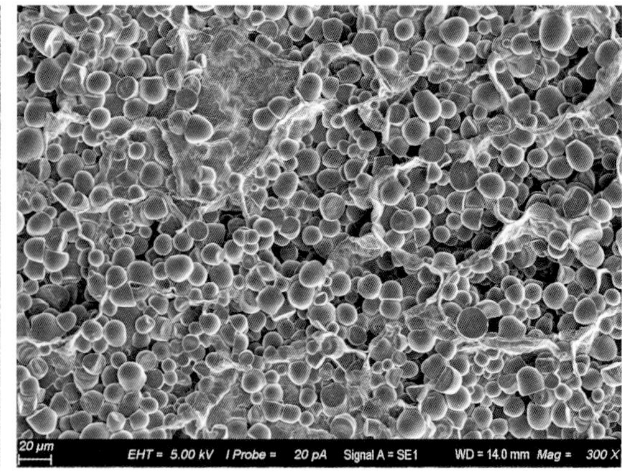

图70-13　种仁横切面示淀粉粒（×300）

T

71. 田旋花 Tianxuanhua

本品为旋花科植物田旋花*Convolvulus arvensis* L.的干燥全草。祛风，止痛，止痒。有毒。

茎 表皮由1层切向长方形细胞组成，细胞排列紧密；皮层由多层薄壁细胞组成；髓射线不明显，髓部由大型薄壁细胞组成，可见螺纹导管（图71-1）；薄壁细胞内含有草酸钙簇晶（图71-2）。

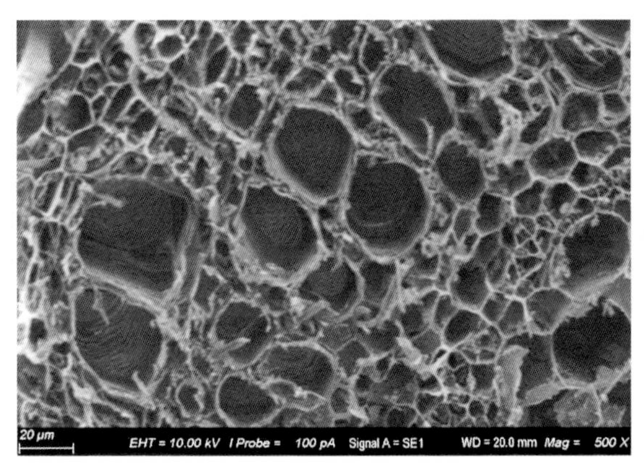

图71-1 茎横切面（×500）

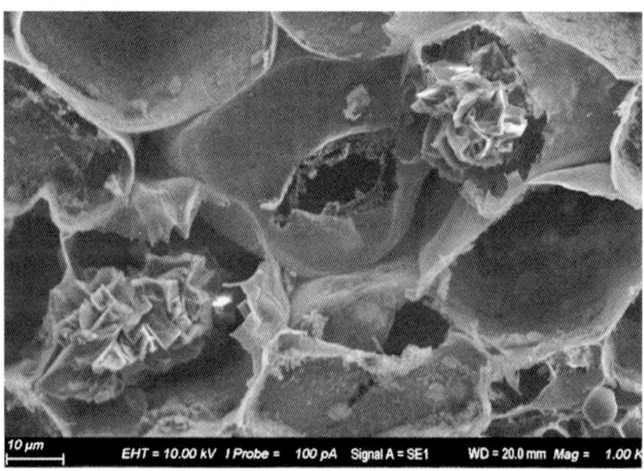

图71-2 草酸钙簇晶（×1 000）

叶 叶横切面观可见叶肉栅栏组织细胞短柱状且排列紧密，海绵组织细胞3～4层，细胞形状不规则，主脉为周韧型维管束，在韧皮部与木质部之间尚有形成层的存在，主脉外围为薄壁组织，导管为螺纹导管（图71-3）。叶片上、下表皮均由1层较大的扁平细胞组成，气孔与表皮细胞在同一水平，气孔内有较大的孔下室（图71-4）。

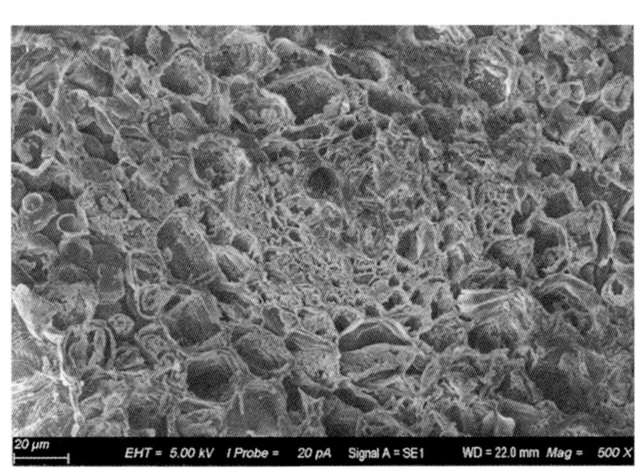

图71-3 叶横切面（×500）

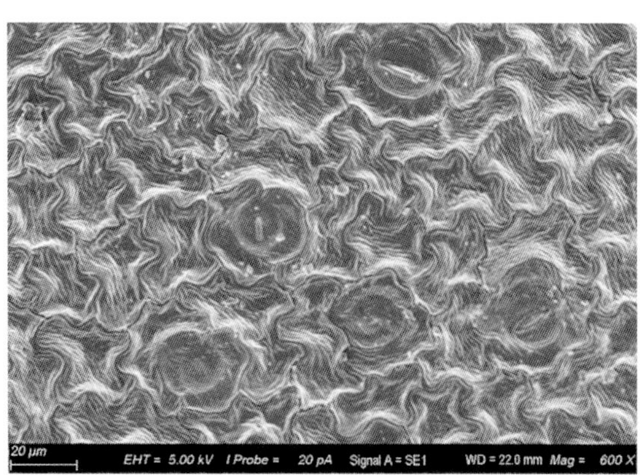

图71-4 叶表面（×600）

72. 铁棒锤 Tiebangchui

本品为毛茛科植物铁棒锤*Aconitum pendulum* Busch的块根。活血祛瘀，祛风除湿，消肿止痛。有大毒。

块根 横切面韧皮部薄壁细胞长方形，充满大小不等的类圆形淀粉粒，以单粒或复粒存在，直径5～10 μm，同时散布有草酸钙方晶，直径10～20 μm（图72-1）。木质部薄壁细胞等径，可见细胞壁上的单纹孔，直径1～2 μm，薄壁细胞中充满大小不等的淀粉粒，直径10～15 μm（图72-2）。根纵切面韧皮部薄壁细胞等径，其中充满大小不等的类圆形淀粉粒，单粒或复粒存在，直径在5～10 μm（图72-3）。木质部薄壁细胞中淀粉粒球形，表面光滑，直径10～15 μm（图72-4）。

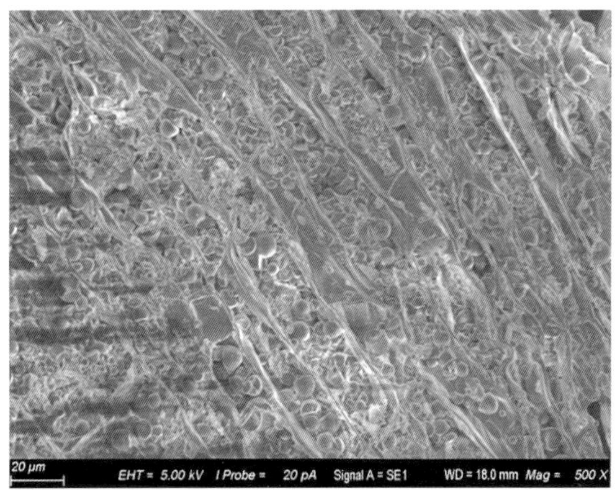

图72-1 韧皮部薄壁细胞淀粉粒及草酸钙柱晶（×500）

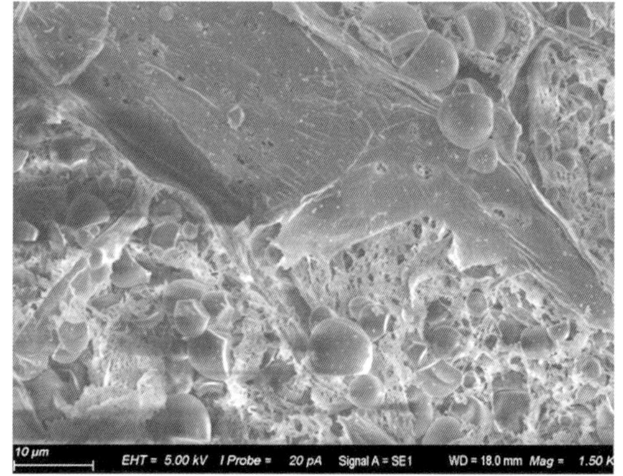

图72-2 木质部薄壁细胞中的淀粉粒（×1 500）

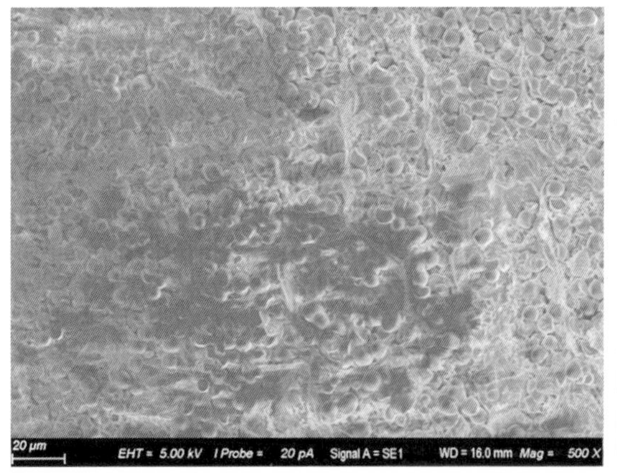

图72-3 根纵切面薄壁细胞中淀粉粒（×500）

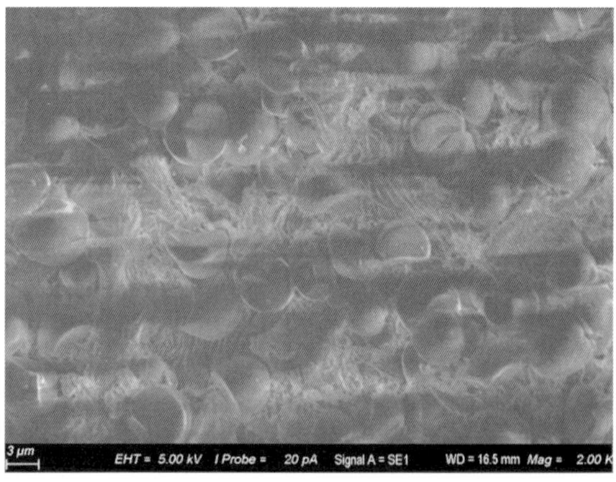

图72-4 木质部螺纹导管及淀粉粒（×2 000）

73. 兔儿伞 Tuersan

本品为菊科植物兔儿伞*Syneilesis aconitifolia* Maxim.的干燥全草。祛风除湿，活血解毒。有毒。

根 主根横切面可见髓部薄壁细胞直径较大，50～100 μm，类圆形或长椭圆形，维管束扁圆形，6～13个(图73-1、73-2)。主根表面可见根皮附有众多长条状根毛(图73-3)。侧根横切面可见中央髓部较小，薄壁细胞排列紧密，类圆形，维管束连成一圈，呈环状(图73-4)；木栓层有2～3层细胞构成，细胞类圆形；皮层宽广(图73-5)；薄壁细胞内含物填满整个组织(图73-6)。

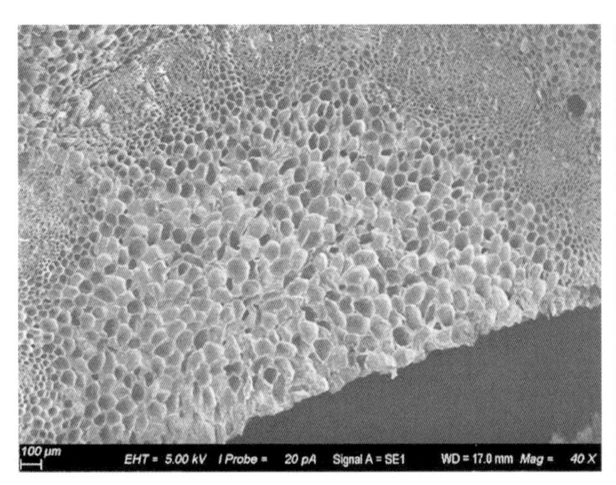

图73-1 主根横切面(×40)

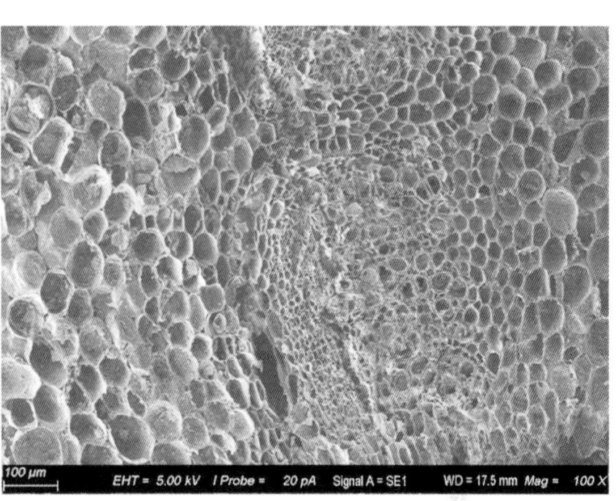

图73-2 主根横切面示维管束(×100)

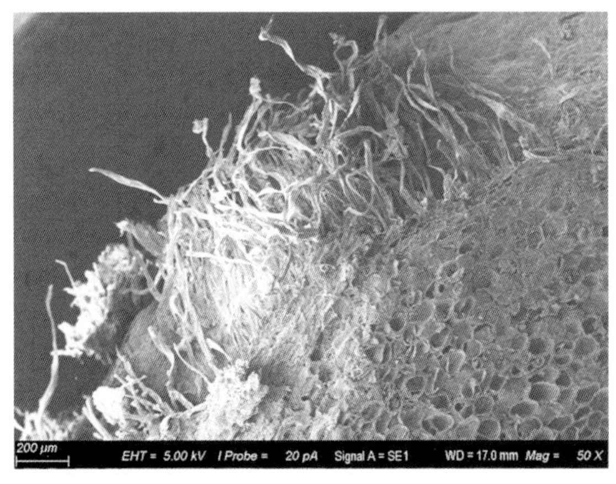

图73-3 主根表面(×50)

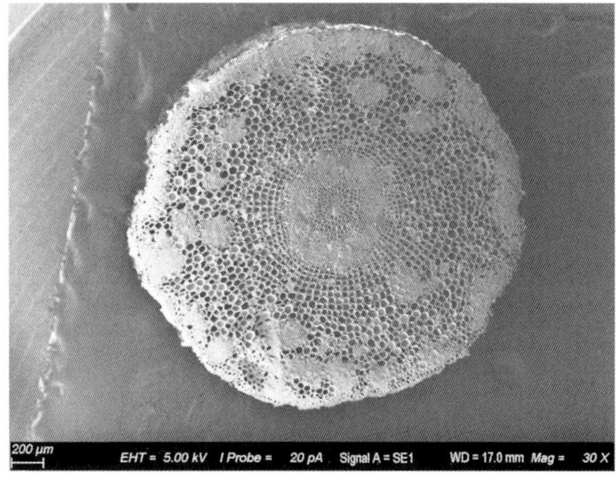

图73-4 侧根横切面(×30)

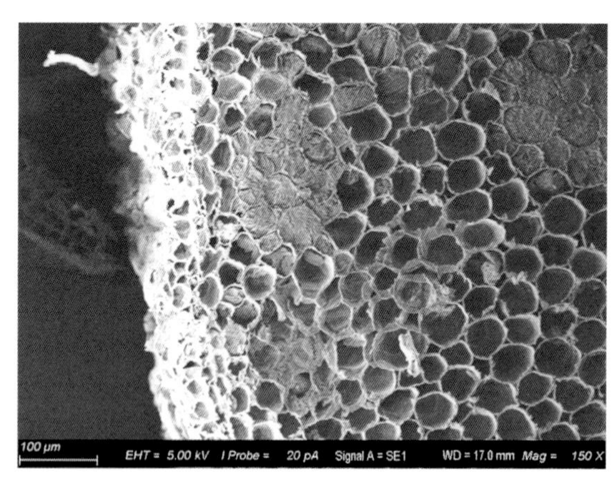

图73-5 侧根横切面示薄壁细胞（×150）

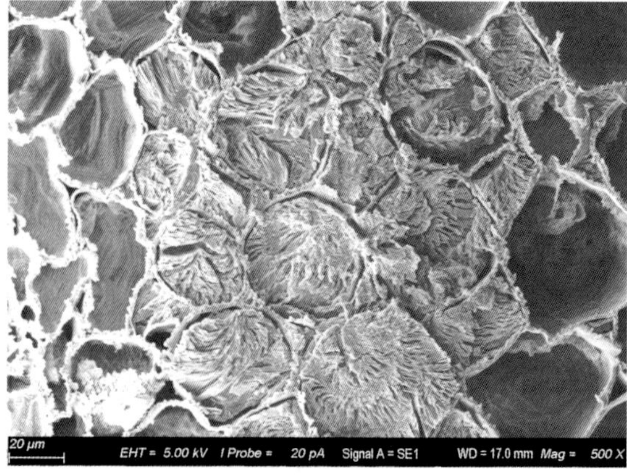

图73-6 侧根横切面（×500）

茎 茎横切面可见维管束呈环状排列（图73-7）；表皮细胞5～7层，呈类长方形或扁圆形，维管束外韧型（图73-8）；韧皮部韧皮纤维发达，导管直径15～50 μm（图73-9）。

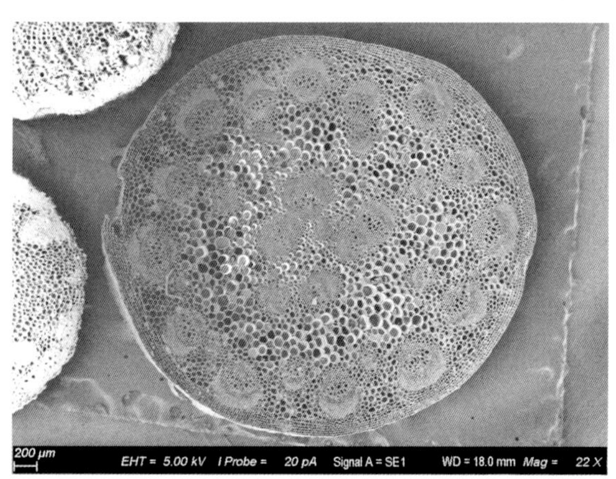

图73-7 茎横切面（×22）

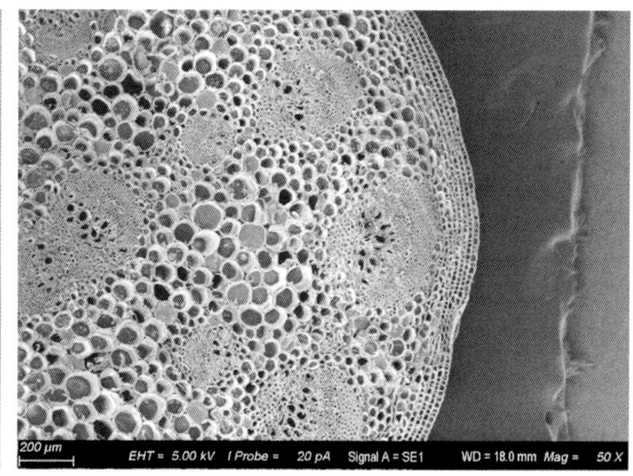

图73-8 茎横切面示维管束（×50）

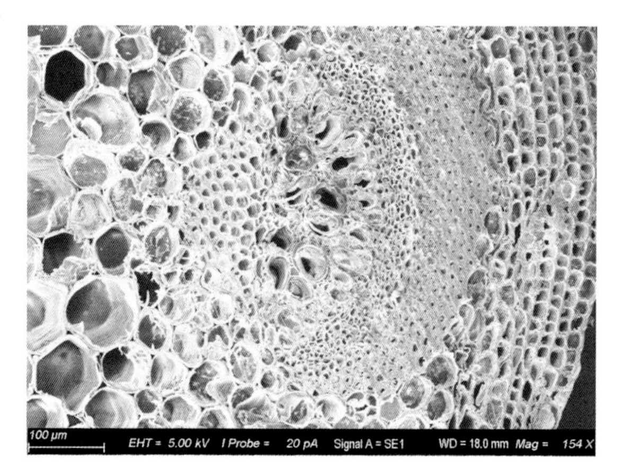

图73-9 茎横切面维管束放大（×154）

叶 叶横切面可见厚角组织，细胞皱缩（图73-10）；上表皮细胞薄，叶片细胞未见栅栏组织（图73-11）；非腺毛长约20 μm，表面光滑（图73-12）。叶上表皮细胞附着大量蜡质颗粒，不规则，凹凸不平（图73-13、图73-14）。叶下表面主脉处细胞呈长条形，附着蜡质（图73-15）；蜡质条纹纵横交错，分泌物遮盖住气孔，气孔旁有大量的星状蜡质颗粒，成簇（图73-16）；气孔长约15 μm，宽约5 μm（图73-17）。

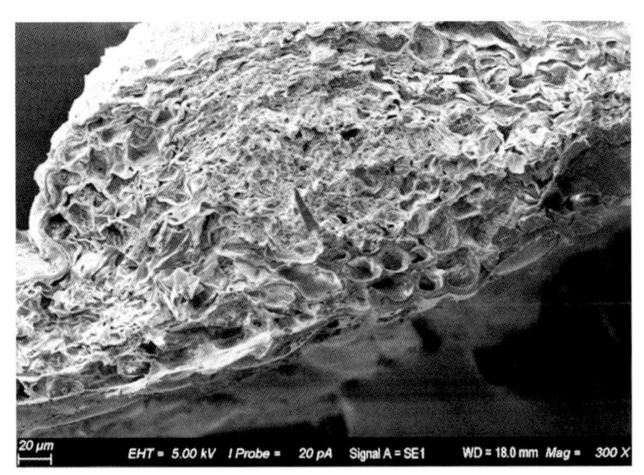

图73-10　叶横切面（×300）

图73-11　叶横切面（×500）

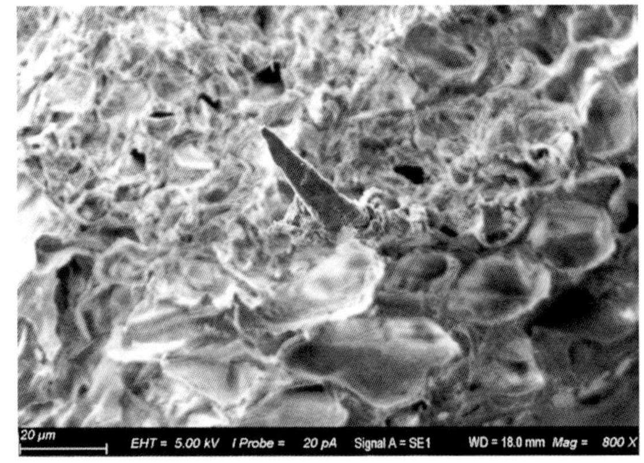

图73-12　非腺毛（×800）

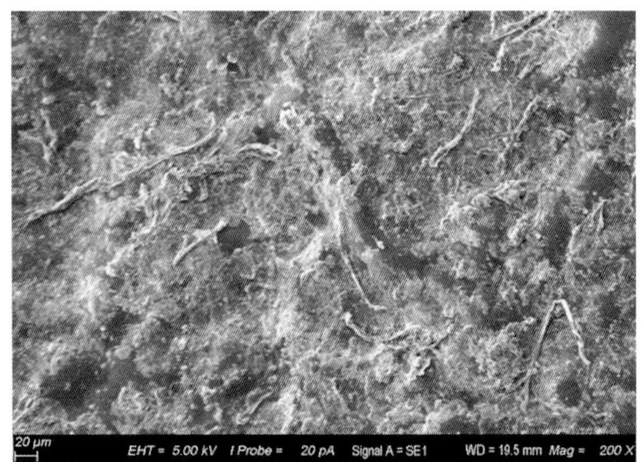

图73-13　叶上表面（×200）

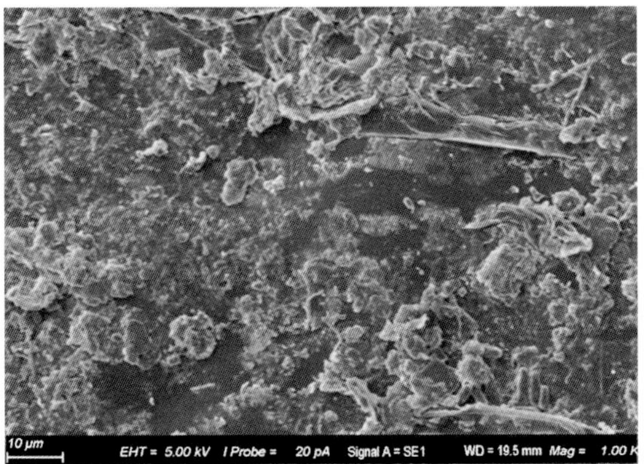

图73-14　叶上表面（×1 000）

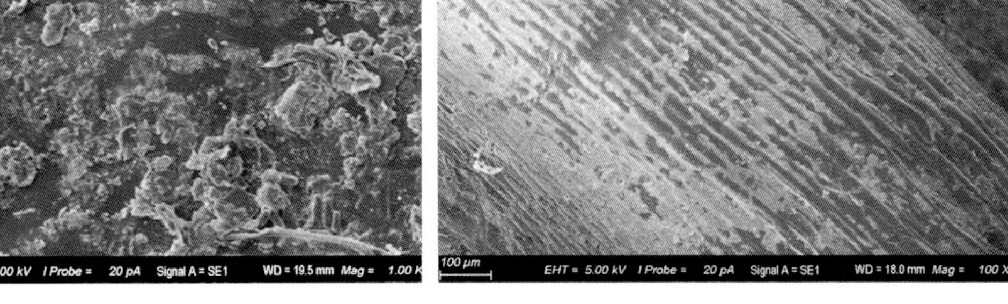

图73-15　主脉（×100）

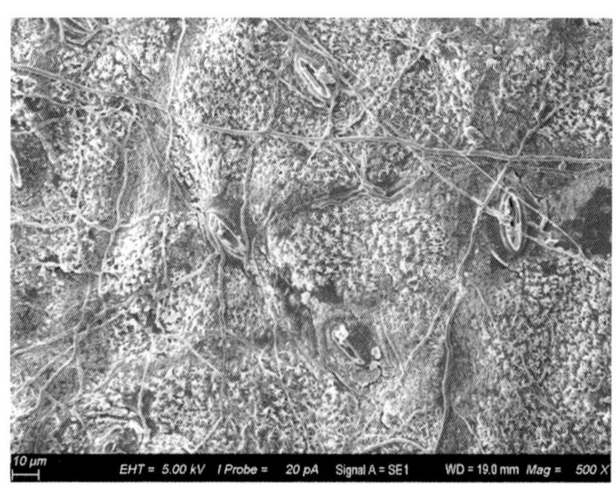

图73-16 叶下表面(×500)

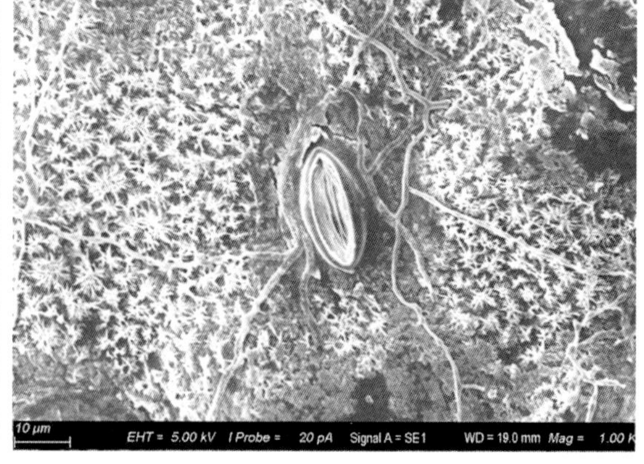

图73-17 气孔(×1 000)

W

74. 望江南 Wangjiangnan

本品为豆科植物望江南 *Cassia occidentalsi* L.的成熟种子。清肝明目、健胃润肠。有毒。

种子 低倍放大观察，表面观可见裂纹，裂片大，裂片表面光滑（图74-1）；2 000倍下表面角质层条纹明显（图74-2）。横切面可见种皮较厚，子叶弯曲，角质层较厚，厚约20 μm，其内为栅状细胞，其下为支撑栅状细胞的细胞，排列稀疏（图74-3）；栅状组织下方有数层细胞紧密排列，其下细胞排列疏松，栅状细胞高70 μm，支撑细胞高15 μm左右（图74-4 ～图74-6）。栅状细胞表面观呈四至六边形（图74-7），种仁细胞中可见颗粒内含物（图74-8）。

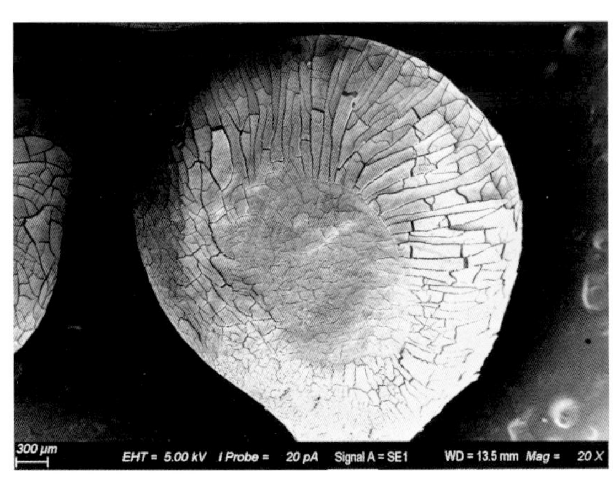

图74-1 种皮表面（×20）

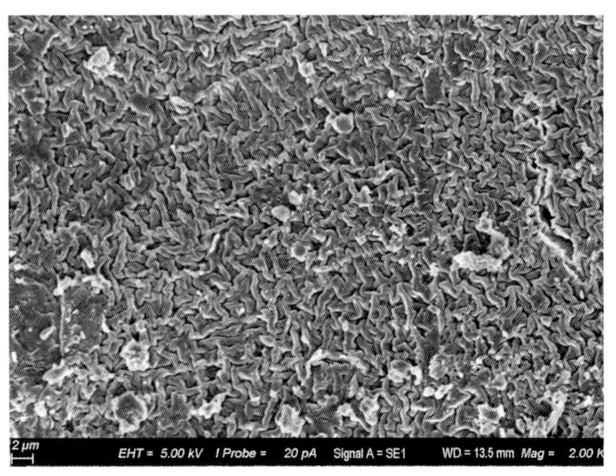

图74-2 种皮表面角质层（×2 000）

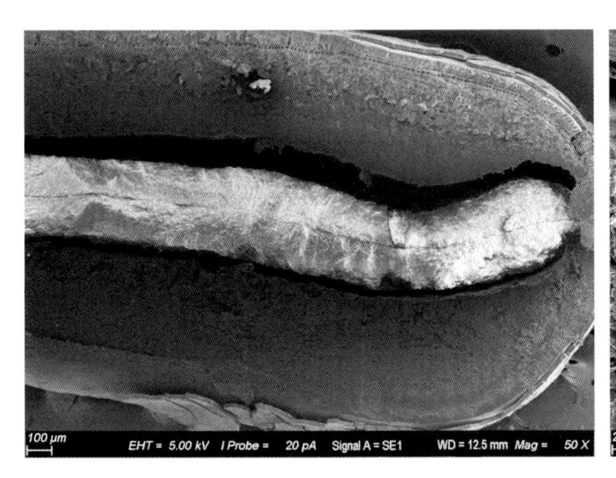

图74-3 栅状细胞（×50）

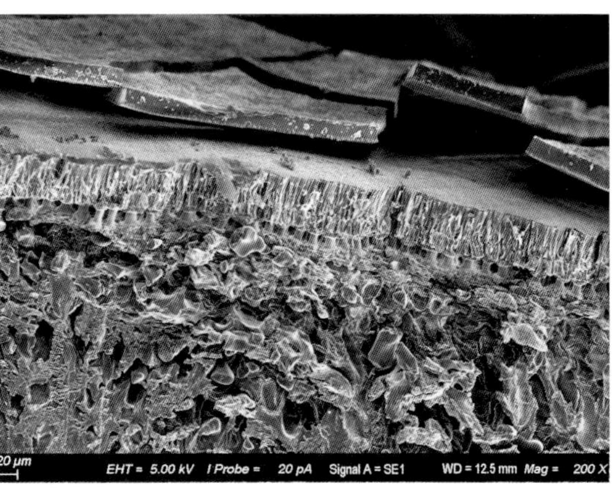

图74-4 栅状组织下方细胞（×200）

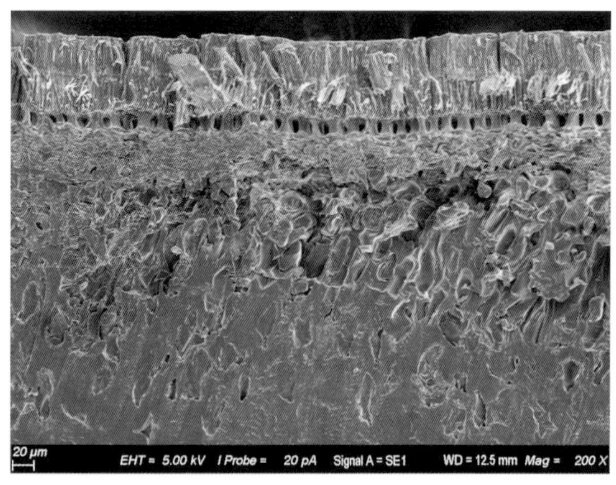

图74-5 栅栏细胞（×200）

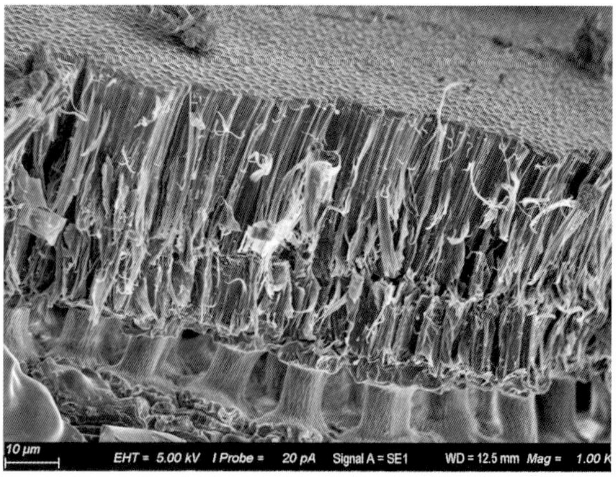

图74-6 支撑细胞（×1 000）

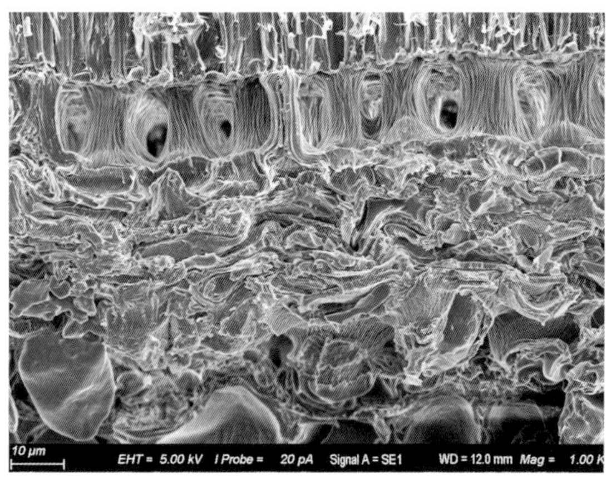

图74-7 栅状细胞表面观（×1 000）

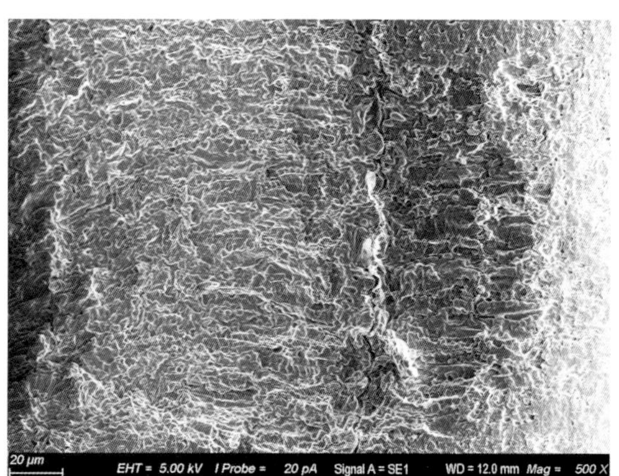

图74-8 种仁细胞（×500）

75. 乌桕叶 Wujiuye

本品为大戟科植物乌桕*Sapium sebiferum*（L.）Roxb.的叶。利水消肿，解毒杀虫。有毒。

叶 上表面较为平整，角质层厚，外被颗粒状的蜡质纹饰，有少量的气孔（图75-1）；下表面表皮细胞略微突出，气孔多（图75-2），表皮细胞和气孔表面都密被细小鳞片状的蜡质层（图75-3）。横切面可见中脉、海绵组织和栅栏组织（图75-4），叶脉薄壁细胞中有草酸钙簇晶（图75-5、图75-6）。

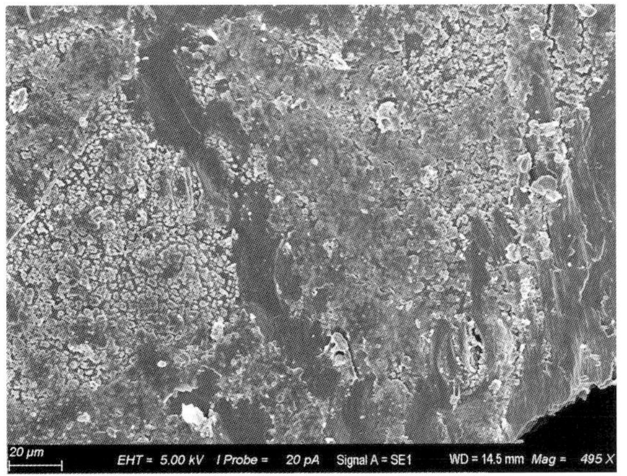

图75-1 叶上表面(×495)

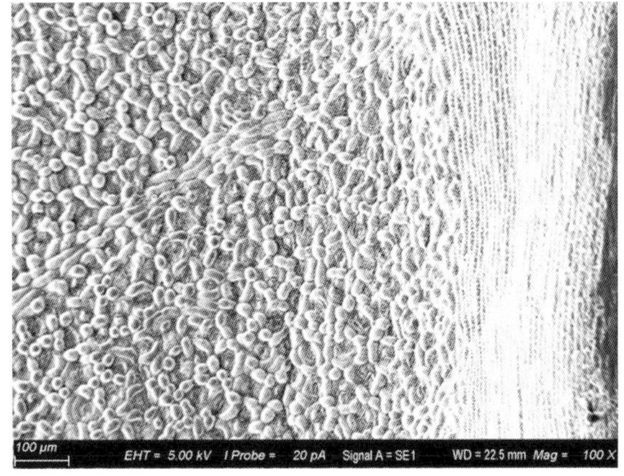

图75-2 叶下表面(×100)

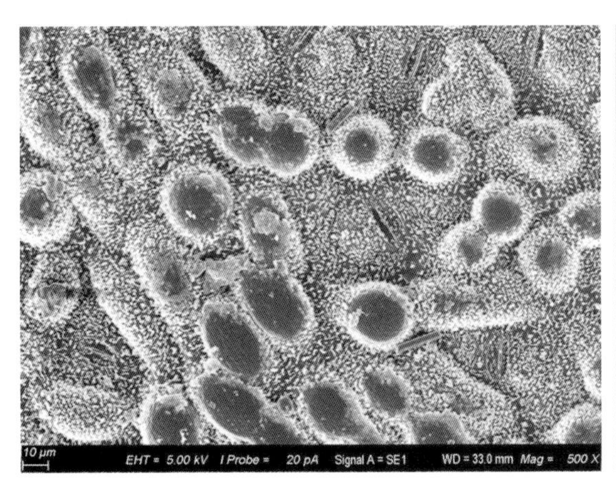

图75-3 叶下表面示蜡质层(×500)

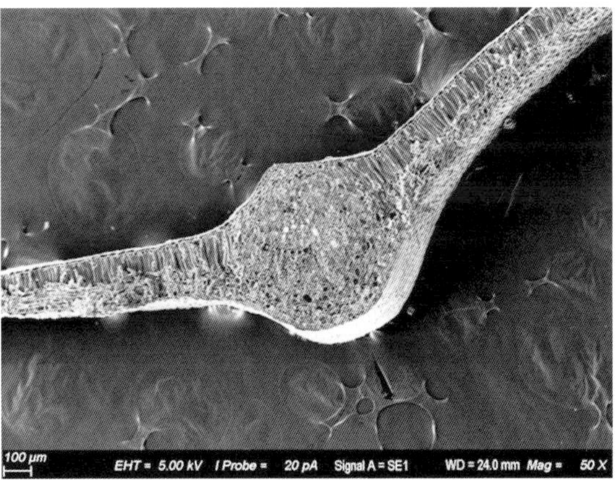

图75-4 叶横切面(×50)

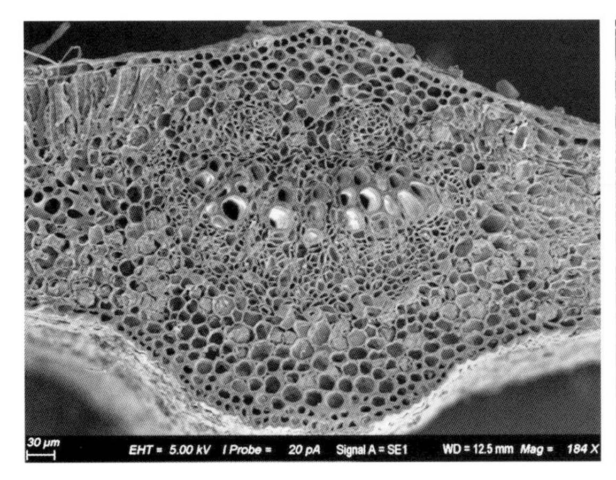

图75-5 中脉横切面(×184)

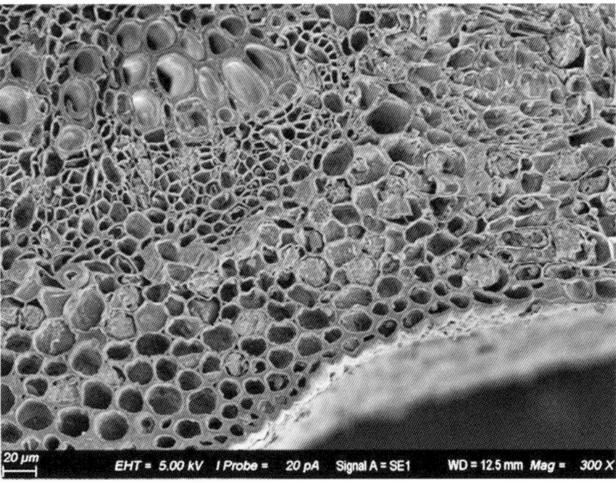

图75-6 叶肉组织(×300)

76. 吴茱萸 Wuzhuyu

本品为芸香科植物吴茱萸*Evodia rutaecarpa*(Juss.)Benth.的近成熟果实。散寒止痛，降逆止呕，助阳止泻。有小毒。

果实 呈五棱状扁球形，果皮表面粗糙，顶平，中间有凹窝及5条裂缝(图76-1)，粗糙表面有颗粒状附着物(图76-2)；油室表面光滑(图76-3)，在凹窝中有突起的柱头残存(图76-4)。果实横切面为类圆形，中央分为5室(图76-5)。中果皮较厚，散有纤维束(图76-6)和多数大型油室，直径120～180 μm(图76-7)。

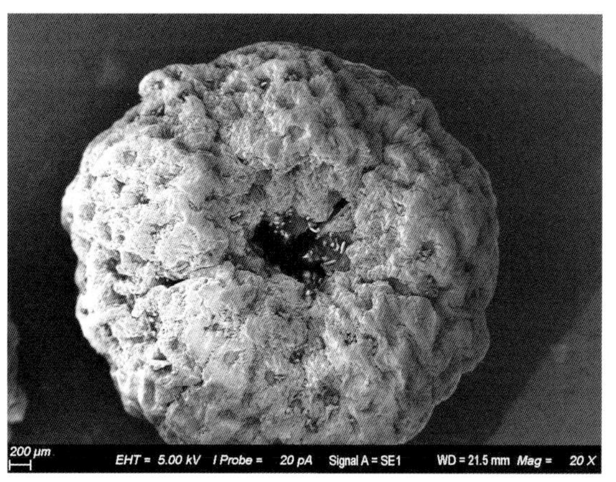

图76-1 果实表面观(×20)

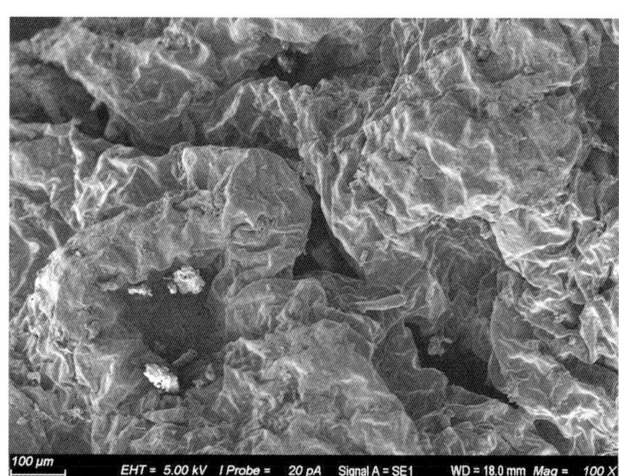

图76-2 颗粒状附着物(×100)

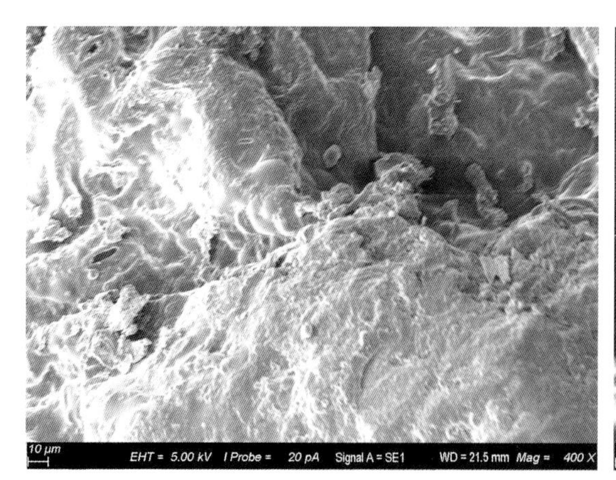

图76-3 油室表面观(×400)

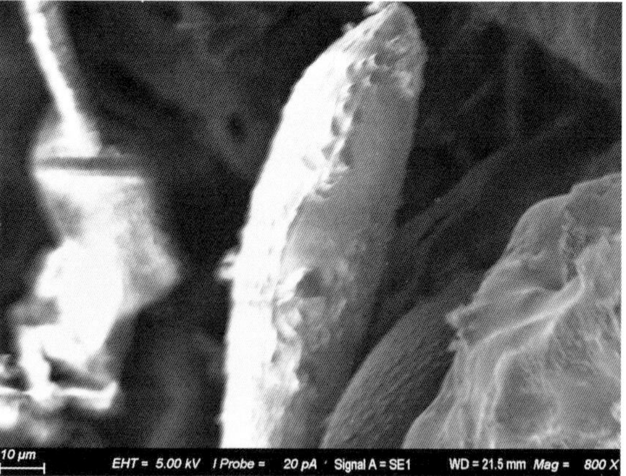

图76-4 柱头残存(×800)

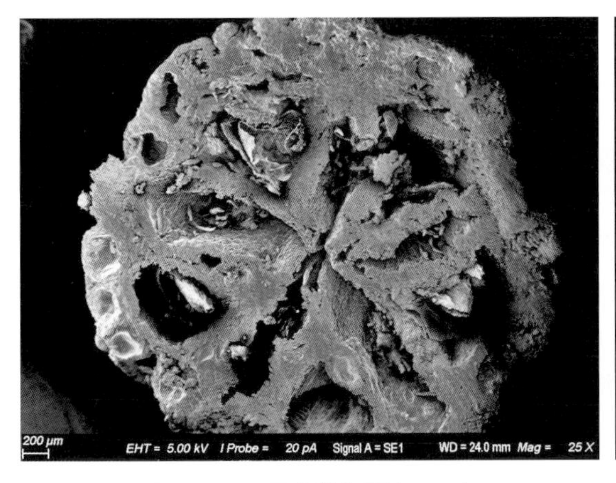

图76-5 果实横切面(×25)

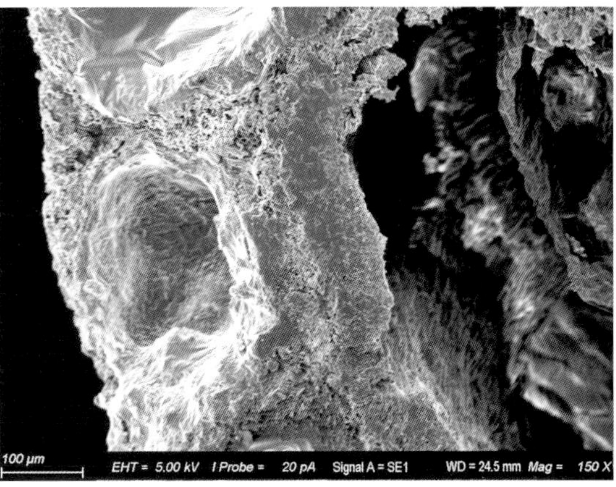

图76-6 中果皮纤维束(×150)

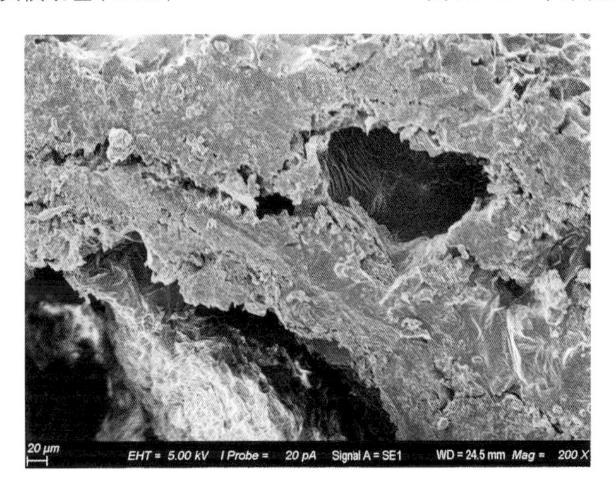

图76-7 油室(×200)

77. 蜈蚣 Wugong

本品为蜈蚣科动物少棘巨蜈蚣*Scolopendra subspinipes mutilans* L. Koch的干燥体。息风镇痉,通络止痛,攻毒散结。有毒。

全体 体壁细胞多角形,网格状或鳞片状排列,细胞边缘有小尖刺,散布刚毛,脱落后形成毛窝,成双环状小孔(图77-1)。刚毛毛体较细,平直,表面光滑。长125～140 μm,毛干直径4～8 μm(图77-2)。头腹外壁细胞多角形,呈覆瓦状排列,直径6～10 μm,细胞边缘有小尖刺2～5个(图77-3)。背板外壁细胞多角形,网格状、鳞片状排列,直径8 μm,可见黑色针状孔洞(图77-4)。

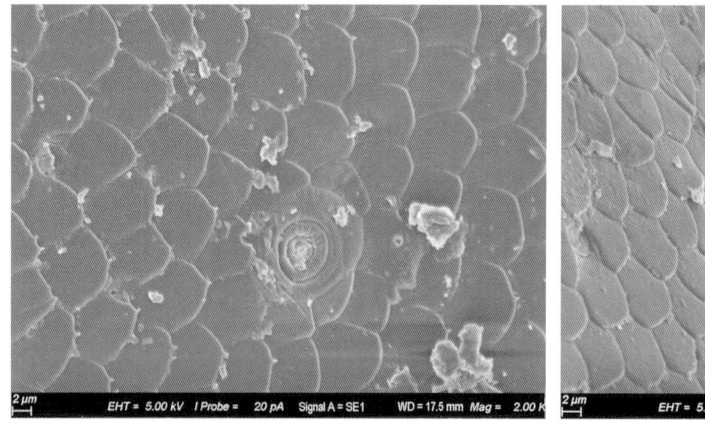

图77-1 体壁细胞（×2 000）

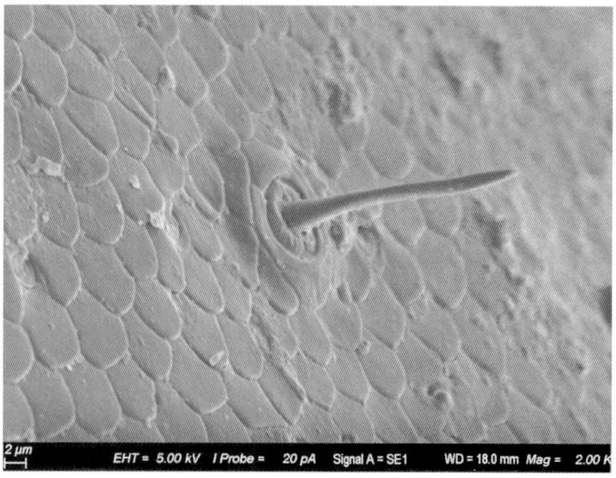

图77-2 体表刚毛（×2 000）

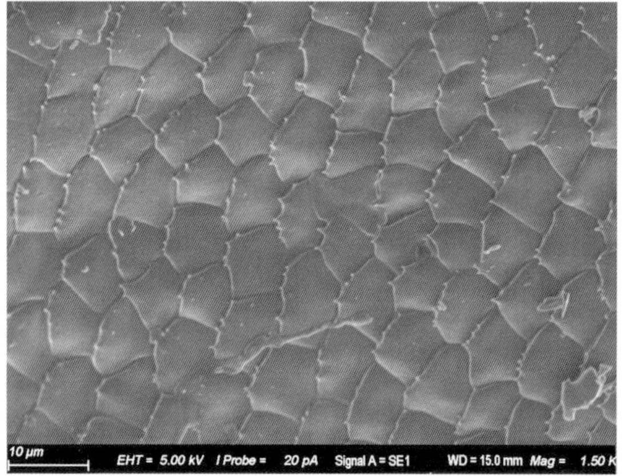

图77-3 头部外壁细胞（×1 500）

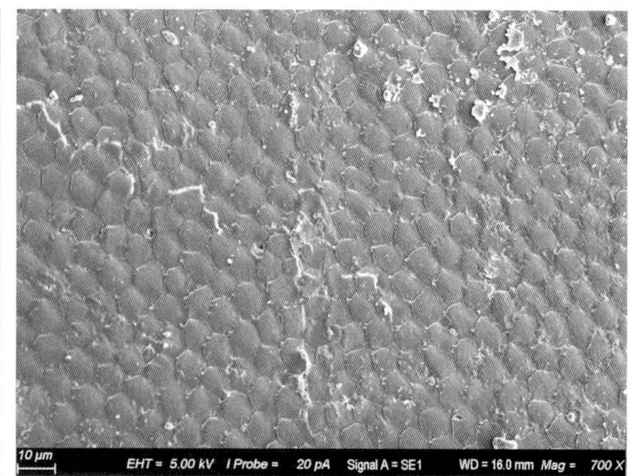

图77-4 背板表皮细胞（×700）

X

78. 豨莶草 Xixiancao

本品为菊科植物腺梗豨莶 *Siegesbeckia pubescens* Makino的地上部分。祛风湿，利关节，解毒。有小毒。

叶　上表皮细胞不规则形，有非腺毛，常断裂，完整者为1～8个细胞（图78-1）。下表皮分布有非腺毛、腺毛和气孔，非腺毛由1～8个细胞构成（图78-2），下表皮细胞垂周壁呈波状弯曲，腺毛顶面观常为圆形，直径40～50 μm，常破裂或皱缩，气孔为不定式（图78-3）。叶脉上非腺毛较多（图78-4）。横切面可见栅栏组织及海绵组织存在（图78-5）。

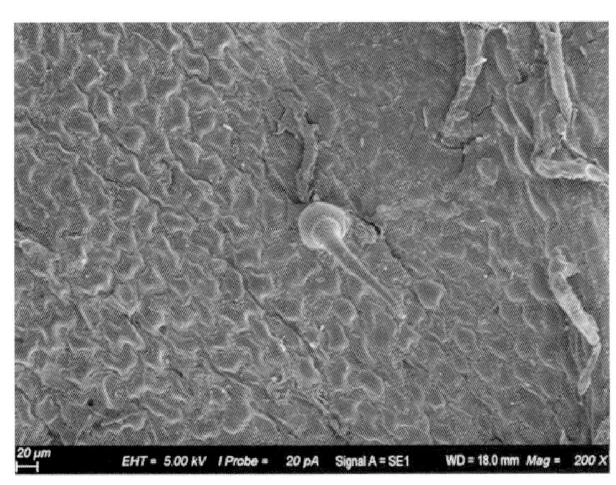

图78-1　叶上表面（×200）

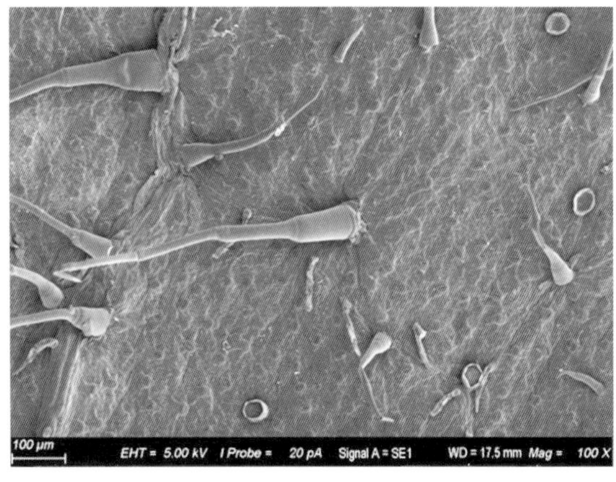

图78-2　叶下表面非腺毛、腺毛和气孔（×100）

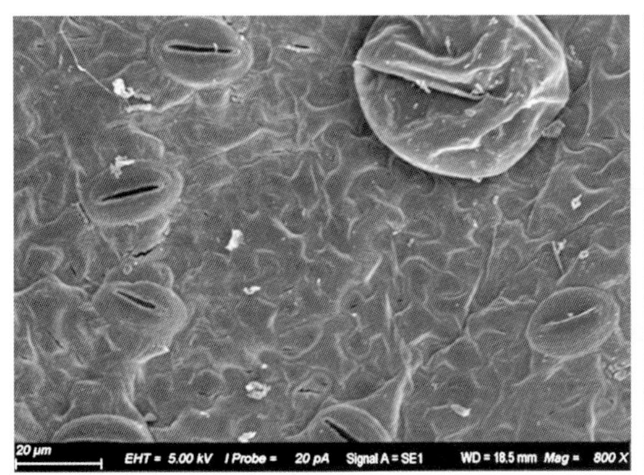

图78-3　叶下表面腺毛和气孔（×800）

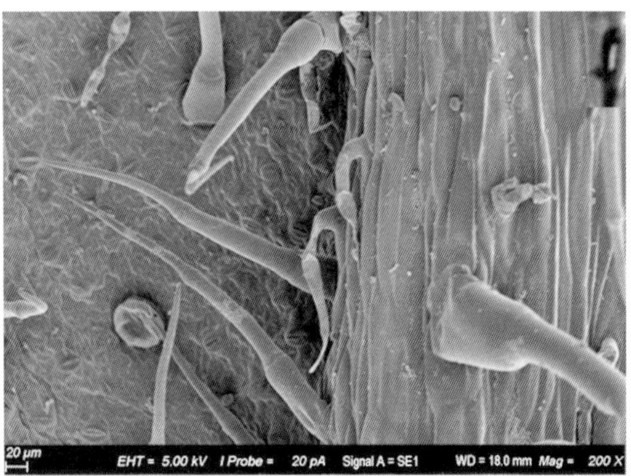

图78-4　叶下表面头状腺毛及非腺毛（×200）

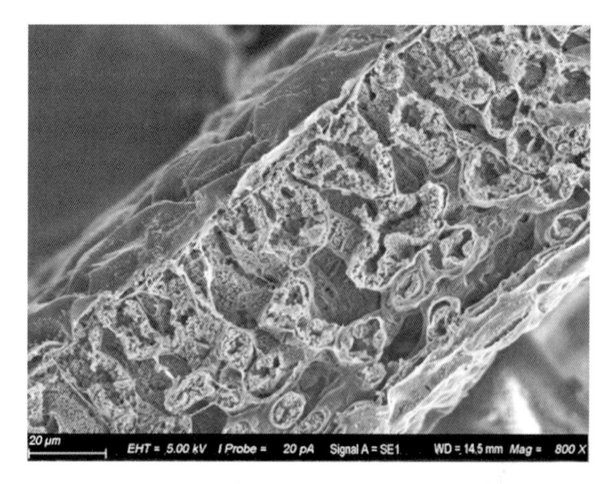

图78-5 栅栏组织和海绵组织(×800)

花 头状花序苞片上密布长柄的头状腺毛(图78-6),头部球形,由上百个细胞构成,柄由多列细胞构成(图78-7)。苞片下表面分布有单列性非腺毛(图78-8)。

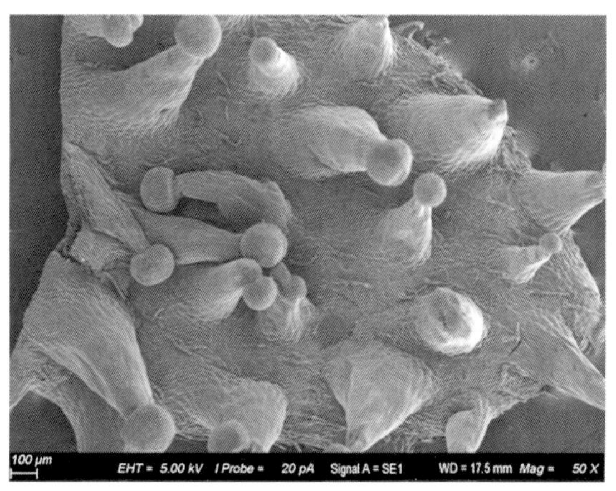

图78-6 苞片上表面(×50)

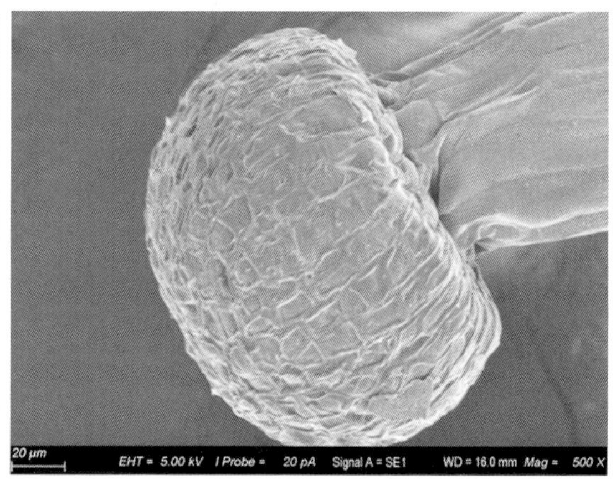

图78-7 苞片上表面头状腺毛(×500)

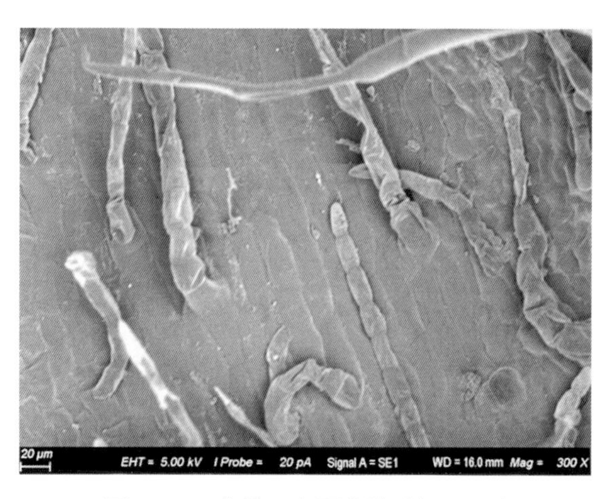

图78-8 苞片下表面非腺毛(×300)

79. 喜树 Xishu

本品为蓝果树科植物喜树*Camptotheca acuminata* Decne.的成熟果实。清热解毒，散结消癥。有毒。

果实 横切面可见外果皮为1列细胞，类长方形，中果皮细胞杂乱无章(图79-1)。纵切面可见细胞壁薄，形态各异，排列紧密(图79-2)。外果皮表面光滑，有浅波状纹理；波状纹理呈细条状，纹理清晰，部分凸起，黏附少量细小颗粒(图79-3)。

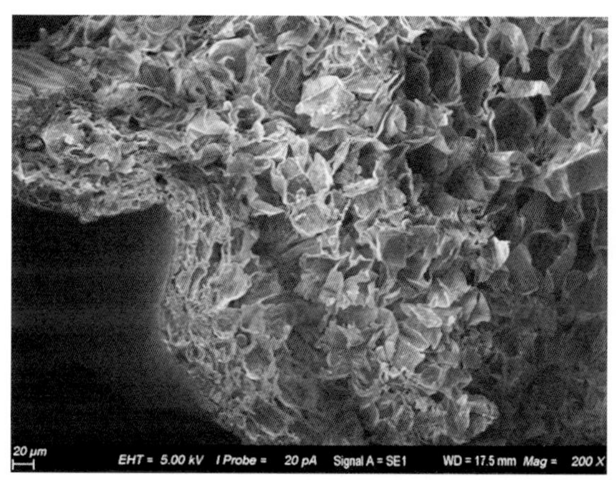

图79-1 果实横切面(×200)

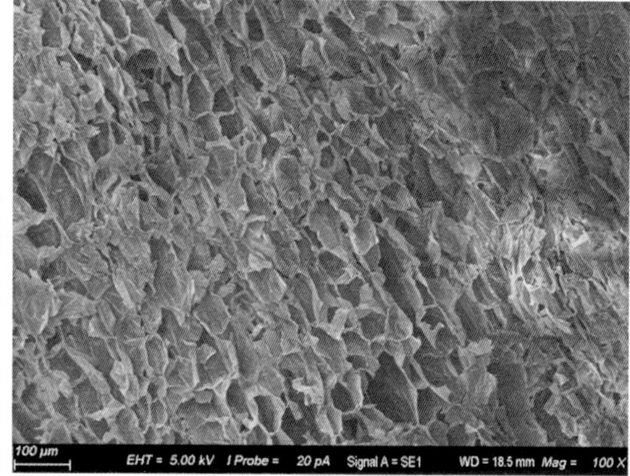

图79-2 果实纵切面(×100)

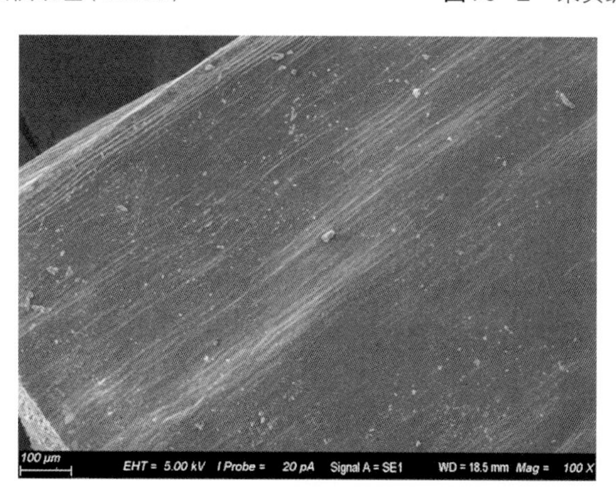

图79-3 外果皮表面(×100)

80. 相思子 Xiangsizi

本品为豆科相植物相思子*Abrus precatorius* L.的成熟种子。清热解毒，祛痰，杀虫。有大毒。

种子 表面光滑，角质层较厚（图80-1）。种皮内表面细胞排列紧密，呈四至五边形，垂周壁平直，且细胞表面具有走向一致的细条纹（图80-2）。种皮横切面可观察到外被较厚的角质层，栅状石细胞紧密排列，长120～150 μm（图80-3）。子叶细胞内含大量糊粉粒团块（图80-4）。

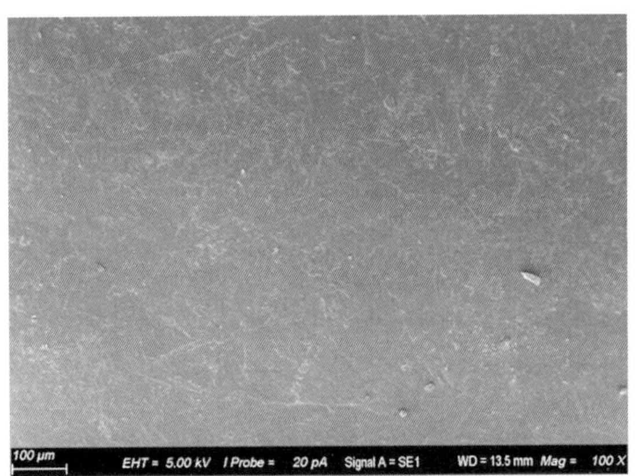

图80-1 种子表面（×100）

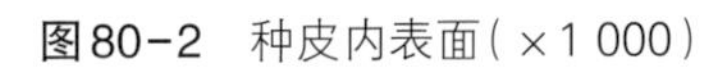

图80-2 种皮内表面（×1 000）

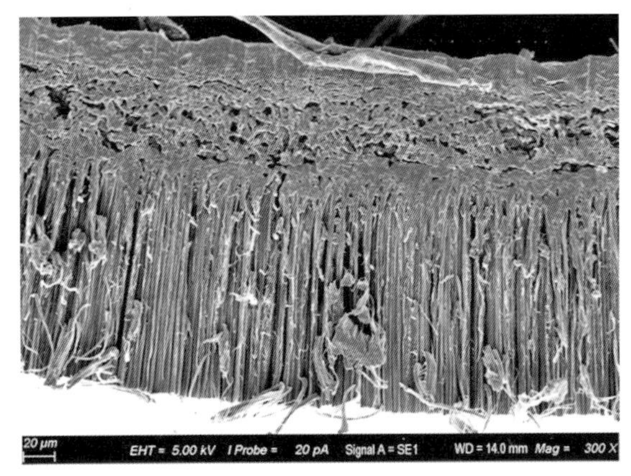

图80-3 栅状石细胞（×300）

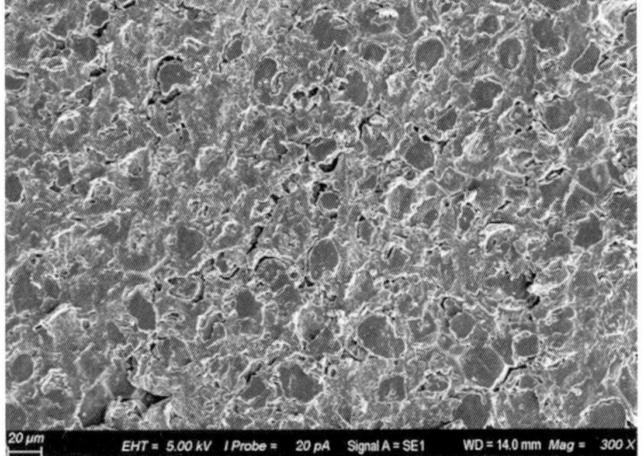

图80-4 子叶细胞（×300）

81. 香加皮 Xiangjiapi

本品为萝藦科植物杠柳*Periploca sepium* Bge.的根皮。利水消肿，祛风湿，强筋骨。有毒。

根皮 横切面可见韧皮部乳汁管断面椭圆形，直径30～40 μm（图81-1）。薄壁细胞中充满单粒或复粒淀粉粒,类圆形或长圆形,直径3～8 μm(图81-2)。韧皮纤维横断面类圆形,直径10～20 μm(图81-3)。韧皮薄壁细胞中散在草酸钙方晶,直径8～15 μm(图81-4)。

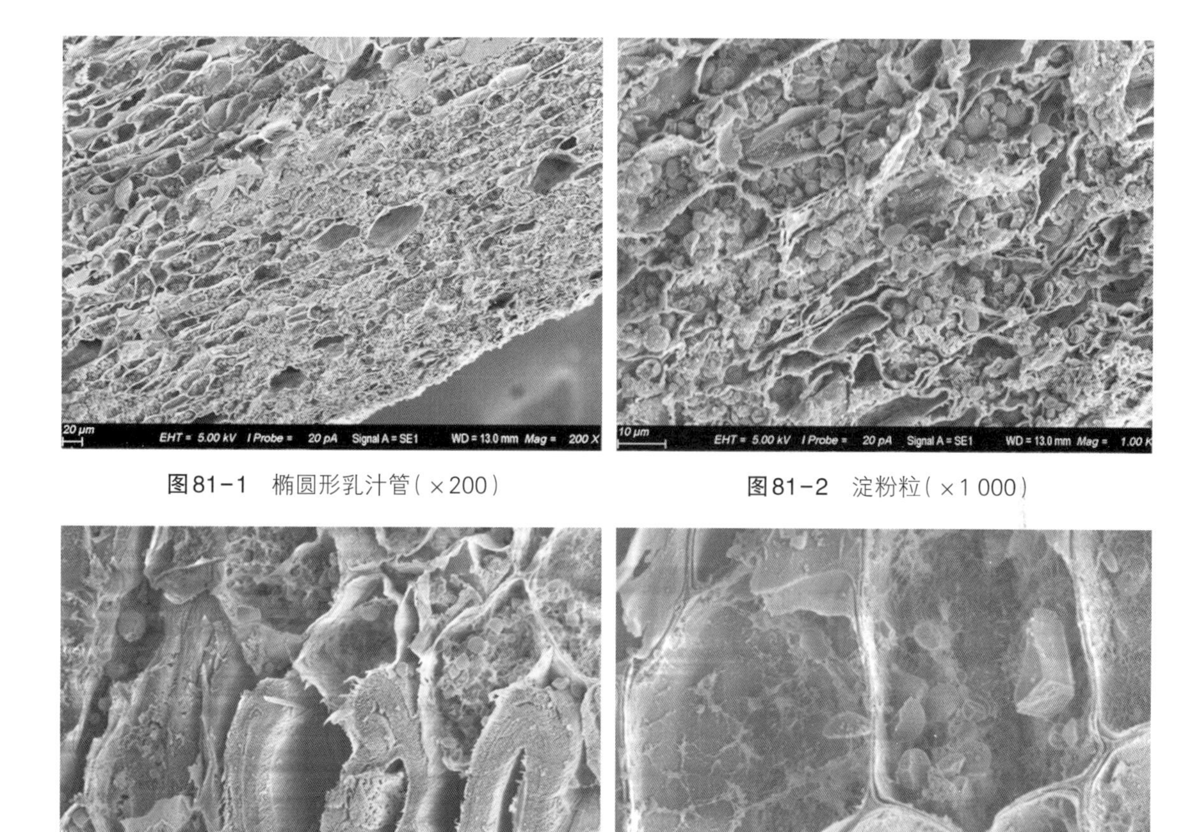

图81-1 椭圆形乳汁管(×200)

图81-2 淀粉粒(×1 000)

图81-3 韧皮纤维(×1 000)

图81-4 草酸钙方晶(×1 500)

82. 小果博落回 Xiaoguoboluohui

本品为罂粟科植物小果博落回 *Macleaya microcarpa*(Maxim.)Fedde的全草。祛风解毒,散瘀消肿。有毒。

根 根横切面观可见木栓层为2～3列切向延长的长方形细胞,皮层约占横切面的1/2,细胞壁薄,呈多角形或切向延长,韧皮部薄壁细胞比皮层薄壁细胞明显小、扁平状,木纤维排列在外侧木质部导管的周围(图82-1);射线由7～10列薄壁细胞组成。薄壁细胞中充满小型淀粉粒(图82-2)。纵切面观可见网纹导管(图82-3)。

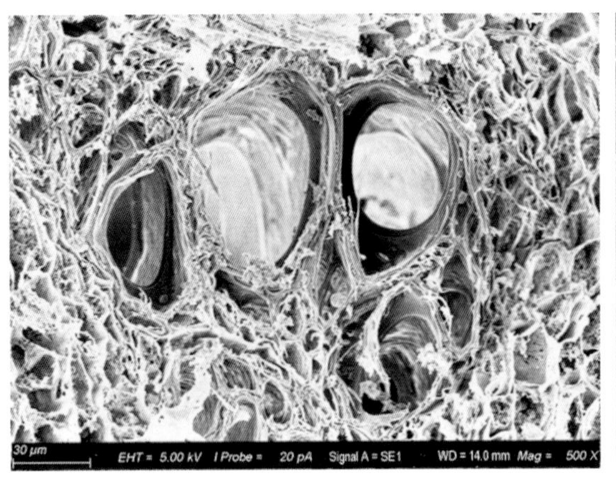

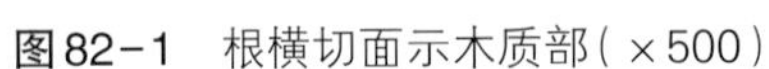
图82-1 根横切面示木质部（×500）

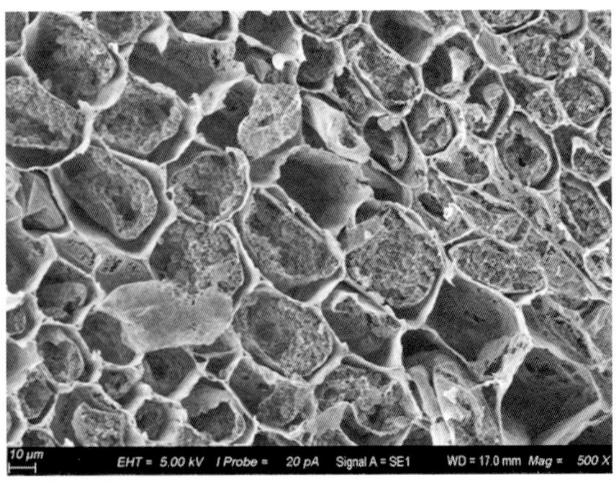

图82-2 根横切面示射线薄壁细胞（×500）

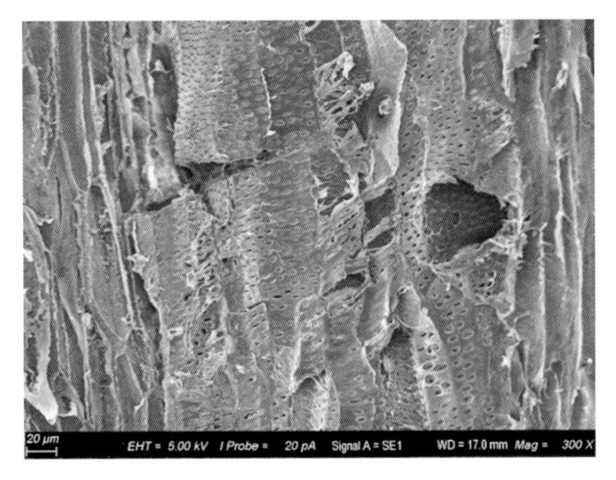

图82-3 根纵切面（×300）

茎 横切面可见维管束内外有乳汁管群存在，髓部宽广（图82-4）；表皮细胞2列，下皮由2～3列栓化细胞组成。皮层由数列多角形细胞组成。维管束环列，为外韧型，束间形成层2～3列（图82-5）。

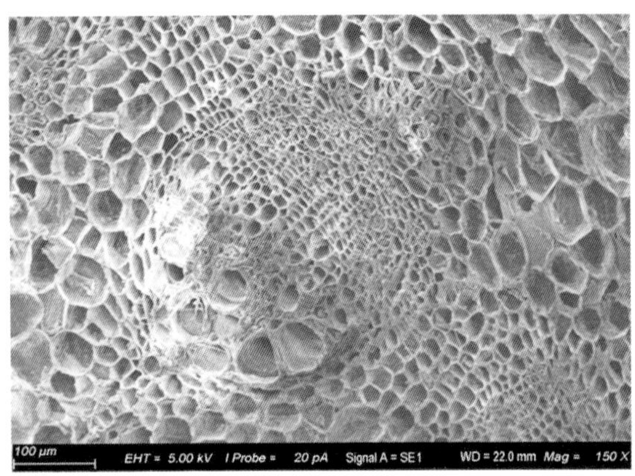

图82-4 茎横切面示维束管（×150）

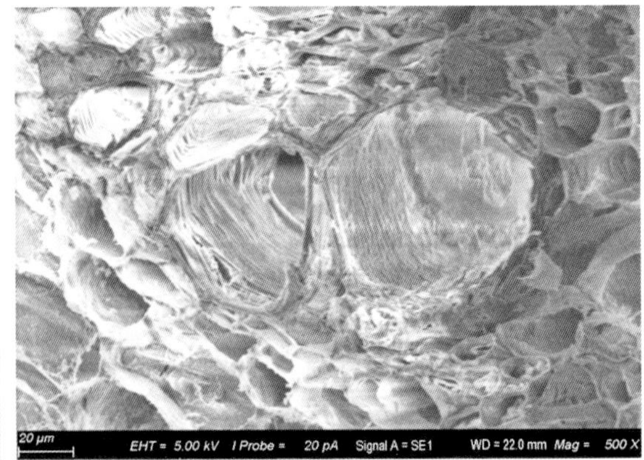

图82-5 茎横切面示维束管放大（×500）

叶 横切面可见表皮为1列横向延长的细胞；栅栏细胞1～2列，短柱状，上表面无非腺毛，下表面有较多非腺毛，其长短不一（图82-6）。下表面气孔仅见开口，周围有短粗的非腺毛（图82-7）。

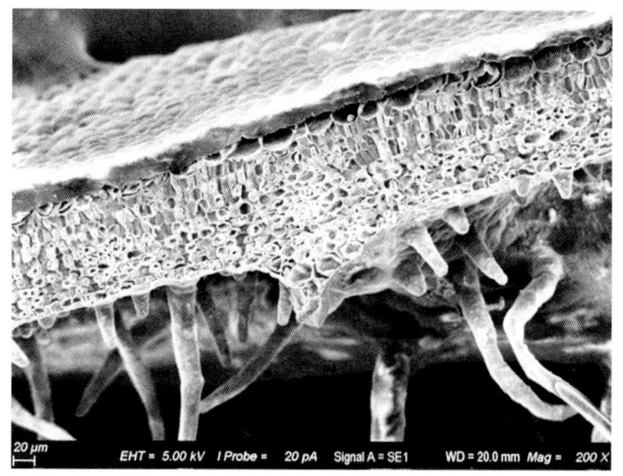

图82-6 叶横切面（×200）

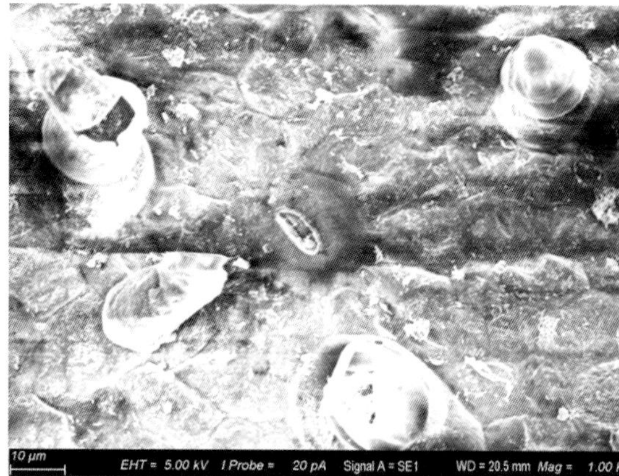

图82-7 叶下表皮（×1 000）

83. 雄黄 Xionghuang

本品为硫化物类矿物雄黄族雄黄，主含二硫化二砷（AS_2S_2）。解毒杀虫，燥湿祛痰，截疟。有毒。

扫描电镜500倍下，可见不规则块状颗粒，粒径较小（图83-1）；3 000倍下，可见块状小颗粒，长2～20 μm（图83-2）。

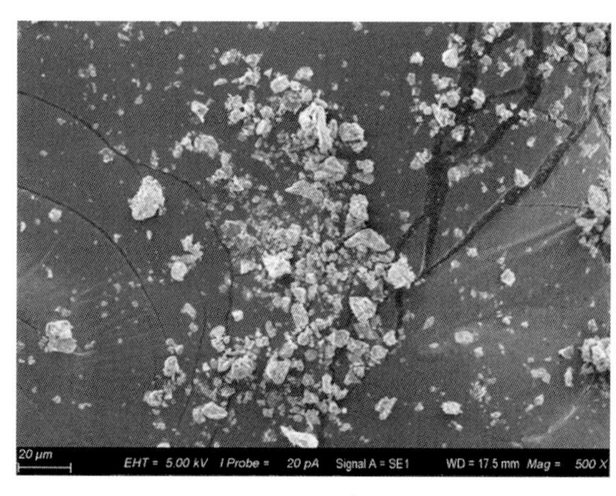

图83-1 雄黄（×500）

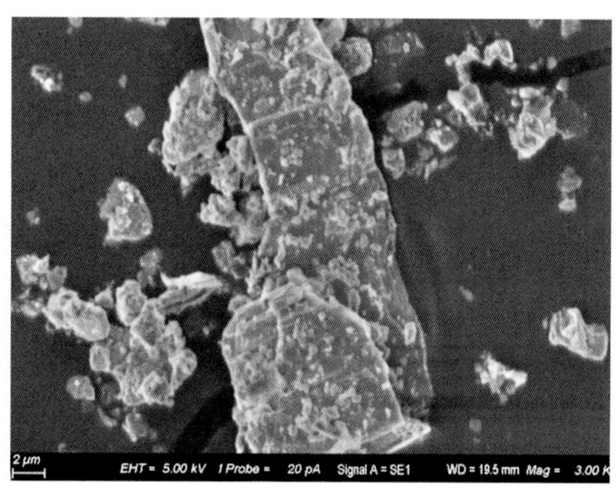

图83-2 雄黄（×3000）

84. 绣球 Xiuqiu

本品为绣球花科植物绣球*Hydrangea macrophylla*(Thunb.) Seringe.的叶。抗疟,消热。有小毒。

叶 横切面可见表面由1层细胞组成,栅栏组织排列紧密,由1～2层细胞组成,海绵组织细胞较大,由2～4层细胞组成,细胞中含有淀粉颗粒(图84-1)。上表面平整,细胞排列紧密(图84-2);下表面叶主脉两侧叶脉被有绒毛,长100～150 μm(图84-3);可见不定式气孔(图84-4);叶脉维管束周围可见草酸钙针晶,长40～50 μm,成束存在(图84-5)。

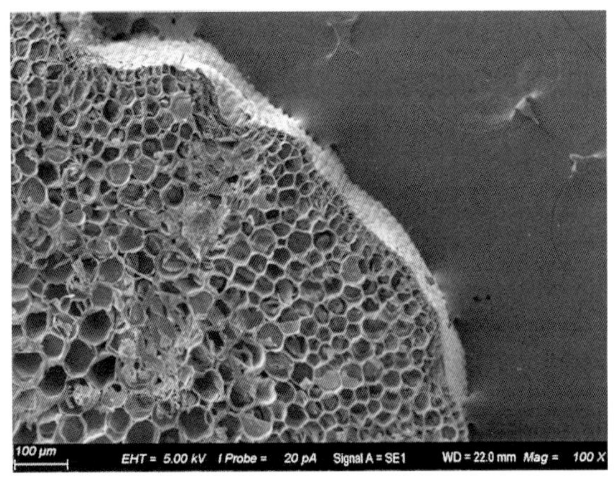

图84-1 叶主脉横切面(×100)

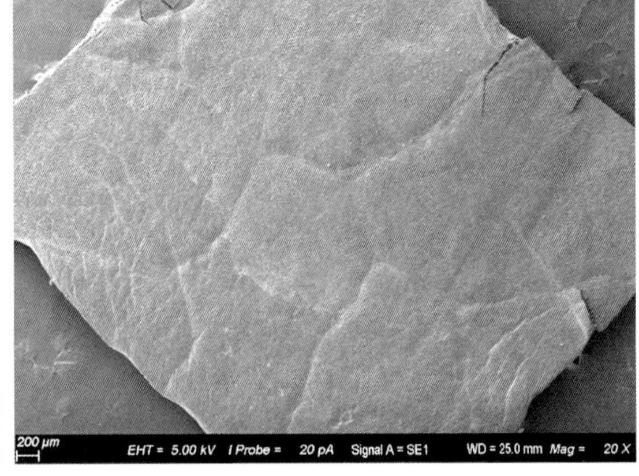

图84-2 叶上表面示表皮细胞(×20)

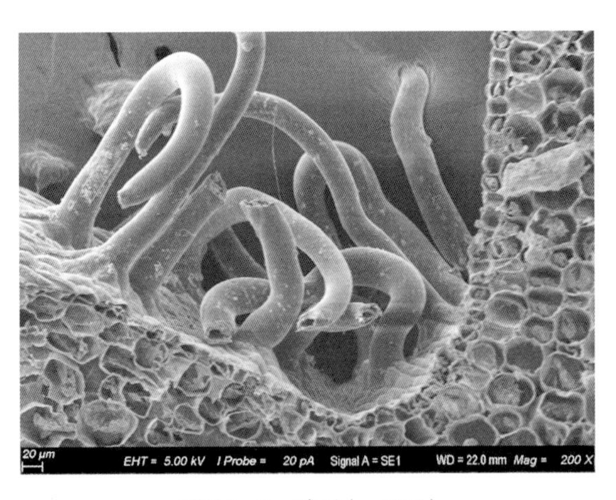

图84-3 绒毛(×200)

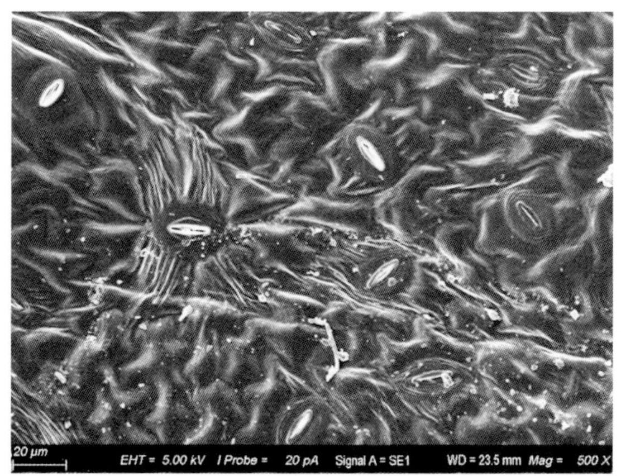

图84-4　叶下表面示气孔（×500）

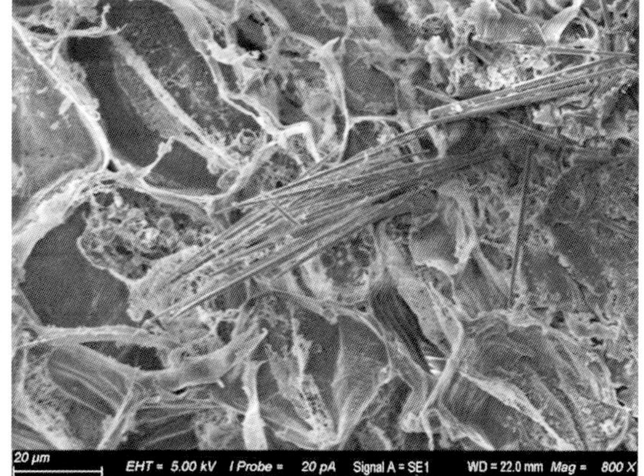

图84-5　草酸钙针晶（×800）

Y

85. 烟草 Yancao

本品为茄科植物烟草*Nicotiana tabacum* L.的叶。行气止痛，燥湿，消肿，解毒杀虫。有毒。

叶 横切面可见上、下表皮由1层细胞组成，海绵组织细胞多列，叶脉处有厚角组织环列，外韧型维管束，导管为螺纹导管（图85-1）。上表皮可见明显的非腺毛，由2～4个细胞构成（图85-2），可见不定式气孔（图85-3）。下表面可见明显的非腺毛，由2～4个细胞构成，可见不定式气孔（图85-4）。

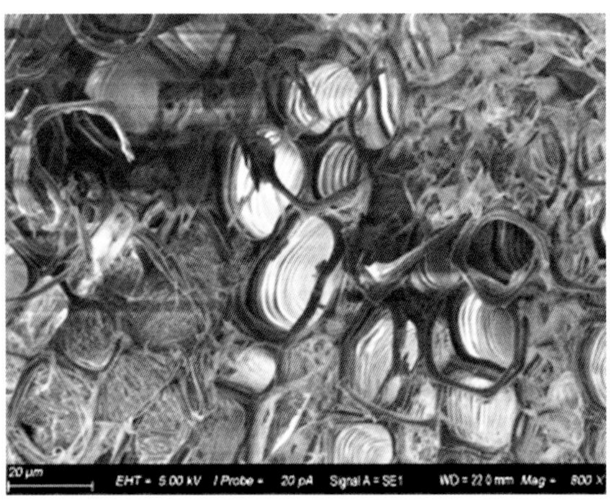

图85-1 导管（×800）

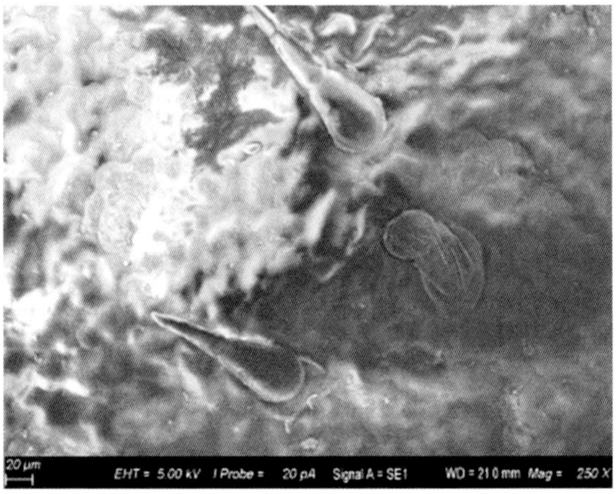

图85-2 非腺毛（×250）

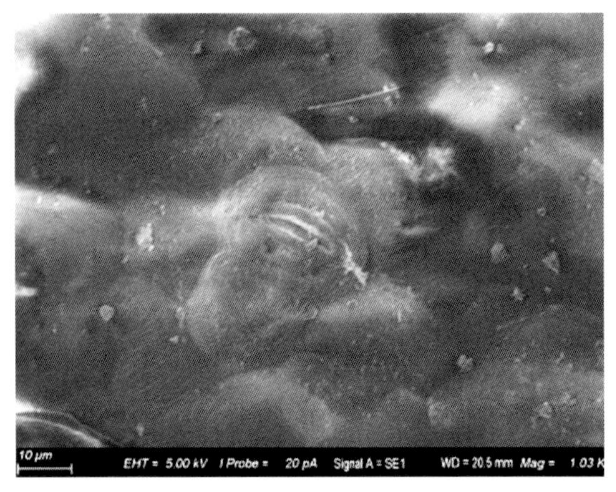

图85-3 叶上表面示气孔（×1030）

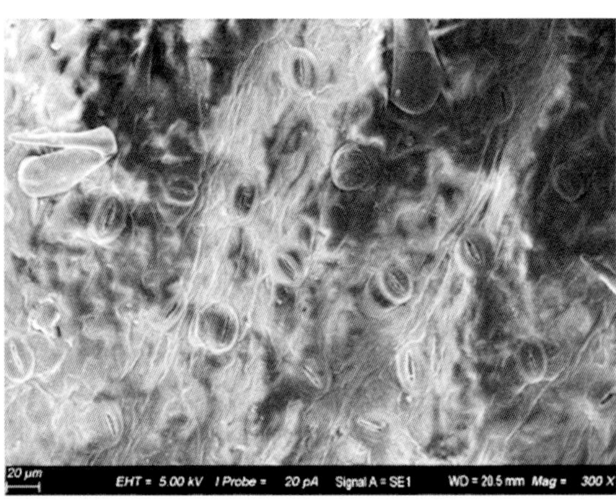

图85-4 叶下表面（×300）

86. 羊角拗 Yangjiaoao

本品为夹竹桃科植物羊角拗*Strophanthus divaricatus*(Lour.)Hook. et Arn.的根或茎叶。祛风湿，通经络，解疮毒，杀虫。有大毒。

叶 横切面可见上、下表皮由2～4层薄壁细胞构成，上表皮细胞为长方形，下表皮细胞呈不规则形；维管束为外韧型，形成层细胞呈新月形(图86-1)；上表皮为复表皮，由3层表皮细胞组成，细胞从上到下逐渐变小；栅栏组织细胞1列(图86-2)。上表皮细胞排列紧密，顶面观呈不规则形(图86-3)；气孔为平轴式(图86-4)；薄壁细胞中存在草酸钙簇晶(图86-5)及方晶(图86-6)；导管为螺纹导管(图86-7)。

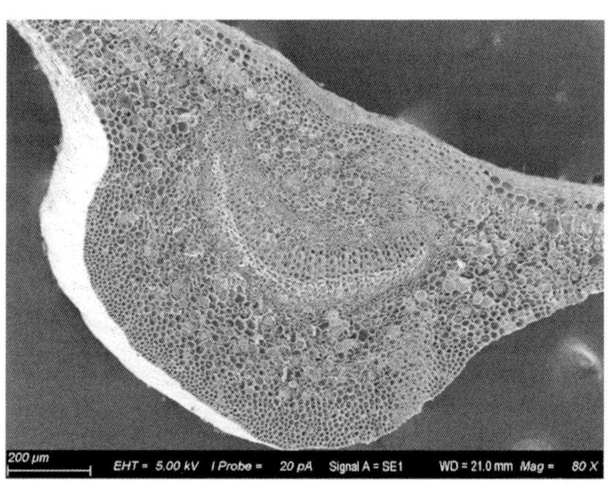

图86-1 叶主脉横切面(×80)

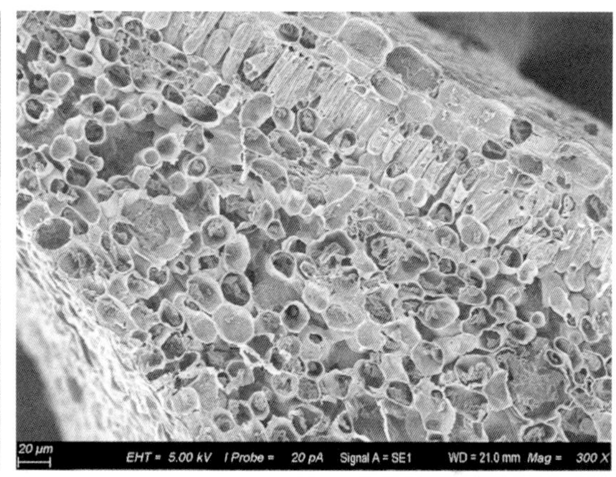

图86-2 叶主脉横切面靠近一侧处局部放大示复表皮和栅栏组织(×300)

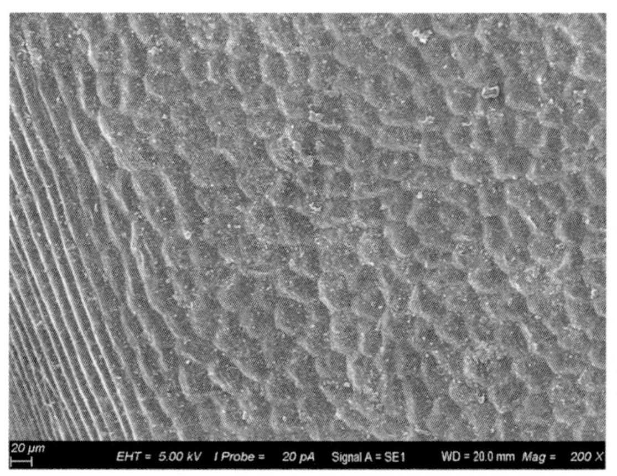

图86-3 叶上表面(×200)

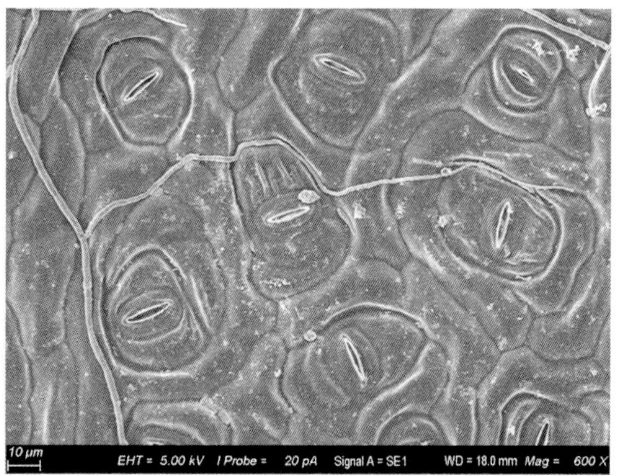

图86-4 气孔(×600)

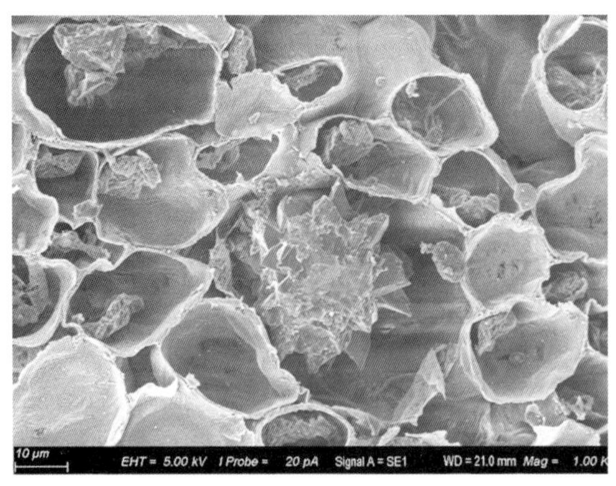

图86-5 薄壁细胞中的草酸钙簇晶(×1 000)

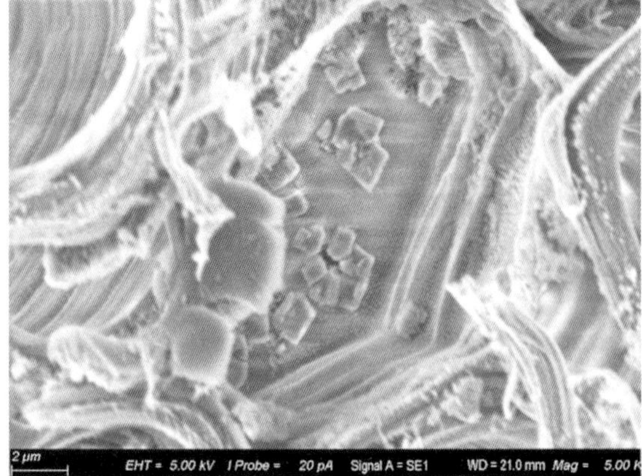

图86-6 方晶(×5 000)

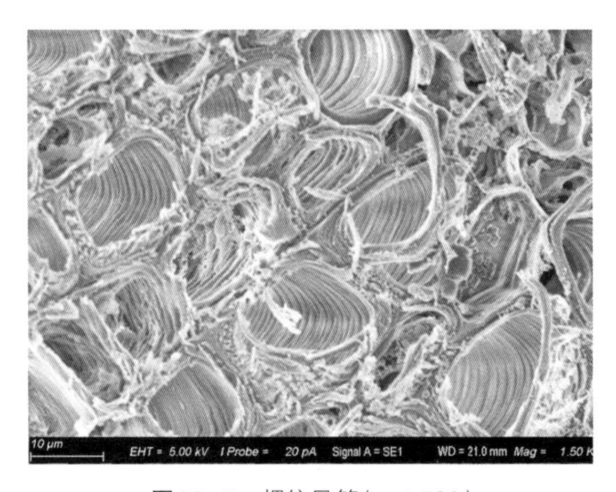

图86-7 螺纹导管(×1 500)

87. 野棉花 Yemianhua

本品为毛茛科植物野棉花*Anemone vitifolia* Buch.-Ham.的全草。清热,利湿,杀虫,散瘀。有小毒。

根 横切面符合双子叶植物根的一般特征。木栓层部分脱落,木质部导管放射状排列,中心残留二元型初生木质部(图87-1)。木质部导管多为网纹导管。

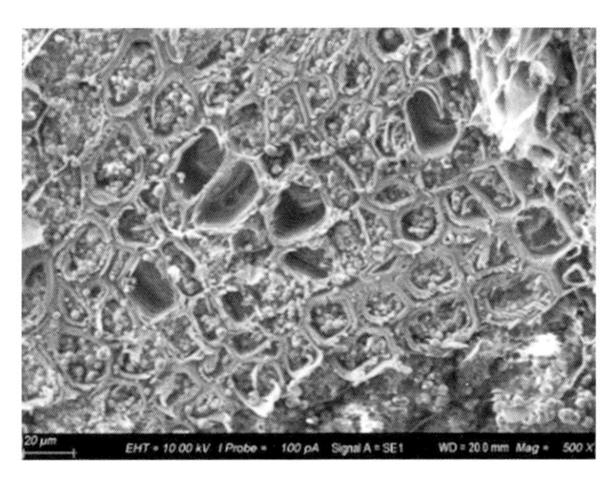

图87-1 根横切面(×500)

茎 最外层为表皮,向内为皮层,可见维管束有8～10个,中央为髓,约占整个横切面的三分之一(图87-2);中央髓部细胞较大,多为椭圆形或圆形,直径50～130 μm(图87-3);维管束为双韧型维管束(图87-4);表皮由3～4层细胞构成,细胞扁平,排列整齐且无细胞间隙;皮层由7～8层细胞构成,大小不一,形状多为椭圆形,细胞壁增厚(图87-5)。

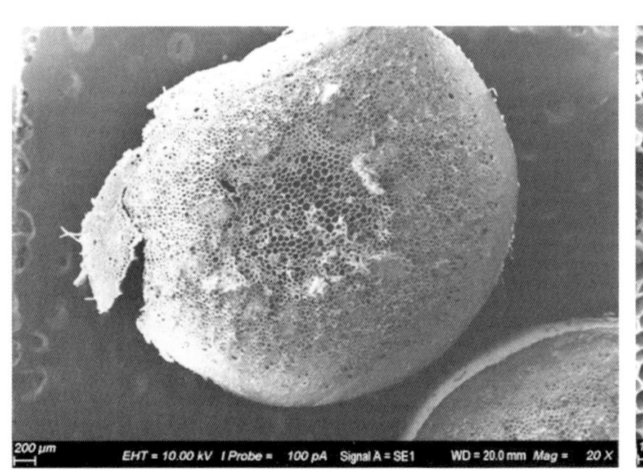

图87-2 茎横切面(×20)

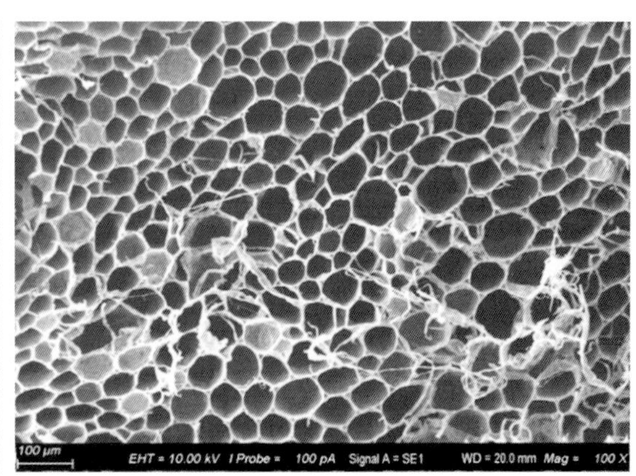

图87-3 茎横切面髓部(×100)

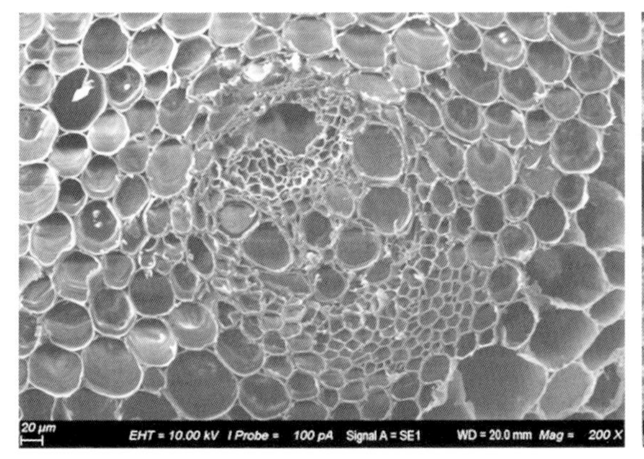

图87-4 茎维管束(×200)

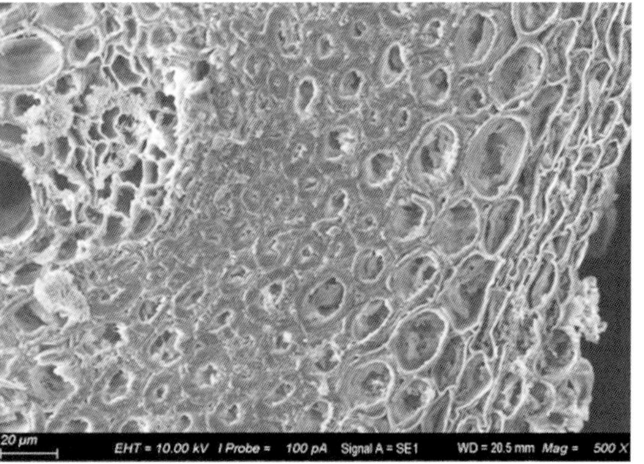

图87-5 茎横切面(×500)

叶 横切面可见上、下表皮由1层细胞组成，叶肉栅栏细胞1列，海绵组织细胞多列（图87-6），主脉处表皮下有多层厚角组织环列；木质部位于向茎面，韧皮部位于背茎面；可见螺纹导管（图87-7）。上表皮细胞顶面观呈不规则形，可见明显的单细胞非腺毛（图87-8）。下表皮可见不定式气孔，保卫细胞位置高于表皮细胞，表皮细胞垂周壁波状弯曲，单细胞非腺毛表面光滑（图87-9）。

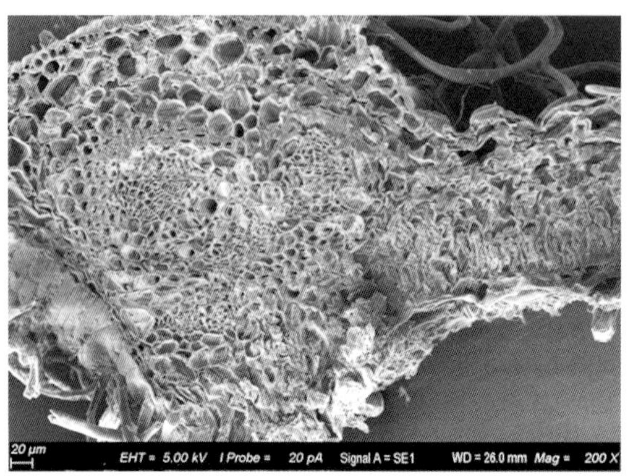

图87-6 叶横切面（200×）

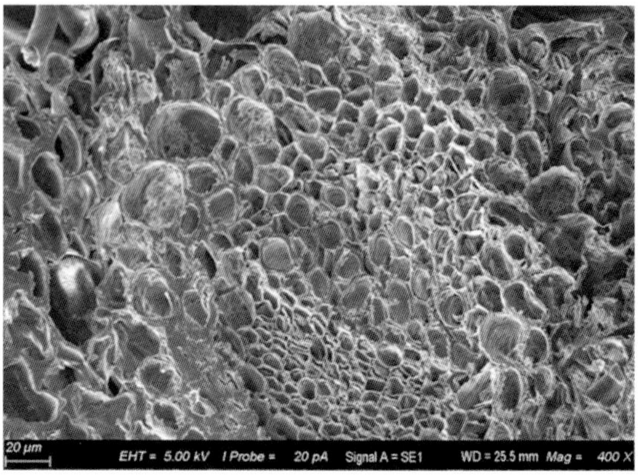

图87-7 叶横切面示主脉维管束（500×）

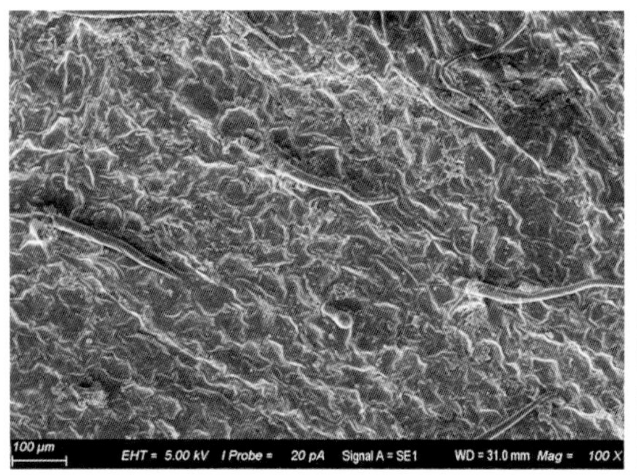

图87-8 叶片上表皮（100×）

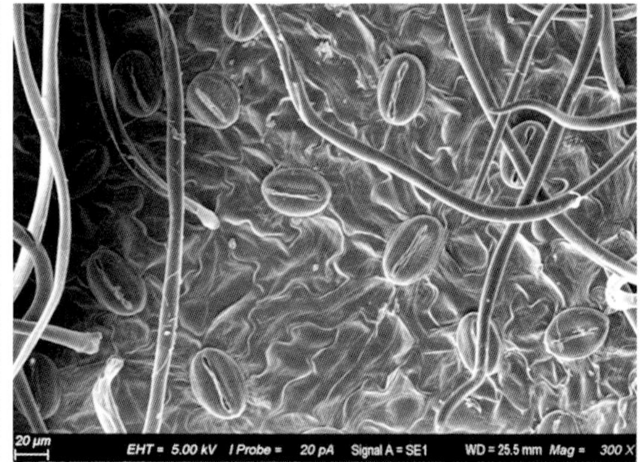

图87-9 叶下表皮（300×）

88. 野茉莉 Yemoli

本品为安息香科植物野茉莉*Styrax japonicus* Sieb.et Zucc.的花、叶、果实、虫瘿内白粉。祛风除湿。有小毒。

叶 横切面可见上表皮和下表皮均为1层长条形细胞，上表皮细胞较大，栅栏组织为1层长条形细胞，海绵组织为2～3层细胞（图88-1）；叶脉中为外韧型维管束，叶脉处下表皮外有绒毛，其中导管为梯纹导管（图88-2）。上表皮外表面平整，薄壁细胞垂周壁波状弯曲，存在不定式气孔（图88-3）；下表皮细胞向内部凹陷，存在星状毛，多为5～9个分支（图88-4）。

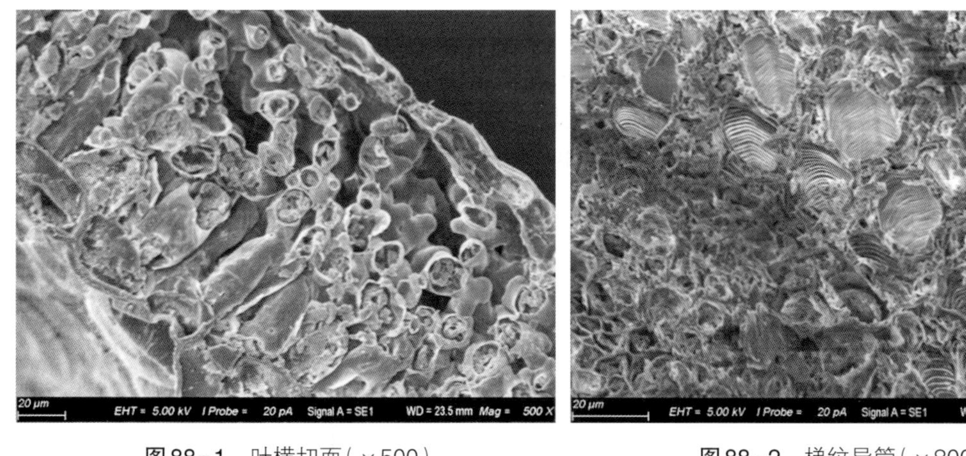

图88-1　叶横切面（×500）

图88-2　梯纹导管（×800）

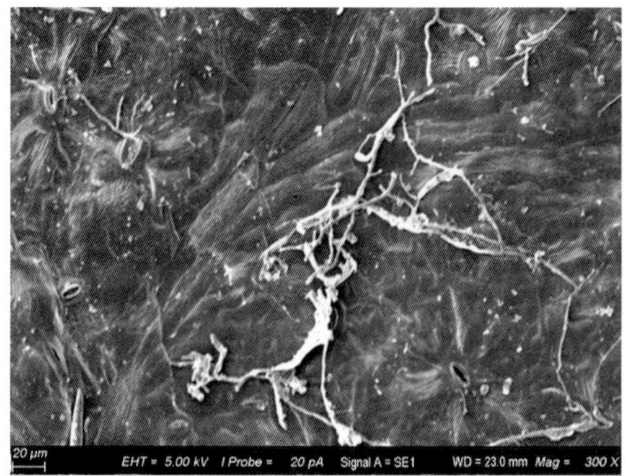

图88-3　叶上表皮（×300）

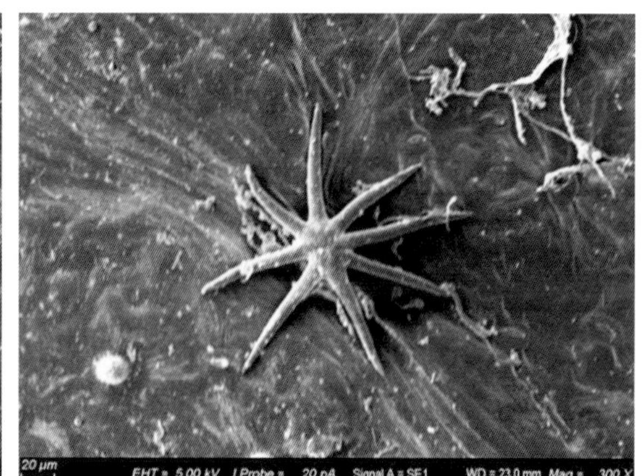

图88-4　星状毛（×300）

89. 油桐子 Youtongzi

本品为大戟科植物油桐 *Vernicia fordii*（Hemsl.）Airy Shaw的成熟种子。吐风痰，消肿毒，利二便。有大毒。

种子　种皮外表面有带状结构纹饰，纵横交错（图89-1）。种皮外表面有类圆形的细胞凸起，直径15～20 μm（图89-2）。子叶细胞呈多边形，排列紧密（图89-3）；内有大小不等的类圆形糊粉粒及脂质体，直径2～8 μm（图89-4）。子叶表面观可见细胞内草酸钙针晶散在，长25～30 μm（图89-5）；另有草酸钙簇晶分布（图89-6）。子叶横切面可见完整的类椭圆形细胞，破裂的细胞含有糊粉粒及脂质体；另有草酸钙簇晶分布。

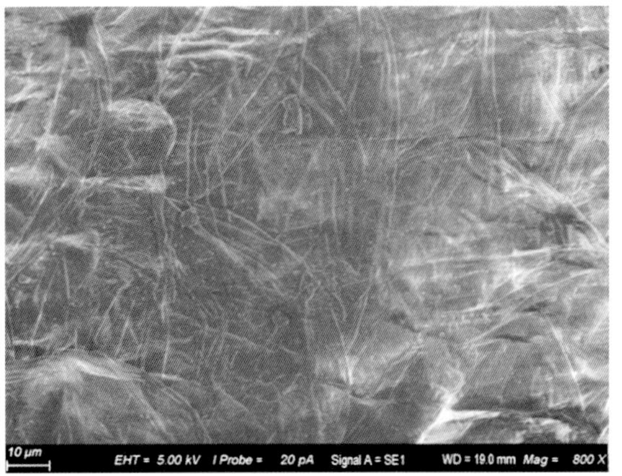

图89-1 种皮外表面（×800）

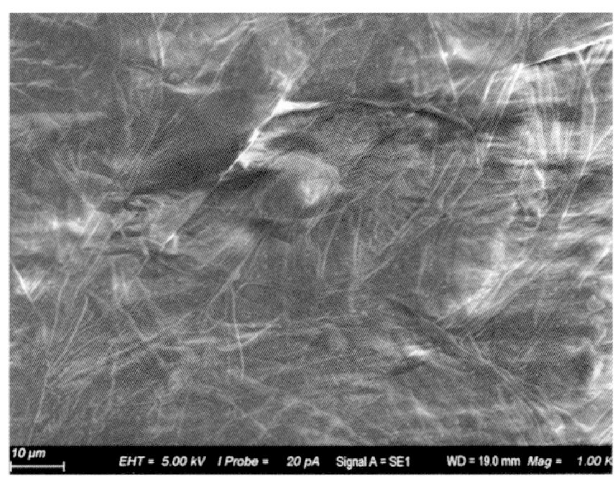

图89-2 种皮外表面类圆形细胞（×1 000）

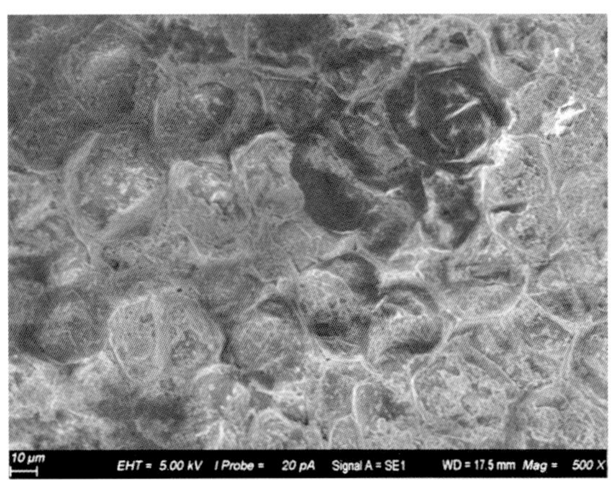

图89-3 子叶细胞（×500）

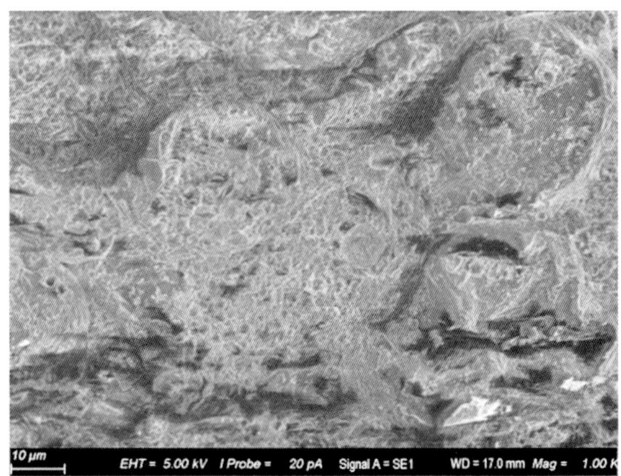

图89-4 子叶细胞内糊粉粒及脂质体（×1 000）

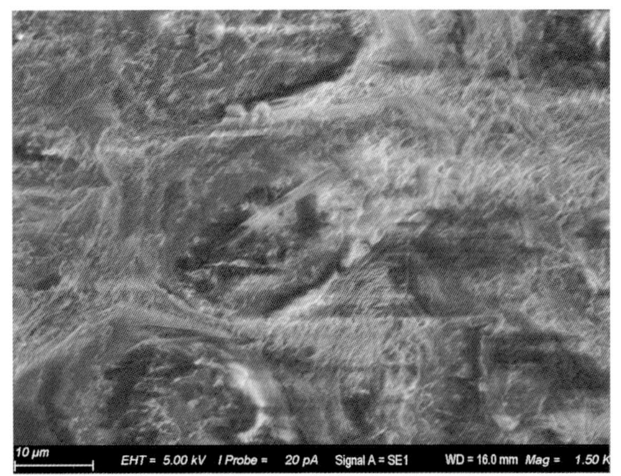

图89-5 草酸钙针晶（×1 500）

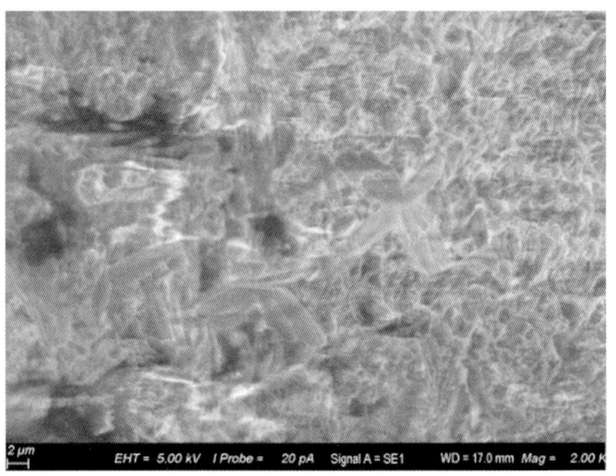

图89-6 草酸钙簇晶（×2 000）

90. 圆柏 Yuanbai

本品为柏科植物圆柏*Juniperus chinensis* L.的枝、叶及树皮。祛风散寒，活血消肿，解毒利尿。有小毒。

叶　横切面可见树脂道显著，由1层上皮细胞围成，外又有1层鞘细胞包围；叶肉由薄壁细胞组成，多呈类圆形、不规则形，细胞间隙明显（图90-1）。表面观可见下表皮存在气孔（图90-2）；上表皮有蜡质层（图90-3）。下表皮为1列类圆形细胞，壁较厚，外层角质化，凹陷处为气孔（图90-4）。

100 μm
EHT = 5.00 kV I Probe = 20 pA Signal A = SE1 WD = 22.0 mm Mag = 100 X

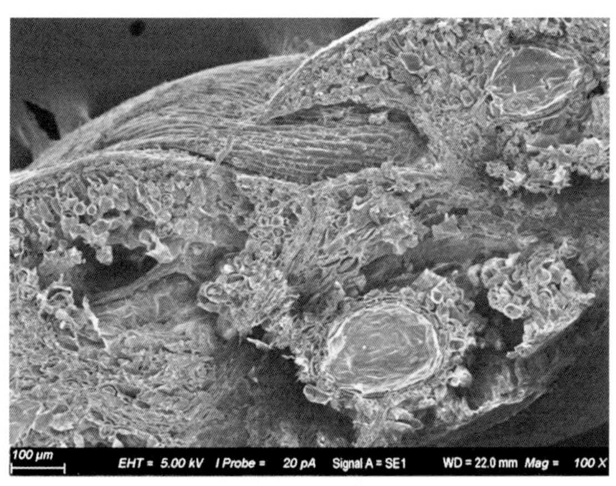

图90-1　叶横切面（×100）

20 μm
EHT = 5.00 kV I Probe = 20 pA Signal A = SE1 WD = 18.0 mm Mag = 400 X

图90-2　叶下表皮（×400）

20 μm
EHT = 5.00 kV I Probe = 20 pA Signal A = SE1 WD = 17.5 mm Mag = 800 X

图90-3　叶上表面示蜡质层（×800）

10 μm
EHT = 5.00 kV I Probe = 20 pA Signal A = SE1 WD = 21.5 mm Mag = 600 X

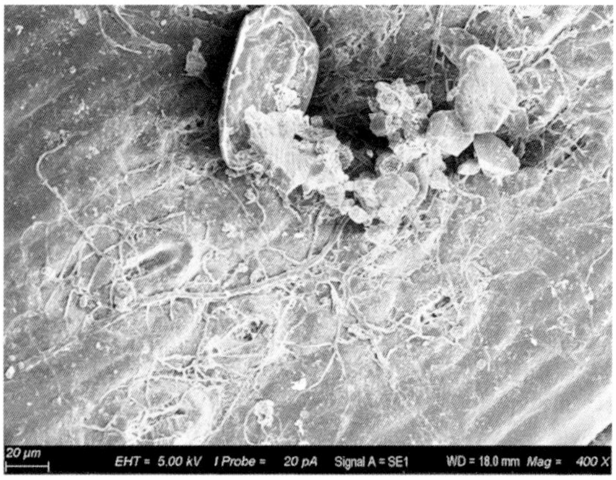

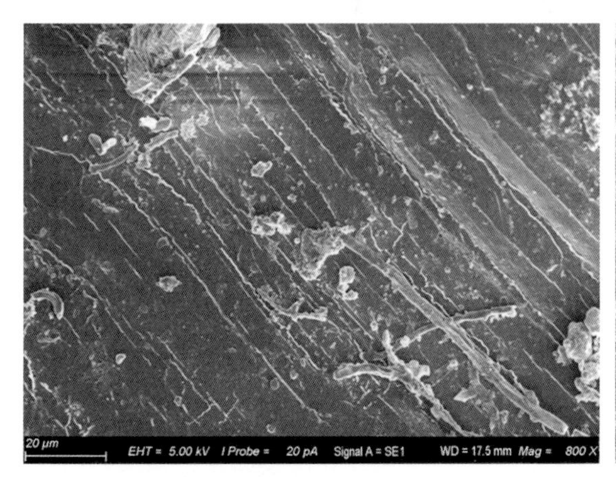

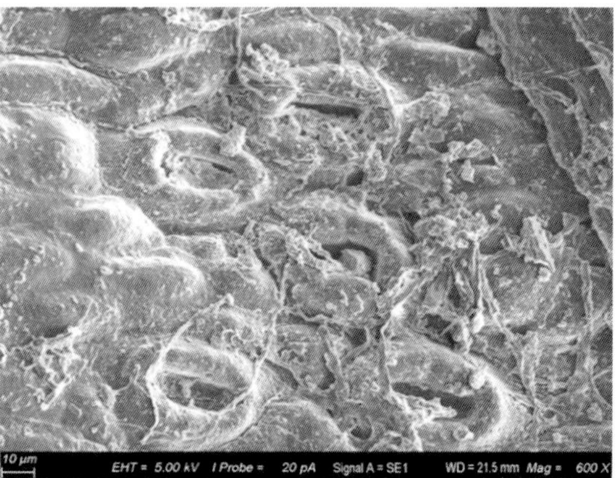

图90-4　叶下表面（×600）

Z

91. 照山白 Zhaoshanbai

本品为杜鹃花科植物小花杜鹃*Rhododendron micranthum* Turcz.的枝叶。止咳化痰，通络调经。有毒。

叶 横切面可见主脉中维管组织环列，封闭，中柱鞘纤维断续排列成环（图91-1）；螺纹导管直径10～38 μm（图91-2）。叶上表皮细胞排列紧密，细胞顶面观呈不规则形（图91-3）；上表皮中脉处具多数单细胞非腺毛，长短不一（图91-4）；腺鳞散在，呈菊花形，直径

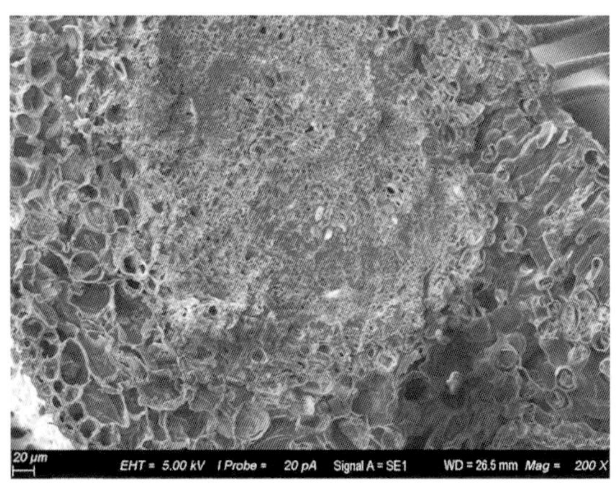

图91-1 叶横切面（×200）

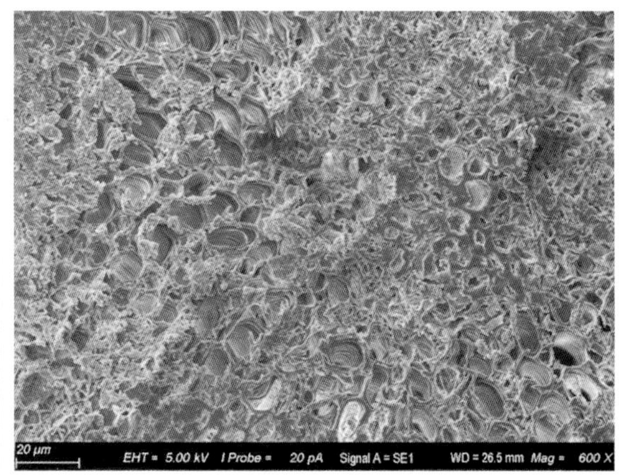

图91-2 螺纹导管（×600）

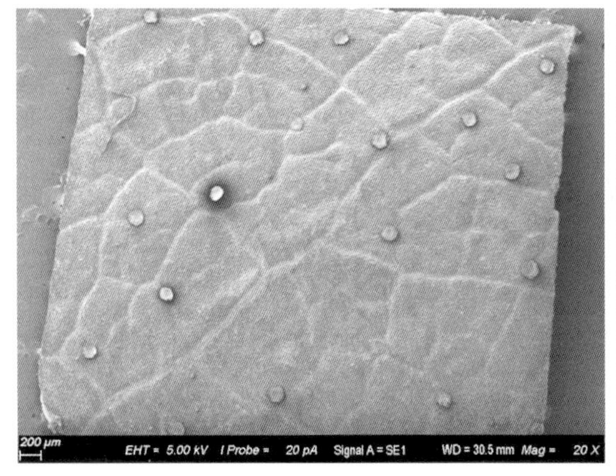

图91-3 叶上表面（×20）

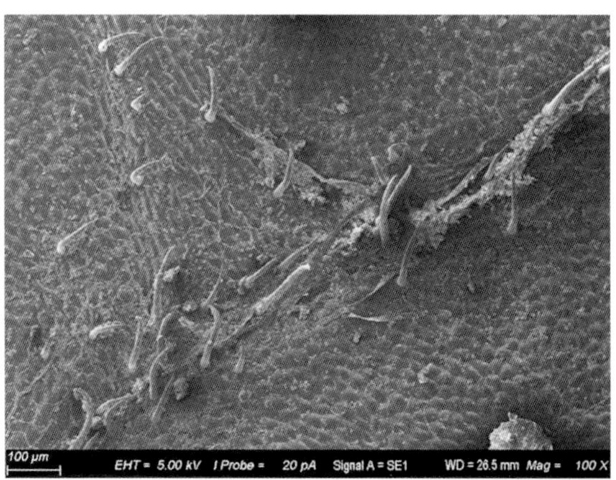

图91-4 非腺毛（×100）

130～260 μm(图91-5)。叶下表皮也有腺鳞散在,呈菊花形,直径130～260 μm(图91-6);下表皮细胞顶面观等径形,侧壁呈波浪状,气孔不定式(图91-7)。横切面上、下表皮由1层细胞组成,叶肉栅栏细胞2～3列,海绵组织细胞多列,大小不一(图91-8)。

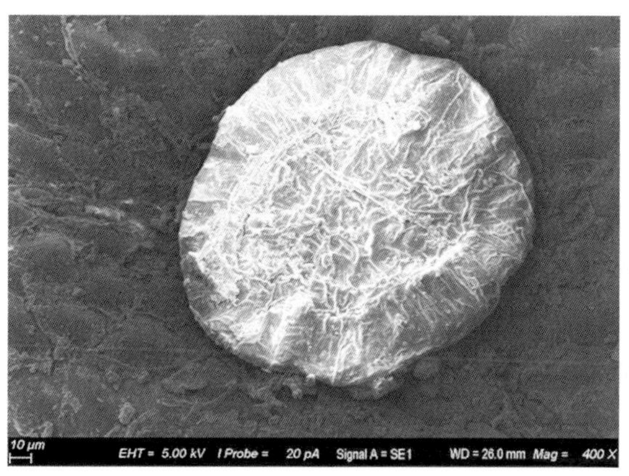

图91-5　腺鳞(×400)

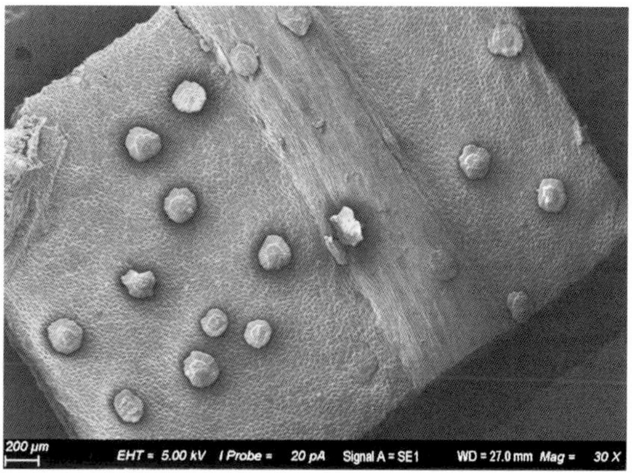

图91-6　叶下表面腺鳞(×30)

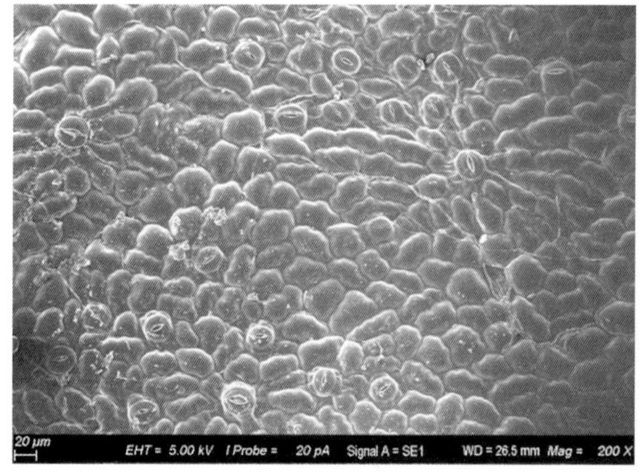

图91-7　叶下表面(×200)

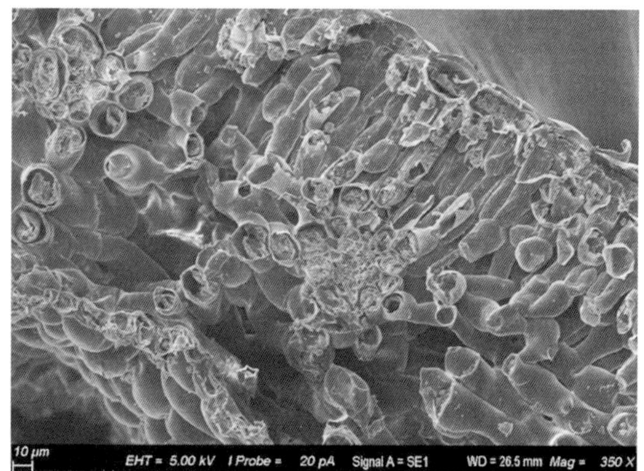

图91-8　叶肉细胞(×350)

92. 珍珠梅 Zhenzhumei

本品为蔷薇科植物高丛珍珠梅*Sorbaria arborea* Schenid. 的茎皮或果穗。活血祛瘀,消肿止痛。有毒。

茎皮　横切面呈规则圆形,可见双子叶植物茎的次生构造,从外向内依次可见木栓层、皮层、韧皮部;木栓层细胞呈扁平状,排列紧密、整齐;皮层细胞呈方形,7～9行排列,致密有序(图92-1);韧皮细胞呈不规则形状,有内容物(图92-2)。

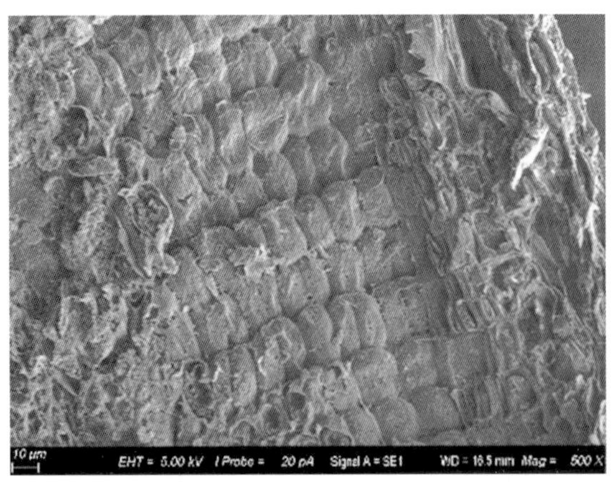

图92-1 茎皮横切面(×500)

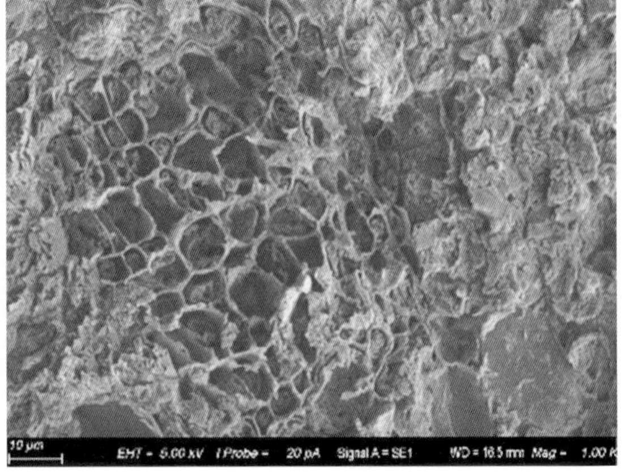

图92-2 茎皮横切面(×1 000)

93. 朱砂 Zhusha

本品为硫化物类矿物辰砂族辰砂,主含硫化汞(HgS)。清心镇惊,安神,明目,解毒。有毒。

扫描电镜600倍下,可见不规则块状、薄片状,或类长方形、四边形、三角形块状(图93-1);3 000倍下,可见表面粘有细小颗粒,长1～20 μm,宽1～15 μm(图93-2)。

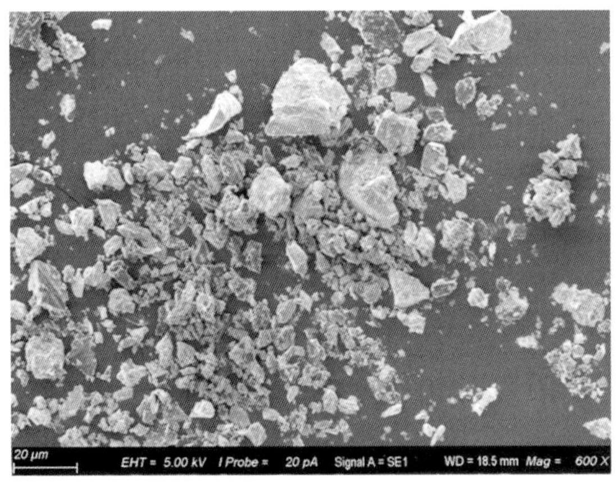

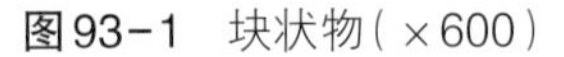

图93-1 块状物(×600)

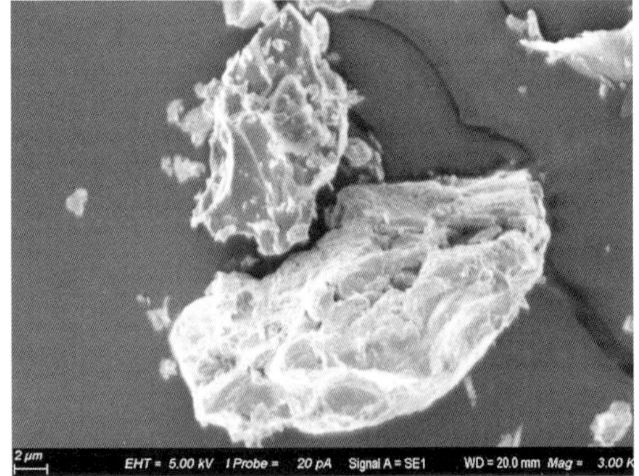

图93-2 块状物(×3 000)

94. 珠兰 Zhulan

本品为金粟兰科植物金粟兰*Chloranthus spicatus*(Thunb.)Makino的根及叶。祛风湿,活血止痛,杀虫。有毒。

根 横切面呈规则的类圆形，偏心性。次生构造显著，木质部宽广，占整个横切面的五分之四，且木质部以外的组织极易脱落。最外层为木栓层与皮层，木栓层细胞呈不规则形，易退化脱落（图94-1）；皮层细胞呈不规则形排列（图94-2）；韧皮部细胞扁平状，部分细胞壁增厚。木质部细胞壁均增厚，直径5～20 μm；木质部导管直径50～150 μm（图94-3）；根毛延伸出的部位有孔纹导管（图94-4）。

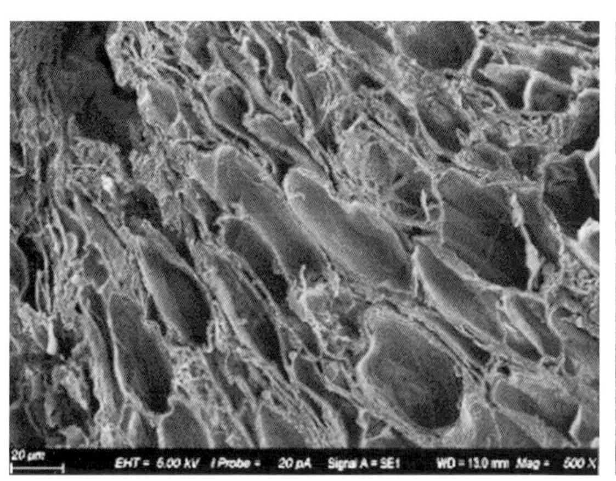

图94-1 根横切面示木栓层（×500）

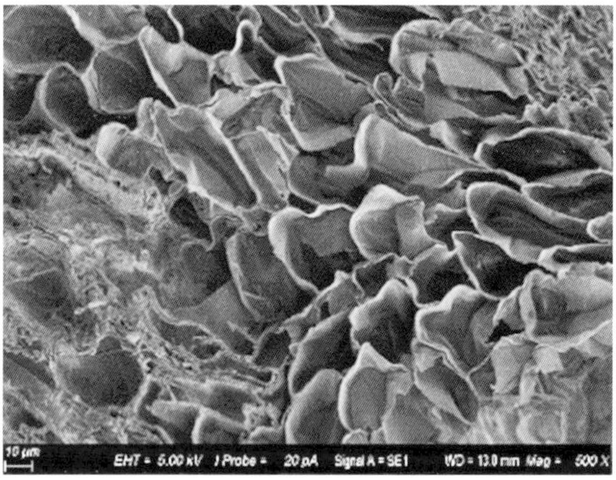

图94-2 根横切面皮层细胞（×500）

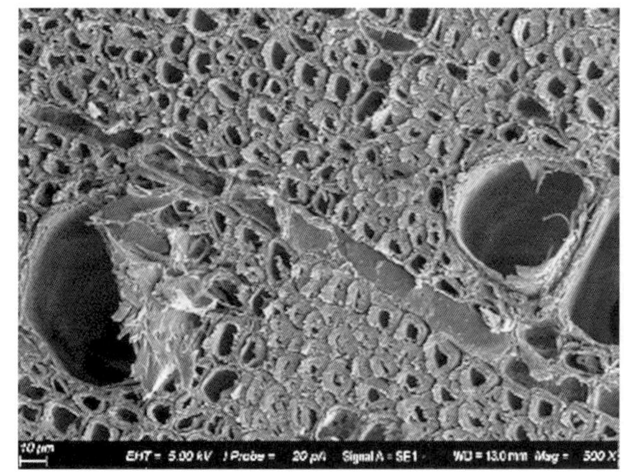

图94-3 根横切面示木质部（×500）

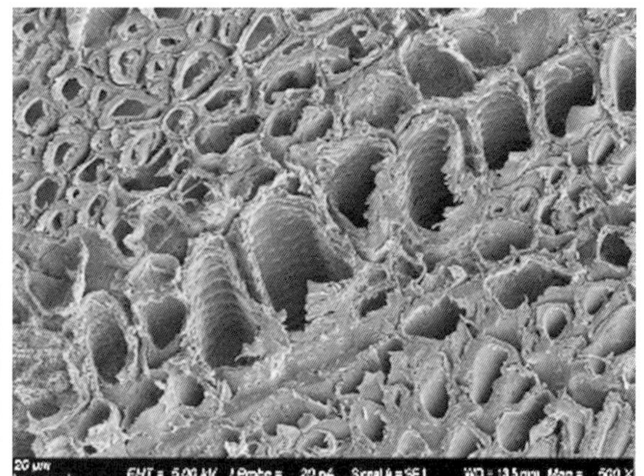

图94-4 根横切面示导管（×500）

95. 珠芽艾麻 Zhuyaaima

本品为荨麻科植物珠芽艾麻*Laportea bulbifera*（Sieb. et Zucc.）Wedd.的根。祛风除湿，活血止痛。有小毒。

根 横切面可见生长轮；形成层环不明显；木质部导管细胞木化（图95-1）；木栓层为3～5列细胞；皮层较窄，由多列薄壁细胞组成（图95-2）。根纵切面导管明显，为网纹导管（图95-3）。

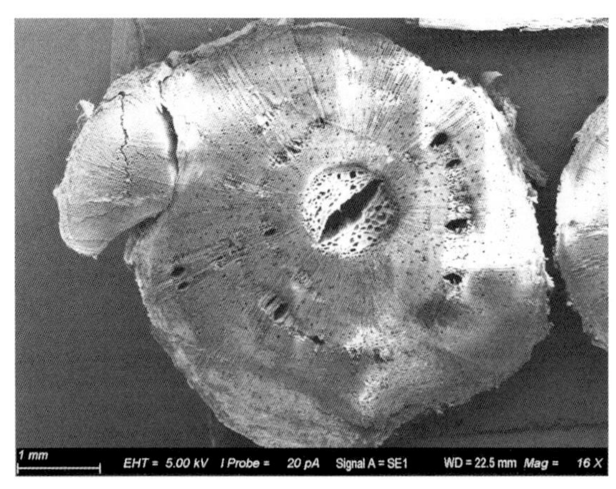

图95-1 根横切面(×16)

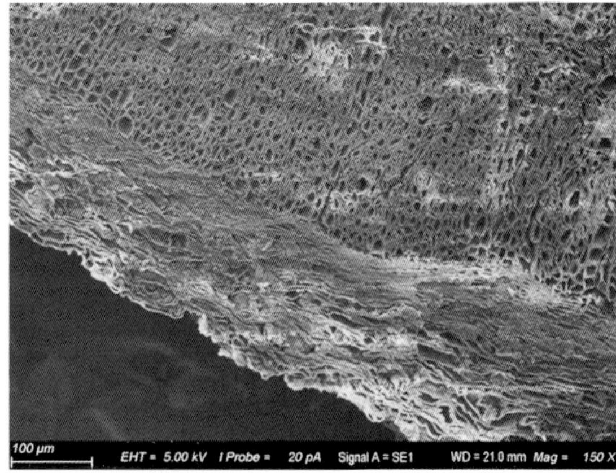

图95-2 根横切面(×150)

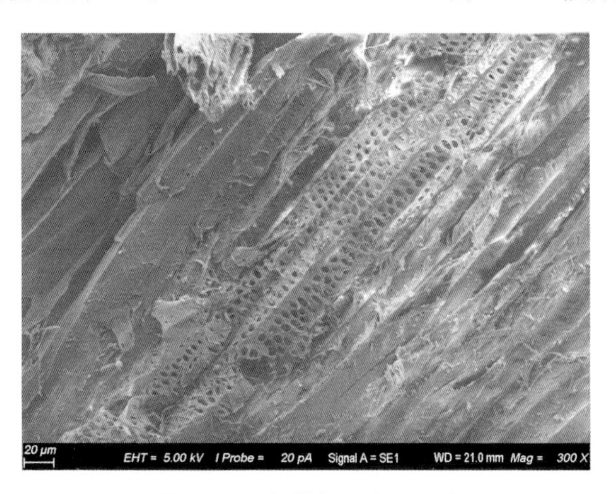

图95-3 根纵切面(×300)

96. 猪牙皂 Zhuyazao

本品为豆科植物皂荚*Gleditsia sinensis* Lam. 的不育果实。祛痰开窍,散结消肿。有小毒。

果实 横切面可见果皮中纤维成束排列,直径15～25 μm,纤维束旁边有类方形的厚壁细胞(图96-1)。在纤维束周围的一些薄壁细胞中分布有草酸钙方晶,直径15～20 μm(图96-2)。中果皮维管束中的导管为螺纹导管,直径10～15 μm,薄壁细胞的细胞壁上纹孔明显(图96-3)。表皮细胞可见颗粒状的角质纹理(图96-4)。

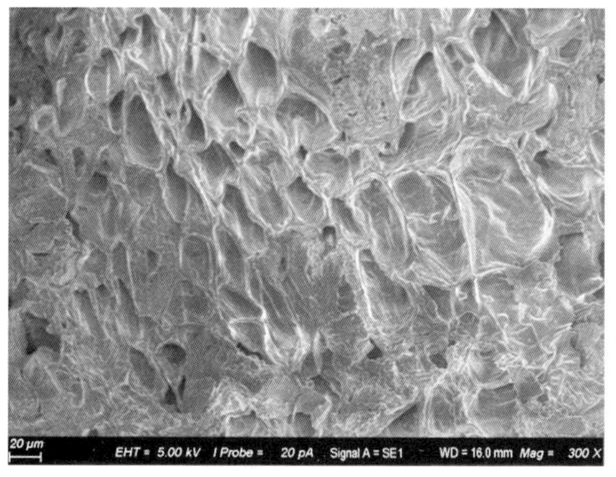

图96-1　纤维束横切面（×300）

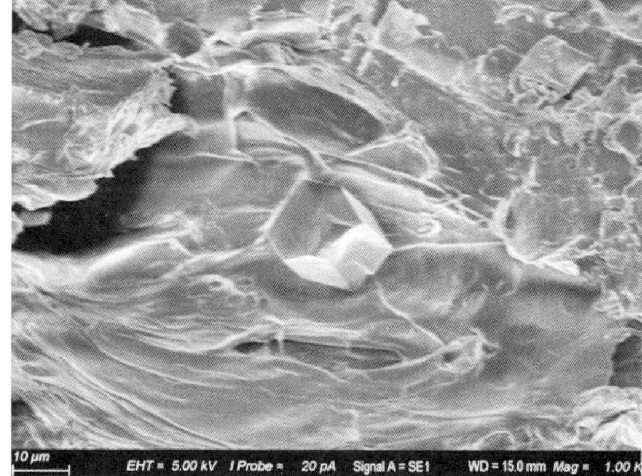

图96-2　草酸钙方晶（×1 000）

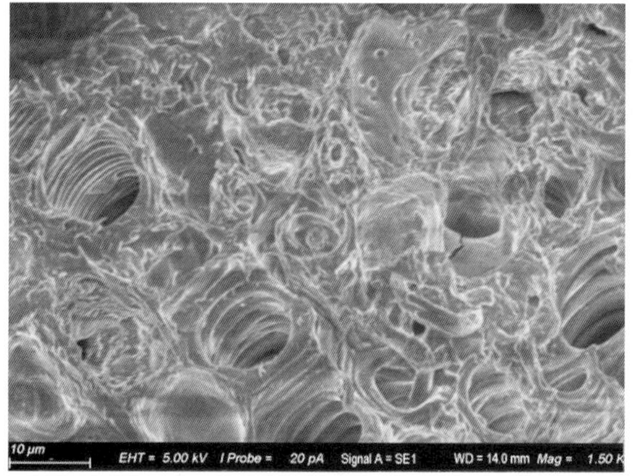

图96-3　螺纹导管及薄壁细胞的纹孔（×1 500）

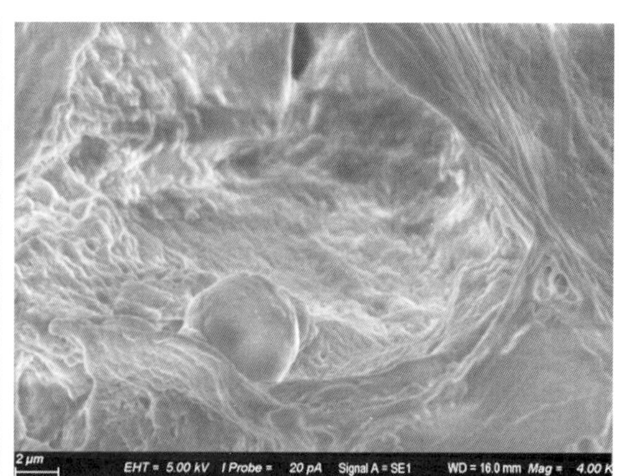

图96-4　果实表皮细胞表面的角质颗粒（×4 000）

97. 竹叶椒 Zhuyejiao

本品为芸香科植物竹叶椒*Zanthoxylum armatum* DC.的成熟果实。温中燥湿，散寒止痛，驱虫止痒。有小毒。

果实　横切面可见外果皮细胞较大，1～3列（图97-1）；中果皮较厚，细胞小，排列紧密（图97-2）；中果皮由多达10列薄壁细胞构成，薄壁细胞呈椭圆形或长圆形，切向延长（图97-3）；内果皮细胞呈石细胞状，壁厚（图97-4）；维管束为外韧型，有木质化厚壁纤维（图97-5）。种皮表面光滑（图97-6）。

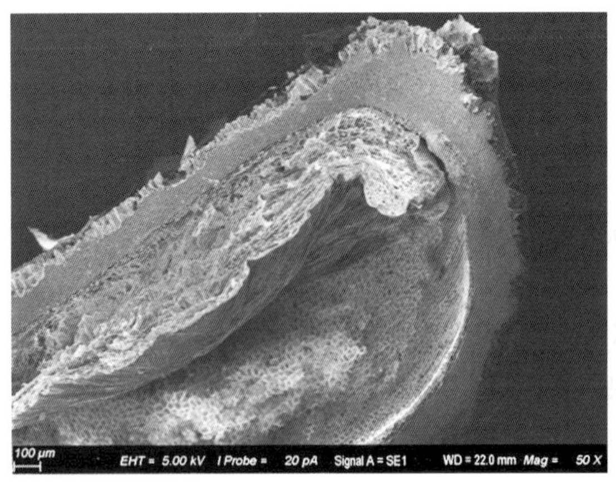

图97-1 果实横切面(×50)

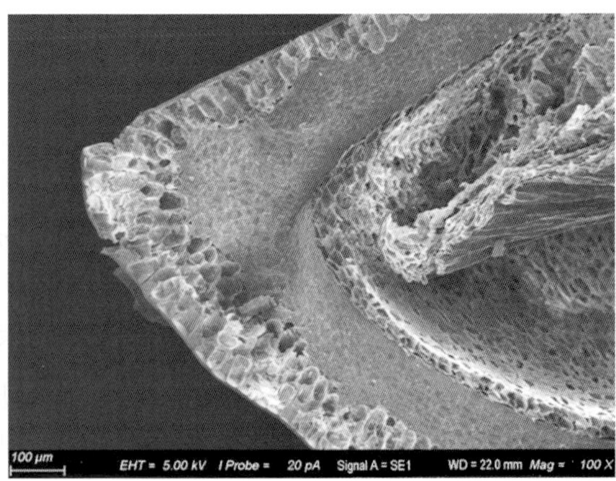

图97-2 果实横切面(×100)

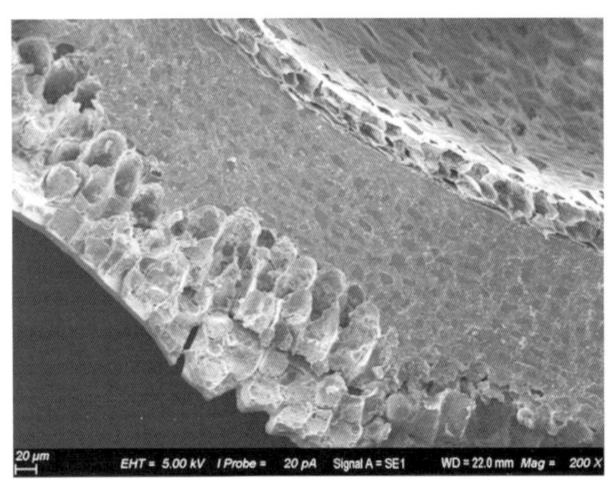

图97-3 果皮横切面(×200)

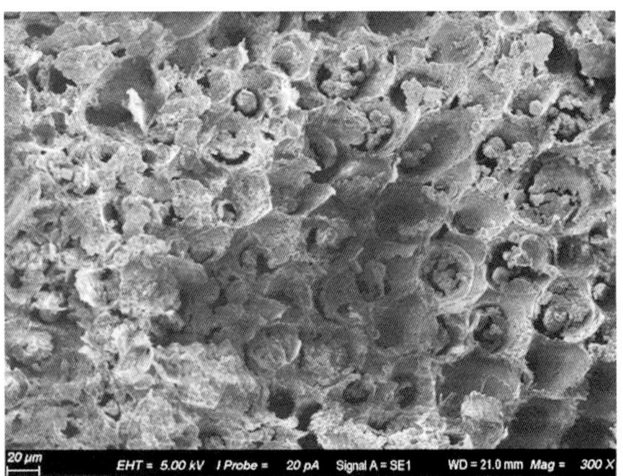

图97-4 内果皮表面观(×300)

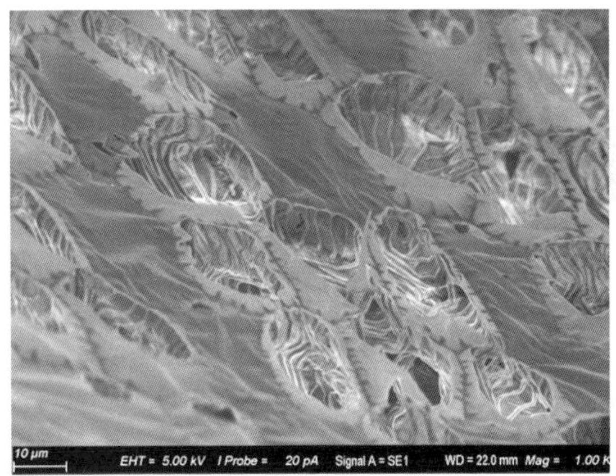

图97-5 维管束中的木质化厚壁纤维示纹孔(×1 000)

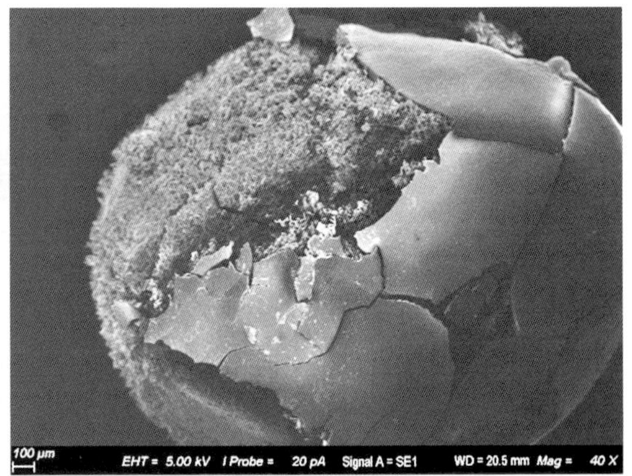

图97-6 种皮表面(×40)

98. 紫茉莉 Zimoli

本品为紫茉莉科植物紫茉莉 *Mirabilis jalapa* L.的块根及叶。清热利湿，活血调经，解毒消肿。有小毒。

块根 横切面最外层为木栓层，木栓化，不平整；皮层薄壁细胞为长方形，排列紧密，内可见草酸钙方晶（图98-1）。块根纵切面可见韧皮部中纤维成束存在，可见环纹导管，内侧薄壁细胞中存在圆形淀粉粒（图98-2）；针晶较多，两端尖锐，成束存在（图98-3）。

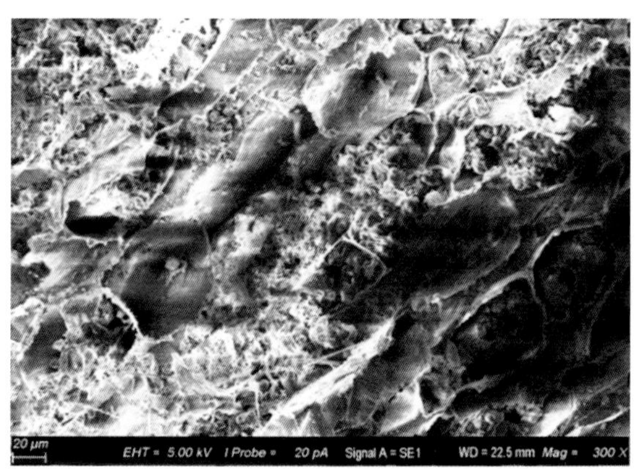

图98-1 块根横切面（×300）

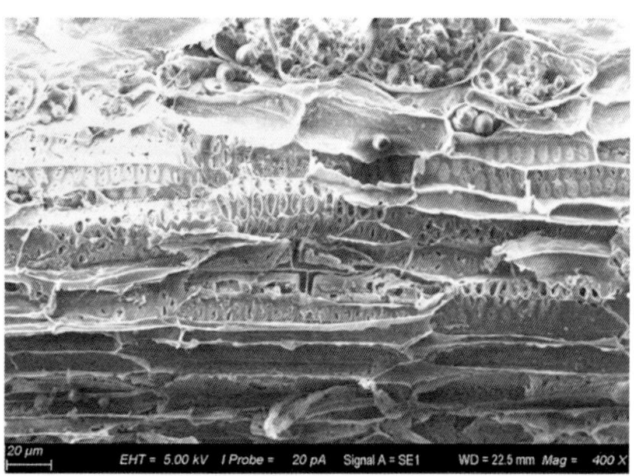

图98-2 块根纵切面（×400）

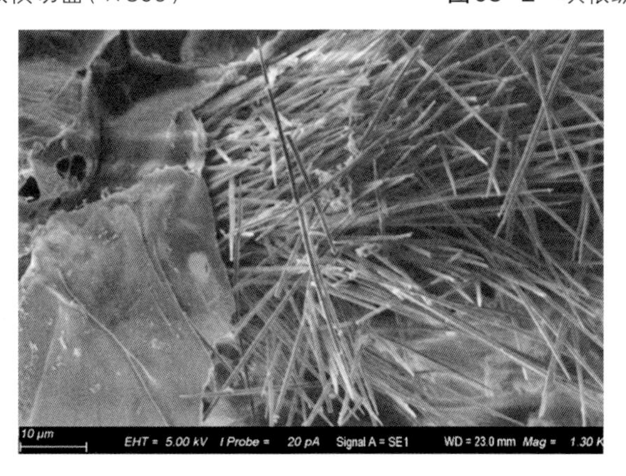

图98-3 块根针晶（×1300）

叶 叶横切面可见上、下表皮为1～2层细胞，栅栏组织有1～2层细胞，海绵组织有2～3层细胞，栅栏组织细胞较小，排列紧密。维管束为外韧型，针晶多存在于纤维束周围（图98-4）。叶上表面有腺毛，由3～5个细胞组成，有圆形头，长110～130 μm（图98-5）；气孔周围有多个副卫细胞，为不定式气孔。在气孔周围有长方体形晶体（图98-6）。

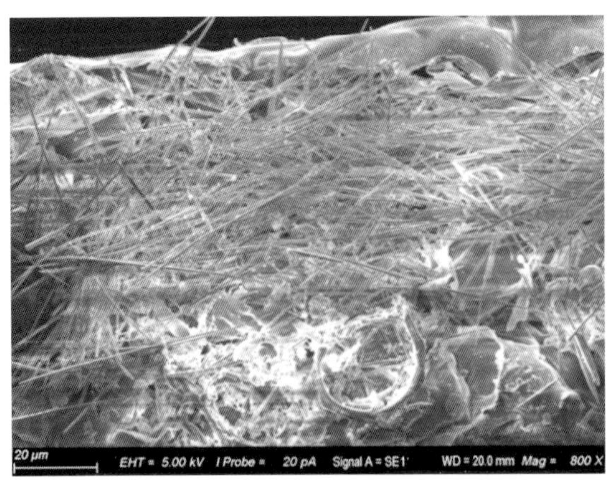

图98-4　叶横切面示针晶（×800）

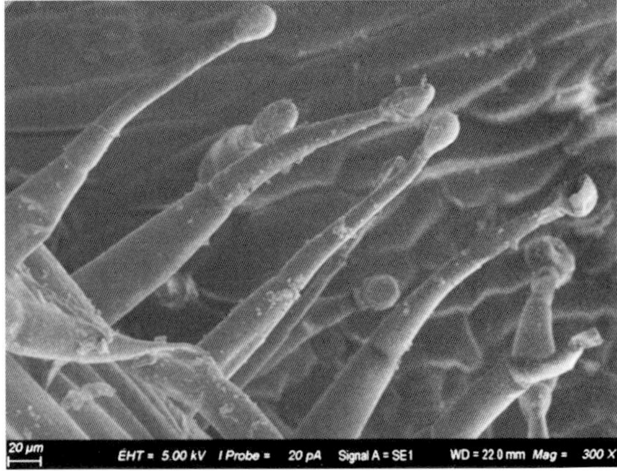

图98-5　叶下表面腺毛（×300）

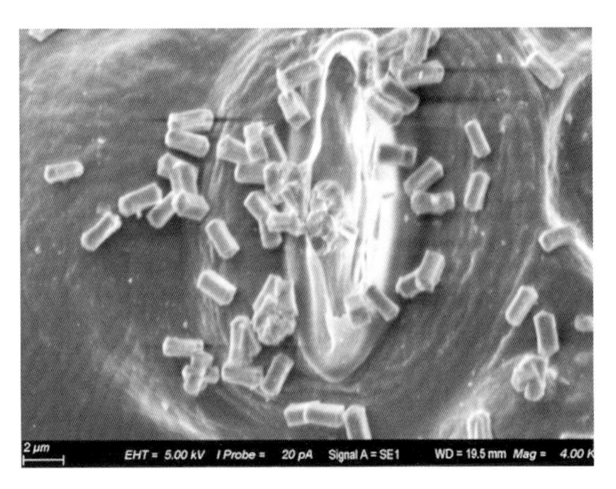

图98-6　叶表面气孔（×4 000）

99. 紫鸭跖草 Ziyazhicao

本品为鸭跖草科植物紫露草 *Tradescantia virginiana* L.的全草。活血，止血，利尿，解蛇毒。有毒。

根　横切面为类圆形，表皮由1列类长方形或类方形细胞组成，排列整齐、紧密 。皮层宽广，约占横切面的3/4；外皮层由5～7层类方形或椭圆形细胞组成，排列较为紧密，无明显细胞间隙（图99-1）。内皮层明显，细胞类长方形，紧密排列成环。木质部导管明显。中间为髓部，细胞近圆形（图99-2）。

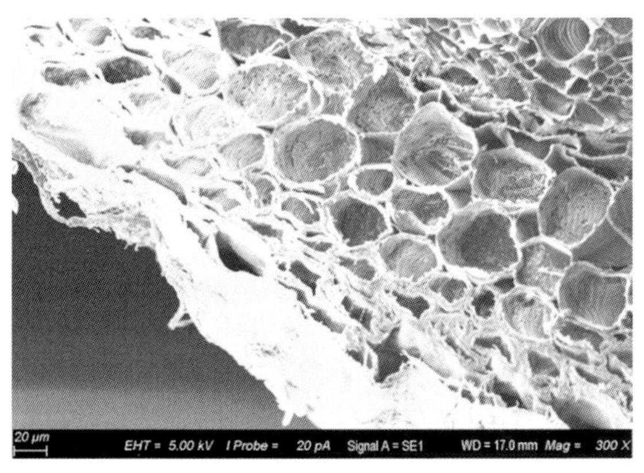

图99-1 根横切面示表皮及皮层细胞（×300）

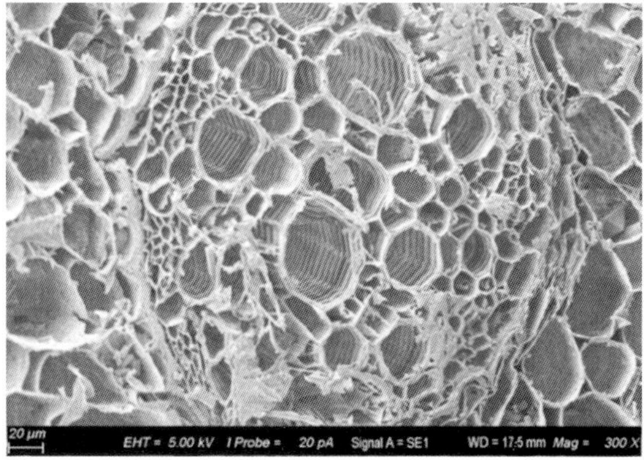

图99-2 根横切面示导管（×300）

茎 横切面表皮由1列类方形或类长方形细胞组成，排列紧密、整齐；皮层较窄，由4～5层类长方形或不规则形细胞组成，排列紧密、整齐，细胞间隙不明显，茎中部薄壁组织中散在维管束，有些地方出现通气腔（图99-3、图99-4）；草酸钙针晶单个散在（图99-5）；内皮层明显，细胞排列整齐、紧密；茎中央的薄壁组织宽广，约占茎横切面的4/5，由近圆形薄壁细胞组成。薄壁细胞内可见草酸钙方晶（图99-6）。

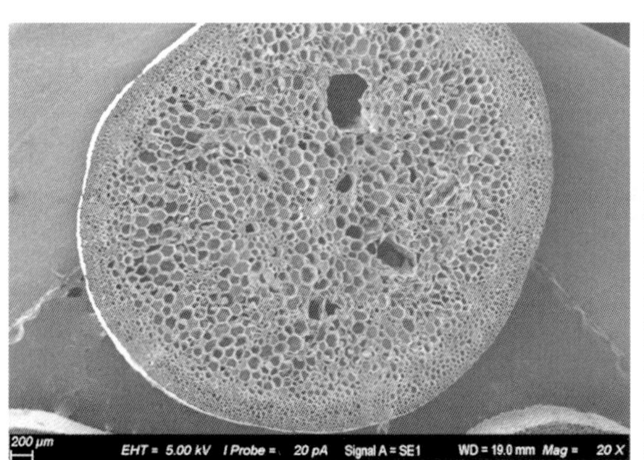

图99-3 茎横切面（×20）

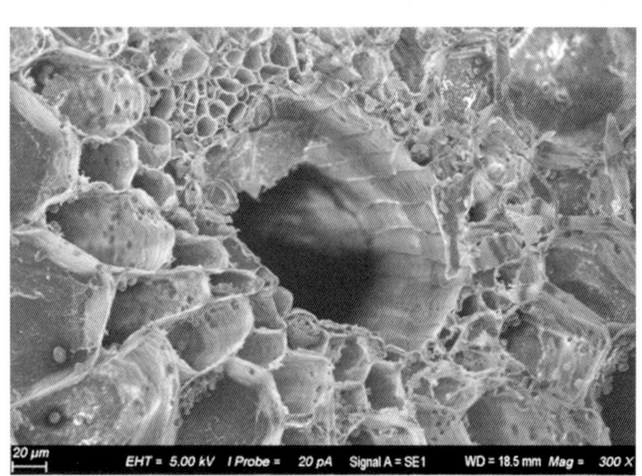

图99-4 茎横切面示通气腔（×300）

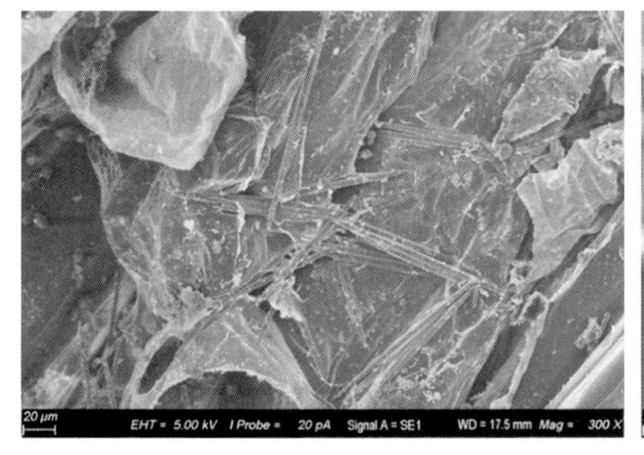

图99-5 茎横切面针晶（×300）

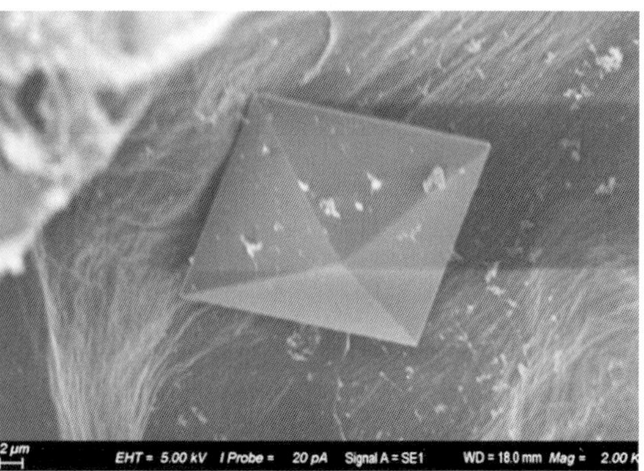

图99-6 茎横切面方晶（×2 000）

叶 横切面上、下表皮均由1层细胞组成，排列紧密，切向延长，类方形或类长方形；栅栏组织与海绵组织分化不明显，细胞类圆形，排列疏松；外被平滑角质层，厚约3 μm（图99-7）。上表皮细胞较大，无非腺毛及腺毛（图99-8）；下表皮可见棒状非腺毛，非腺毛由1～2 细胞组成（图99-9）。上、下表皮细胞内及薄壁组织散在草酸钙针晶（图99-10）。

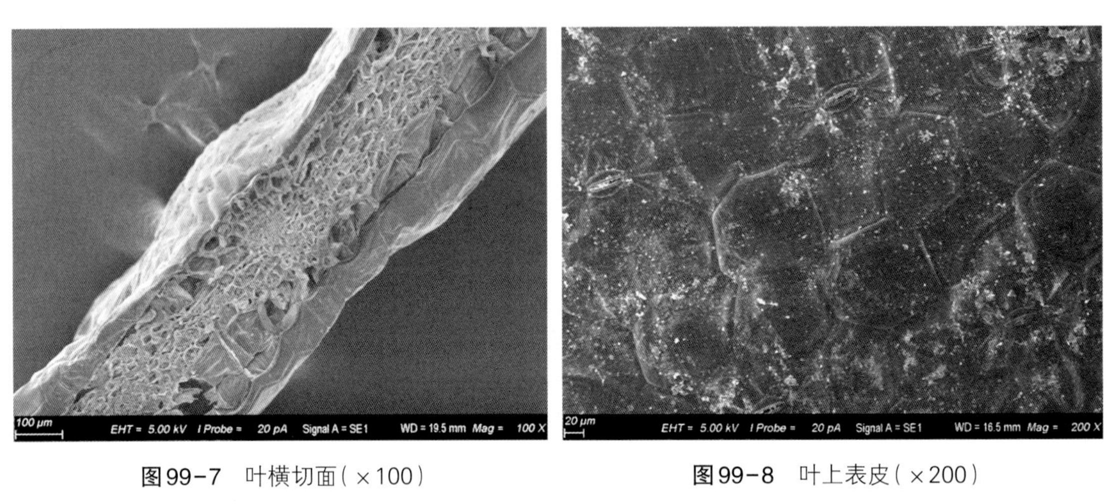

图99-7 叶横切面（×100） 图99-8 叶上表皮（×200）

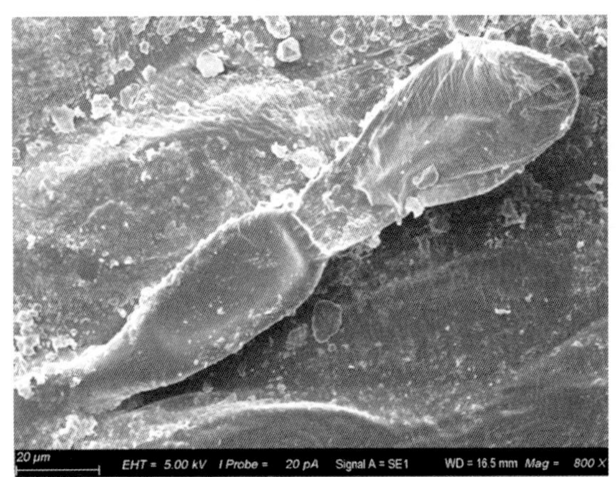

图99-9 叶下表皮非腺毛（×800）

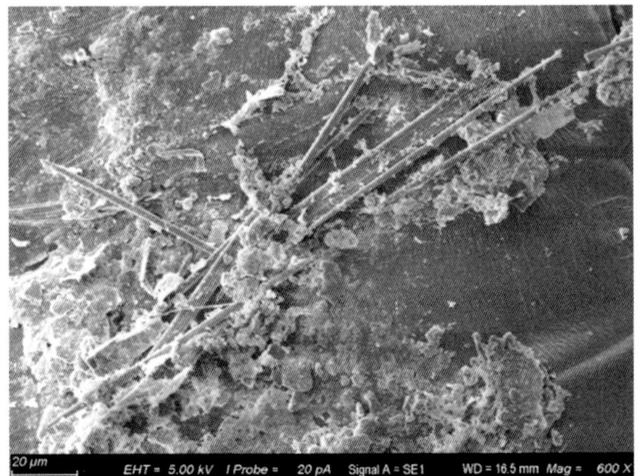

图99-10 针晶（×600）

100. 醉鱼草 Zuiyucao

本品为马钱科植物醉鱼草*Buddleia lindleyana* Fort.的带根全草或叶、花。祛风除湿，止咳化痰，散瘀，杀虫。有小毒。

根 表面有草酸钙方晶（图100-1），横切面和纵切面可见导管和木纤维（图100-2、图100-3）。

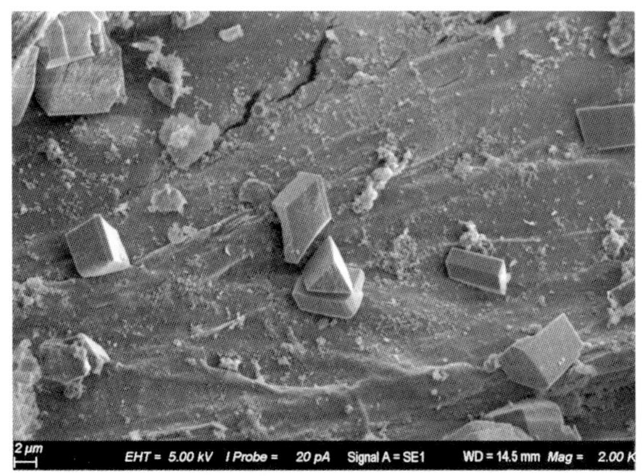

图100-1 根表面草酸钙方晶(×2 000)

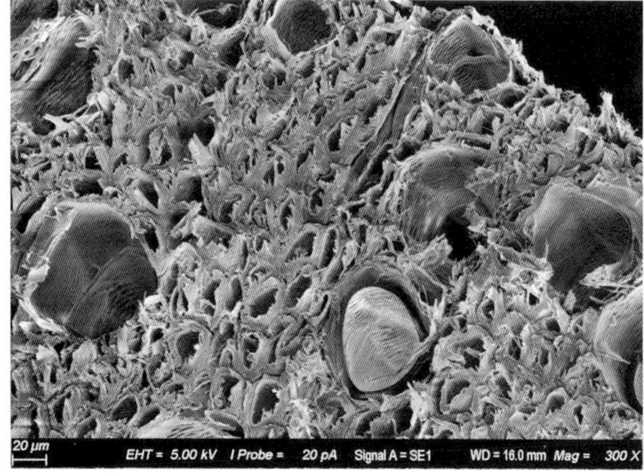

图100-2 根横切面导管和木纤维(×300)

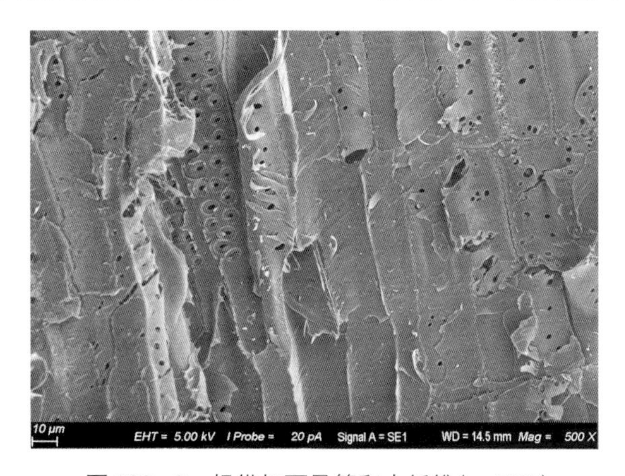

图100-3 根纵切面导管和木纤维(×500)

茎 表面有腺毛和非腺毛,腺毛呈兔耳形(图100-4)。幼茎髓部较大(图100-5);茎横切面木质部与韧皮部界限明显(图100-6)。髓部细胞壁薄(图100-7),有些薄壁细胞中有草酸钙柱晶(图100-8)。老茎木质部中木射线明显(图100-9);老茎表面无毛(图100-10)。导管类型有孔纹导管(图100-11)和螺纹导管(图100-12)。

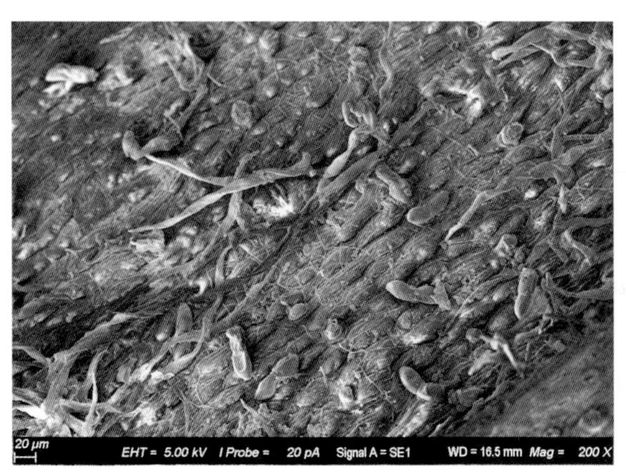

图100-4 茎表面腺毛和非腺毛(×200)

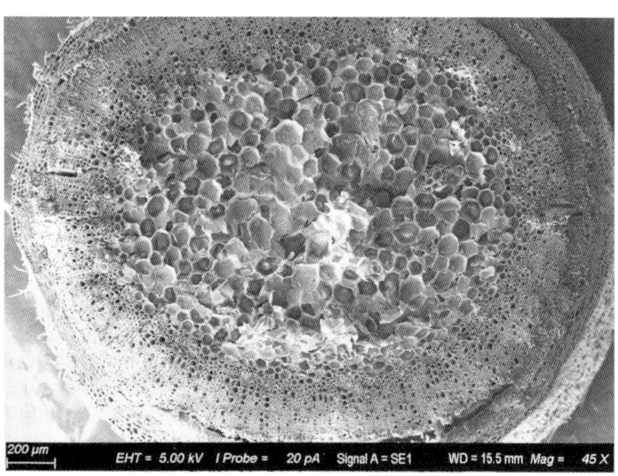

图100-5 幼茎横切面(×45)

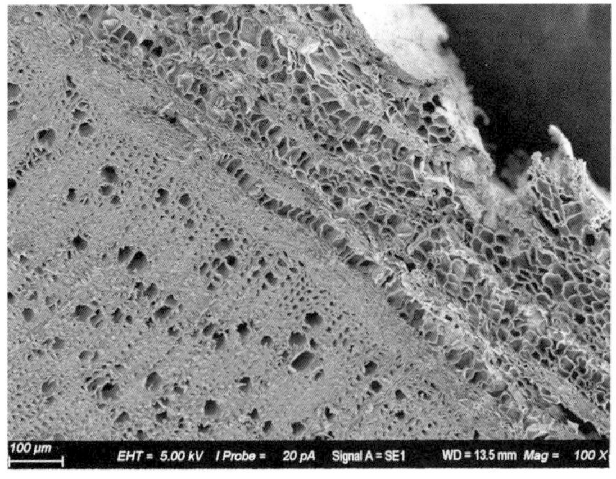

图100-6 韧皮部细胞（×100）

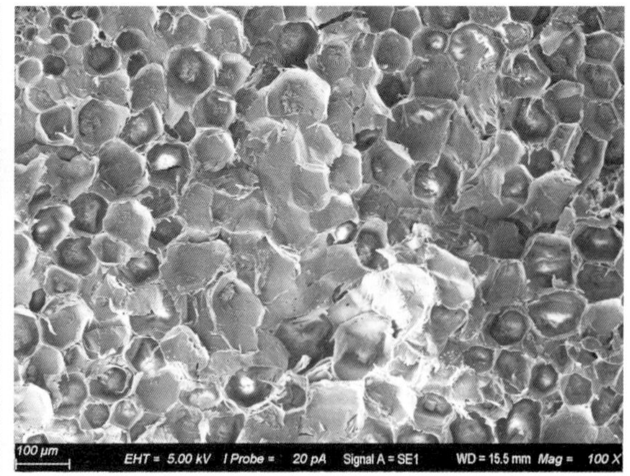

图100-7 髓部细胞（×100）

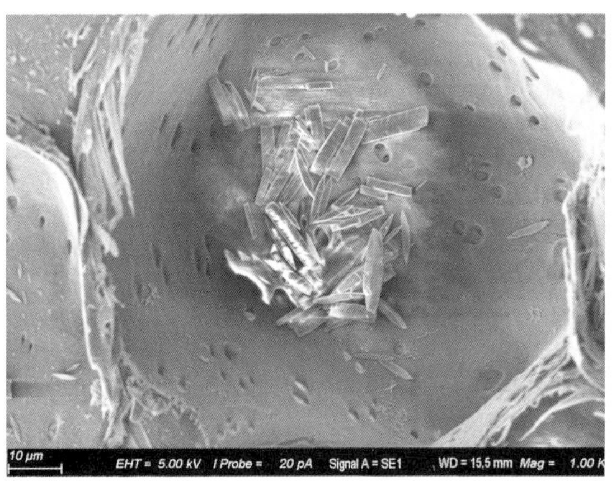

图100-8 髓部细胞中的草酸钙柱晶（×1 000）

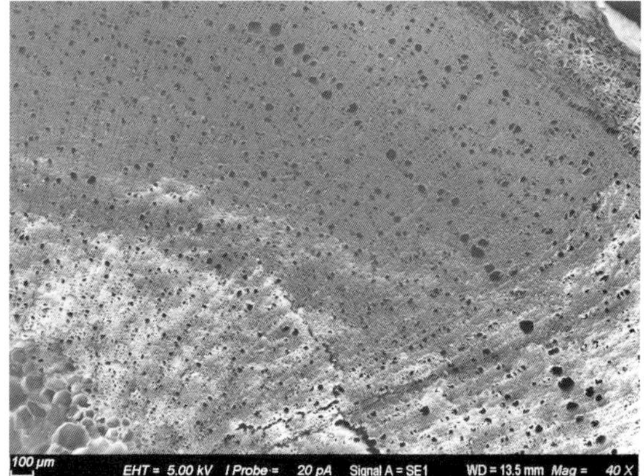

图100-9 木射线（×40）

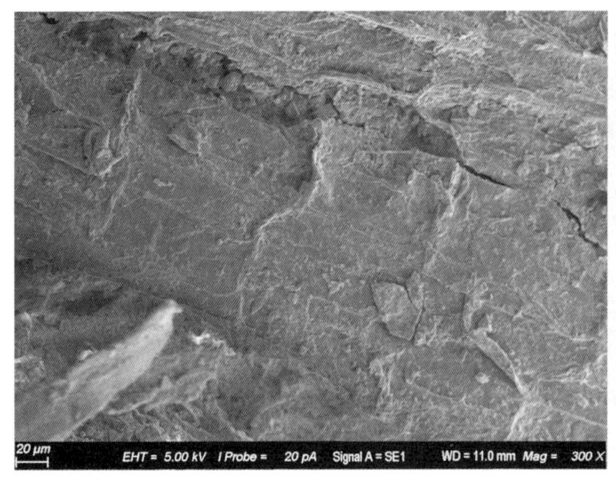

图100-10 老茎表面（×300）

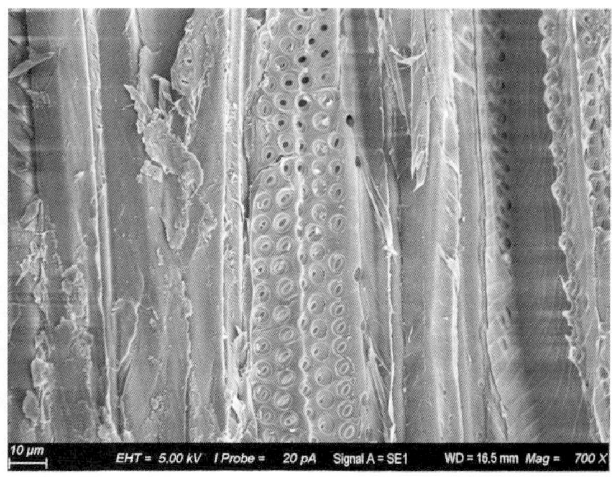

图100-11 孔纹导管（×700）

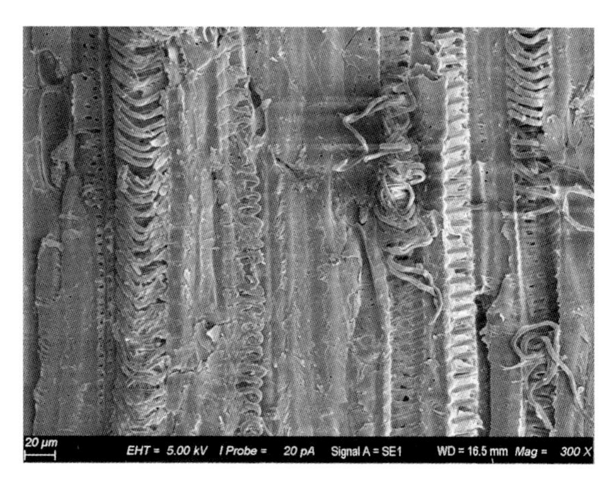

图100-12 螺纹导管(×300)

叶 上表面有星状毛及其脱落后留下的毛基(图100-13),上表皮细胞表面有皱缩状条纹(图100-14),下表面密被腺毛和非腺毛(图100-15)。

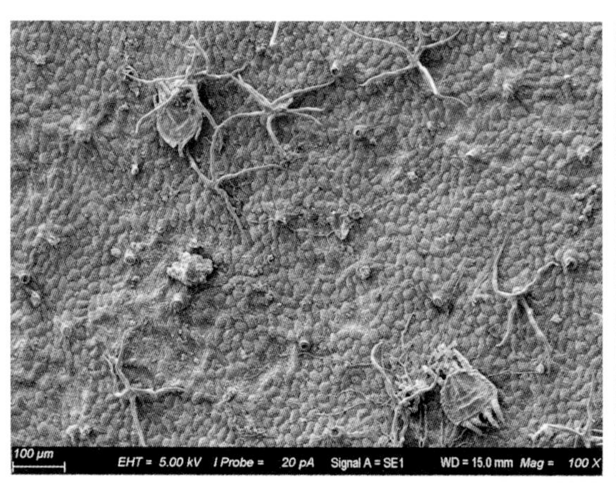

图100-13 叶上表面(×100)

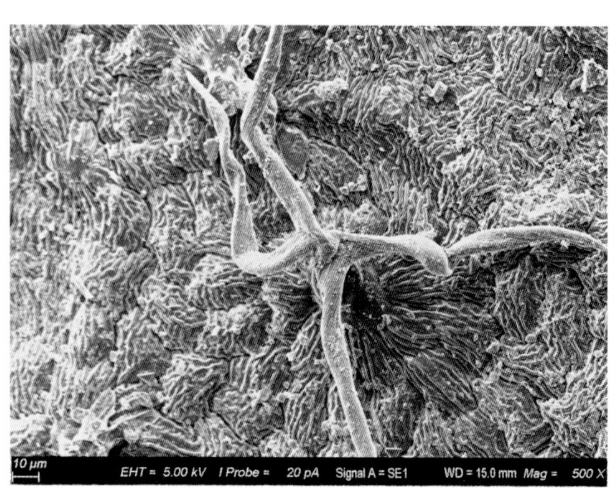

图100-14 皱缩状纹(×500)

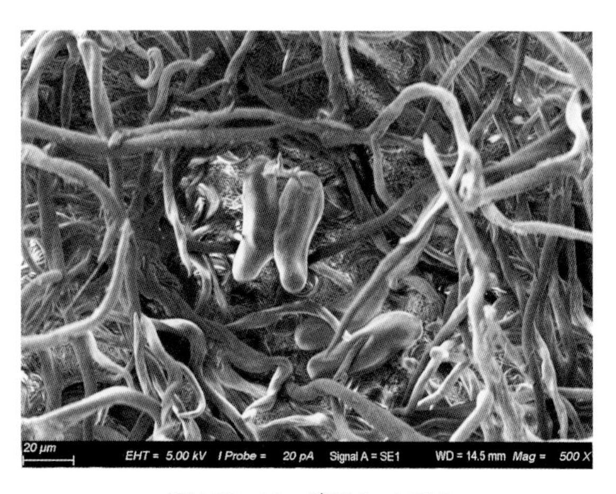

图100-15 腺毛(×500)

花　花瓣表面细胞呈近圆形，向外突出（图100-16），细胞表面呈褶皱状（图100-17）；花筒内表面具有较多的非腺毛，长200～300 μm（图100-18）；萼片表面具有较多非腺毛和腺毛（图100-19），非腺毛为星形（图100-20），腺毛多由2个细胞构成（图100-21）；花粉粒呈球形，表面光滑（图100-22）。

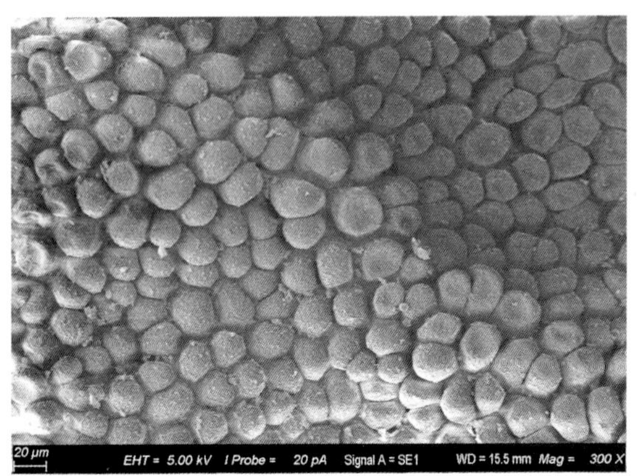

图100-16　花瓣表面（×300）

图100-17　花瓣细胞表面观（×3 000）

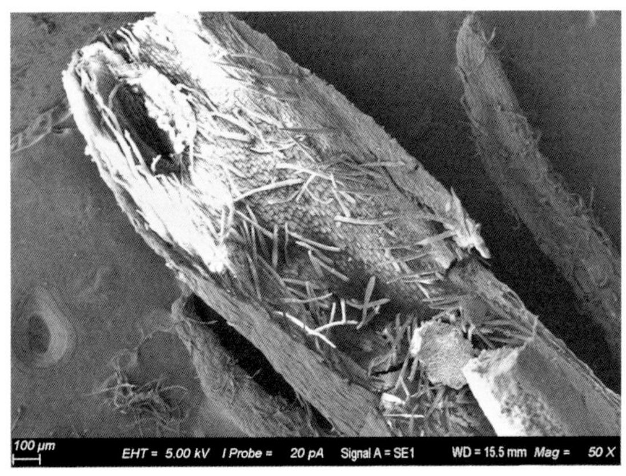

图100-18　花筒内表面（×50）

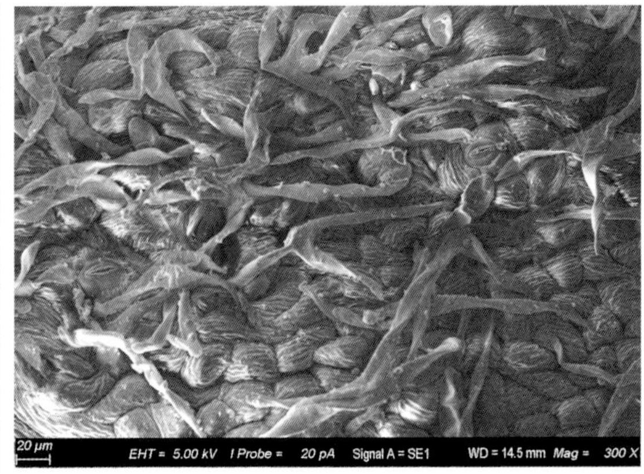

图100-19　萼片表面（×300）

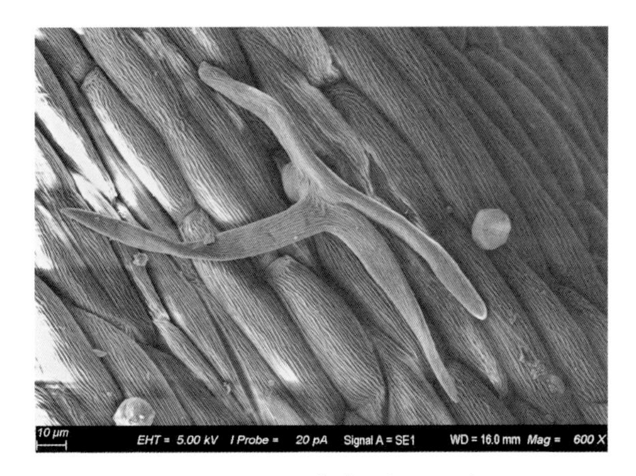

图100-20　非腺毛（×600）

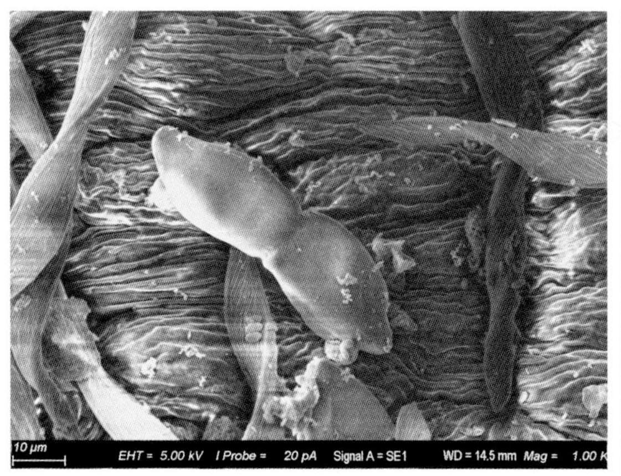

图100-21　腺毛(×1 000)

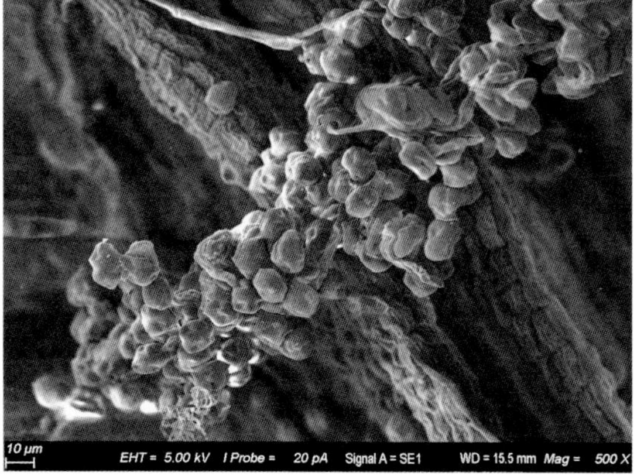

图100-22　花粉粒(×500)

药材基原拉丁学名索引

A

B

C

D

E

G

H

I

J

L

M

N

P

R

S

T

V

X

Z